Diabetic Retinopathy
糖尿病视网膜病变

李维业　黎晓新　徐国彤　著

人民卫生出版社

图书在版编目（CIP）数据

糖尿病视网膜病变 / 李维业，黎晓新，徐国彤著. —北京：人民卫生出版社，2017

ISBN 978-7-117-25191-4

Ⅰ. ①糖… Ⅱ. ①李… ②黎… ③徐… Ⅲ. ①糖尿病－并发症－视网膜疾病－诊疗 Ⅳ. ①R587.2②R774.1

中国版本图书馆 CIP 数据核字（2017）第 226326 号

| 人卫智网 | www.ipmph.com | 医学教育、学术、考试、健康，购书智慧智能综合服务平台 |
| 人卫官网 | www.pmph.com | 人卫官方资讯发布平台 |

糖尿病视网膜病变

著　　者：李维业　黎晓新　徐国彤
出版发行：人民卫生出版社（中继线 010-59780011）
地　　址：北京市朝阳区潘家园南里 19 号
邮　　编：100021
E - mail：pmph @ pmph.com
购书热线：010-59787592　010-59787584　010-65264830
印　　刷：北京盛通印刷股份有限公司
经　　销：新华书店
开　　本：787 × 1092　1/16　　印张：19
字　　数：462 千字
版　　次：2018 年 2 月第 1 版　2019 年 7 月第 1 版第 2 次印刷
标准书号：ISBN 978-7-117-25191-4/R · 25192
定　　价：199.00 元

打击盗版举报电话：010-59787491　　E-mail：WQ @ pmph.com
（凡属印装质量问题请与本社市场营销中心联系退换）

主编简介

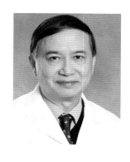

李维业，医学博士、理学博士，原中国医学科学院北京协和医院眼科主任，博士研究生导师；多年从事眼科临床和基础相结合的研究。是第一位揭示糖尿病视网膜病变视网膜毛细血管周细胞凋亡机理的科学家之一。主持的"糖尿病视网膜病变发病机理的研究"曾获原卫生部科学进步一等奖。是第一位从中国大陆获得美国国立卫生研究院个人基金的科学家。1990 年起在美国费城 Drexel 大学医学院获得眼科终身教授职位，担任玻璃体视网膜疾病专科主任和科研部主任等职务。参加了多项国际眼科临床试验，撰写了近百篇学术文章。自 1993 年起被收入《美国名人录》，2010 年被评获"全美最佳视网膜专科医生"称号。

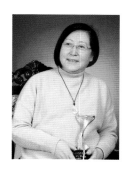

黎晓新，教授，1986 年在联邦德国获得博士学位，曾担任北京大学人民医院眼科中心主任、眼科研究所所长，北京大学眼科中心、眼科学系主任，现任厦门大学附属厦门眼科中心总院长。曾担任中华医学会眼科学分会主任委员（2007—2010），中华眼底病学组组长（2004—2014），欧美同学会副会长。

主持过科技部十一五、十二五课题，863 项目，国家自然科学基金等十多项攻关课题，973 项目首席科学家。主攻眼底病，作为第一作者和责任作者发表在美国 *Ophthalmology* 5 篇，国际 SCI 论文 128 篇，国内核心期刊 203 篇。曾两次获得教育部科技进步一等奖，获宋庆龄儿科医学奖、亚太眼科学会 Tano 冠名讲座奖、赵东升教授冠名讲座奖和中华眼科终身成就奖。

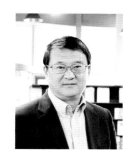

徐国彤，中国协和医科大学北京协和医院眼科医学博士，美国北德克萨斯大学药理学博士。现任同济大学特聘教授，医学与生命科学学部副主任、眼科研究所所长、药理学教学团队首席讲师。

中国细胞生物学学会干细胞生物学分会首任会长，现任国家干细胞与再生医学产业技术创新战略联盟理事，中华医学会（眼科）专家委员 / 眼科学分会基础研究委员会委员 / 眼科病理学组副组长等；*Cur Mol Med* 和 *Am J Trans Med* 等杂志副主编。两次担任 973 重大科学研究计划干细胞转化研究项目首席科学，曾获上海宝钢优秀教师奖、卫生部有突出贡献的中青年专家等。

主要研究视网膜病及白内障的发病机制及干细胞 / 基因治疗研究，发表 SCI 论文 80 余篇，被引用近 1500 次。与李维业教授合作的 EPO 眼内注射治疗糖尿病视网膜病变已开展数十例临床试验，其治疗机制研究被 *Review of Ophthalmology* 点评为 2010 年糖尿病视网膜病变研究三项重要进展之一；阐明干细胞的成瘤性机制，并通过抑制 Wnt 通路使治疗视网膜变性的成瘤性极大地降低，在 *JCI* 以封面论文发表后获专家正面评述。

序

　　本书是第一本研究"糖尿病视网膜病变"的中文专著。本书三位作者先后各自在中国、德国和美国学习并获得博士学位，多年来从事眼科基础研究和临床工作，汇集了他们在糖尿病视网膜病变的基础研究和临床实践方面的宝贵经验，完成了这本简明扼要的专著。李维业教授是第一位从中国大陆获得美国国立卫生研究院个人科研基金（RO1 grant）的课题负责人，是最早发现细胞凋亡作为糖尿病视网膜病变周细胞选择性消亡病理学机制的科学家之一。1997 年以后李维业教授一直在美国从事玻璃体 - 视网膜临床工作。黎晓新教授1986 年在德国获得博士学位后回国，建立和完善了我国眼科临床电生理学，也是建立和完善我国糖尿病视网膜病变诊断、分类体系的主要贡献者。黎晓新教授长期从事玻璃体 - 视网膜临床工作，是我国著名糖尿病视网膜手术专家。徐国彤教授在美国获得药理学博士学位后回国，从事糖尿病视网膜病变和干细胞的基础与转化医学的研究，是最先把促红细胞生成素作为转化医学产物应用于临床的科学家之一。徐国彤教授还是我国著名医学教育专家。

　　由于三位作者在糖尿病视网膜病变的发病机制和玻璃体 - 视网膜临床方面有自己的建树，因此本书在学术上提出了许多新的见解，在临床上提出了符合应用的新的解决方法。本书的阐述突破糖尿病视网膜病变的狭隘的原有定义，指出它不只是一种糖尿病微血管并发症，而是一种糖尿病的全视网膜疾病。临床特点是视网膜微血管病变和视网膜神经元病变共存，病变累及所有视网膜神经 - 血管单位。其中病理学的核心是视网膜神经细胞、神经胶质细胞和微血管细胞都发生凋亡。因此，治疗糖尿病视网膜病变的前景是着眼于视网膜神经 - 血管单位的综合疗法。本书虽然是眼科专著，但强调了糖尿病视网膜病变和全身糖尿病的密切关系，根据我国流行病学的最新调查，提出了一系列控制和预防糖尿病视网膜病变的方法，也强调了基础医学成果向临床医学转化的应用。本书的另一特点是作者采用了大量图解和自己临床实践中的影像学资料，力求图文并茂，易于理解。虽然现今对糖尿病视网膜病变的认识很快会变成历史，但是可以预见本书不仅是一本适合眼科基础科研人员、眼科医生、研究生、医学生的新读物，也是献给广大生命科学和转化医学工作者的一本新参考书。

解 迅

2017 年 7 月 22 日

前　言

　　眼科医生的日常工作中，经常会看到由于糖尿病视网膜病变（糖网病）造成的严重视力损害的病人。使人尤感痛心与无奈的是，这些病人大多处于风华正茂的工作年龄段，而我们的治疗手段又十分有限。20世纪70年代以来，显微玻璃体手术从无到有并不断成熟，使得很多糖网病患者的视力有所恢复。这些进展使本书作者有了"生逢其时"的感觉，一时节也认为征服增殖性糖网病有了真正的希望。事实上，糖网病对视网膜的危害远远超过我们从临床观察能想到的广度和深度。基于这种情况，本书三位作者在各自的工作岗位不谋而合，几经切磋，决心把自己在国内外学习和工作的经验以及基础和临床研究的体会结合起来，写一本糖网病的专著献给国内广大的眼科工作者。

　　在撰写过程中，我们在充分地吸收有关糖网病的经典理论和传统治疗方案的同时，兼顾所谓临床金标准和实际个体化治疗的差异。换言之，临床医生应该根据病人的具体情况选择治疗方案。本书还强调：糖网病不仅是视网膜微血管的并发症，而且是视网膜多种神经元和神经胶质的病变；不仅是中央视网膜的疾病，也是从中央到周边视网膜具有区域特征性的病变。因此，治疗糖网病要考虑视网膜所有细胞的状况，并对不同区域的病变采取不同的治疗措施。本书作者有幸参与了有关糖网病的电生理、生物化学、分子生物学和再生医学等领域的研究，对将视网膜各类细胞的凋亡作为贯穿糖网病发生和发展机理的主线有很好的共识。或许，这一假说能为寻找更多的糖网病治疗的靶点奠定基础。由于本书的作者都是临床医生出身，研究结果的落脚点也应该回归临床，因此本书试图把在长期临床"摸爬滚打"中积累的经验，从诊断和鉴别诊断的体会到复杂玻璃体-视网膜手术的技巧都精炼地介绍给读者，希望对认识和干预糖网病能有所裨益。

　　从萌发写糖网病专著到完成书稿已经有五年的时间了，当初的许多所谓新东西有些已经成为日常使用的检查和治疗方法。但也正是这种"后浪推前浪"的态势，使我们感到写这本专著的长远意义。限于作者们的能力，本书内容和观点可能有不全面或有争议等问题，欢迎广大读者批评指正。在本书编写过程中，我们得到中华医学会眼科学会同道的多方鼓励，并在特定段落和内容的编写中得到张敬法、石璇、徐琼、吕立夏、田海滨、金彩霞、高芙蓉、欧庆健等人协助检索文献资料和起草初稿的帮助，加上戴申倩的精准绘图更使内容生动，最后又经人民卫生出版社编辑不断修改，才有今天的版本，我们在此一并表达深深的谢意。

李维业

2017年9月

目　　录

第一章
总　　论

　　糖尿病视网膜病变(简称"糖网病")是全球性工作人群致盲的首要原因。眼科学界普遍认为糖网病是一种糖尿病微血管并发症。本书作者从最近 50 年的临床和基础研究成果中学习到,糖网病不仅是微血管的并发症,而且涉及整个视网膜组织细胞,即糖网病除了影响视网膜微血管外,还影响视神经、各类视网膜神经细胞、神经胶质细胞、视网膜色素上皮细胞,包括了整个神经细胞 - 胶质细胞网络和神经 - 血管单位(neurovascular unit, NVU)[1~5]。特别要指出的是,神经细胞 - 胶质细胞网络占整个视网膜成分的 95%,它们的变化对糖网病的发生发展举足轻重。本书的主要目的之一就是要阐明这个新定义,即糖尿病全视网膜病变,并从新定义出发对糖网病临床与基础研究的成果和发展方向进行阐述。糖网病的定义应该是糖尿病引起的全视网膜并发症,临床特点是视网膜微血管病变和视网膜神经元病变共存。从这个观点出发,基础和临床研究首先要综合看待糖尿病与糖网病的关系,再要具体分析视网膜神经细胞 - 胶质细胞网络与血 - 视网膜内、外屏障的相互作用。只有搞清这些关系,基础研究的成果才有可能转化到临床应用上,达到在糖尿病早期保护视网膜与晚期减轻病理性新生血管引起的视网膜损伤之目的。本书的另一个主要目的是把作者在中国、欧洲和北美的临床经验综合起来,向读者介绍以"循证医学"为基础治疗糖网病的准则,同时又从"个体化医学"(personalized medicine)观点出发提出临床治疗糖网病的新意,从而达到临床实用的目的。

　　大量流行病学研究表明,糖尿病的全球患病率在今后 20 年将不断增长,其中发展中国家 2 型糖尿病的迅猛增长占很大比重。2 型糖尿病是主要类型糖尿病,占糖尿病总数的 90% 以上。2 型糖尿病增长与生活方式的改变密切相关,主要表现为高能量饮食的增加和体力活动的减少,进而造成体重过重和肥胖。更令人担忧的是,2 型糖尿病的发病不断年轻化。根据报道在某些人群中,年轻人 2 型糖尿病的发病率甚至比 1 型糖尿病还要高[6]。糖尿病患病率不断增加、2 型糖尿病发病年龄越发年轻等现象在我国也有相同的趋势。有关我国最新糖网病流行病学的论述,详见第三章。

　　众所周知,糖网病的危险性随糖尿病病程延长而增加。糖尿病病程超过 10 年,50% 患者会发生糖网病,而病程在 25 年以上则有 90% 的患者发生该并发症。糖网病已成为工作年龄段人群致盲的首要原因。要透彻地认识糖网病,首先要从认识糖尿病入手。糖尿病是全身代谢性疾病,主要分为 1 型与 2 型糖尿病。虽然 1 型与 2 型糖尿病引起的糖网病在视网膜形态和功能上大致相同,但是从 1 型与 2 型糖尿病的病因学、遗传学及临床表现来看,各型糖尿病的治疗原则与并发症的发生有很大差异。1 型糖尿病主要的病理生理改变是胰岛素分泌不足,而 2 型糖尿病主要是胰岛素的分泌相对代谢的需求不足,最终产生胰岛素抵抗。无论是胰岛素分泌不足还是胰岛素抵抗都造成胰岛素功能失调,由此产生的高血糖血症是 1 型与 2 型糖尿病的共性。但是高血糖不是糖尿病代谢紊乱的全部内容，因为胰岛素功能失调也引起除高血糖外其他诸多异化代谢的紊乱（catabolic metabolism），例如，导致细胞对营养成分的利用及储存障碍，并加速组织细胞的分解代谢等。胰岛素功能失调引起的代谢紊乱发生在那些不能有效地调节细胞内葡萄糖转运的视网膜组织细胞，譬如，毛细血管周细胞、内皮细胞和某些神经细胞。1 型糖尿病大鼠实验结果表明，在接受玻璃体腔内注射胰岛素治疗后，被糖尿病抑制的神经视网膜胰岛素受体信息通路得以恢复[7]，说明视网膜局部组织细胞对胰岛素的需求以及受体和底物的抑制参与早期 1 型糖尿病时视网膜代谢障碍和糖网病的发生。另有实验表明，2 型糖尿病的视网膜组织具有不同胰岛素受体信息通路状态，在 2 型糖尿病早期，视网膜胰岛素受体与底物并没有受到抑制。考虑到 1 型和 2 型糖尿病视网膜在胰岛素代谢紊乱方面的差异，对不同类型糖尿病病人糖网病的临床综合治疗应该有所不同，特别是有关胰岛素治疗方案。（1 型和 2 型糖尿病及其并发症，详见第二章。）

糖尿病生物化学异常的核心是高血糖。高血糖引起的四种主要的代谢障碍是产生糖尿病并发症的生化基础。这四种生物化学异常包括多元醇通路的激活、氨基己糖通路的激活与 N- 乙酰氨基葡萄糖对蛋白的过度修饰、高血糖激活的蛋白激酶 C、晚期糖基化终产物的形成等。这些生物化学异常，在很长一段时间内被看作相互独立的机制。本书试图把这四种生物化学机制的内在联系用高血糖作为主线贯穿起来。这四种生物化学机制的分子水平调控各异。这些调控失常包括，过氧化物对磷酸甘油醛脱氢酶（GAPDH）的抑制、活性氧自由基（ROS）的产生、细胞核因子 κB（NF-κB）的活化、多聚 ADP- 核糖聚合酶（PARP）的激化和炎性因子生成等[8]。这些生物化学机制在分子水平调控失常导致了各类糖尿病并发症，具体论述请见第四、五章。

糖尿病血管并发症有两大类。一类是大血管并发症，这类血管疾病从形态上看与动脉粥样硬化很相似，但在糖尿病情况下受累的大血管更广泛，大血管并发症发病者年龄更轻。另一类是微血管并发症。一般认为，这类血管疾病是糖尿病特异的血管并发症，涉及某些组织器官的毛细血管和小动脉。虽然两大类血管并发症的发生共享一些病因学机制，例如都受到糖尿病引起的氧化损伤的影响，但微血管对氧化损伤更敏感。两类血管并发症也存在组织器官特异性以及对血糖控制反应的差异。例如，经过控制血糖长时期接近正常，可以降低微血管并发症的发病率，但几乎不能降低大血管并发症发生的危险性[9]，说明糖尿病大血管和微血管并发症有各自特异的病理生理学基础。在讨论有关微血管特异性时，我们认识到糖尿病时微血管通透性增加不仅仅是因为血 - 视网膜屏障被破坏，还因为血管内皮细胞本身功能失常。微血管内皮细胞通透性与近年发现的一种覆盖血管管腔内皮细胞的"糖萼"（glycocalyx）结构有关[10, 11]。糖萼是一种由蛋白聚糖 - 糖蛋白组成的膜状分子筛。糖尿病可以改变糖萼的结构，使其对水的通透性增加，而不改变对蛋白的通透性，因此水分外渗产生组织水肿。至于糖尿病如何改变糖萼的结构而影响微血管通透性，目前仍在研究中。

本书聚焦糖尿病时视网膜微血管并发症的特异性，因为糖网病的发生、发展与视网膜微血管和神经元单位的特异性密切相关。视网膜是视觉传导通路的起点，保持视觉传导通路的活跃状态需要大量能量。这些能量大部分来自糖酵解和氧化磷酸化产生的三磷腺苷（ATP）。视网膜的"相对氧消耗值"（氧耗 / 克组织）比脑组织还要高，在全身组织细胞中占首位[12]。氧通常是通过血液循环系统由携带氧的血红蛋白运送到组织的。由于视网膜内的血管网络可以造成经射光线的偏斜，为了最大限度地减少视网膜血管网对光线传入的影响，视网膜内层血管密度相对而言很低。因此这种特殊的低密度血管网使视网膜内层神经元处于相对缺氧状态，所以对缺氧的耐受力就很低。至于视网膜外层（主要是视网膜光感受器细胞）所需的氧要经过视网膜色素上皮细胞层由脉络膜毛细血管供应。在这种情况下，氧需要经过长距离的弥散才能到达视网膜光感受器细胞。为了克服视网膜在供血供氧上的不利因素，同时又要完成极为活跃的视觉功能，视网膜建立了特有的适应机制。这种适应机制包括视网膜血液循环系统的功能自主性与高度去中心化的程序。视网膜血液循环的功能自主性部分依赖于血 - 视网膜屏障的紧密连接，这样可以防止身体血液循环中的血管活性因子进入视网膜直接影响血管收缩与舒张。另一方面由于视网膜血管缺乏自主神经系统支配，中枢神经系统对视网膜局部血流的控制很小，因而自主性血流调控得以加强[13, 14]。由于视网膜适应机制的建立，视网膜血液循环主要是靠自主调节的，即使当全身非视网膜组织代谢增加，进入视网膜的血流也不易减少。除了自主调节机制外，高度去中心化的视网膜血流动力学程序有利于局部灌注与局部能量需求互相匹配。从视网膜血管的解剖成分来看，与其他组织的微血管系统不同，视网膜微血管只包括毛细血管和三级小动脉（真正的微血管），而且视网膜血管周细胞的分布是体内所有血管组织中密度最高的。周细胞可以通过收缩或舒张微血管来调节局部血流。这些适应机制使视网膜血液循环系统在血管密度相对低的情况下，也能按照局部神经元代谢的需要有效地供血供氧。事实上，在出现临床糖网病之前，视网膜血流自主调控失调，是糖尿病视网膜最早的功能改变之一[15]。

多年来眼科学界普遍认为糖网病微血管早期病理改变的发生顺序是选择性视网膜毛细血管周细胞消失、微血管瘤形成和毛细血管基底膜增厚。近年来人们认识到视网膜毛细血管管腔白细胞聚集和边流（leukostasis）才是最早的糖网病病理改变[16]。这种病理改变是血液白细胞和血管内皮细胞相互作用发生异常的结果，是视网膜在代谢改变的情况下，对于有害刺激产生保护性的低度炎性反应（para-inflammation）。这种保护性炎性反应的目的是恢复组织功能、维持内环境的稳定。但是当白细胞，特别是巨噬细胞与内皮细胞都接触到过高的血糖或过多的异常脂肪后，内皮细胞连接蛋白过度表达，细胞因子与趋化因子分泌过度增加，造成了不正常的白细胞和内皮细胞的相互作用，进而引起白细胞在管腔的进一步聚集。更为重要的是，白细胞聚集启动了内皮细胞凋亡的程序。有实验证据表明视网膜毛细血管内皮细胞与周细胞几乎同时发生凋亡[17]。只不过内皮细胞与周细胞不同，内皮细胞可以再生，而周细胞一旦凋亡便不能再生。况且凋亡并脱落的内皮细胞可以被血流带走，因此病理切片只发现选择性的周细胞消失，而缺少内皮细胞消亡的痕迹。十分有趣的是，在发现糖网病病理改变之前，也就是尚未发生临床糖网病时，周细胞和内皮细胞凋亡的程序已经启动。从捐献的糖尿病病人并没有糖网病病史的眼球中发现，视网膜毛细血管网已经开始过度表达细胞凋亡基因，例如活化的 caspase 3。这一阶段可以称为"凋亡前期"[18]。细胞从凋亡前期过渡到凋亡期与高血糖导致的有害物质的过度累积直接相关。这些有害物质来源于上文所述的异常的代谢通路。由于糖网病是一种全视网膜疾病，高血糖产生的有害物质也作用于视网膜非血管组织细胞。糖尿病视网膜的神经细胞的功能异常，特别是节细胞和双极细胞的改变，往往能用电生理方法检测到。组织学研究表明，糖网病时神经视网膜的节细胞、无长突细胞、双极细胞、光感受器细胞等随着糖网病发展均可发生凋亡。随之，糖尿病视网膜神经元病变也就发生了[19, 20]。

与视网膜神经细胞不同，视网膜胶质细胞，包括小胶质细胞和特殊类型的大胶质细胞（Müller 细胞），在糖尿病条件下并不凋亡，反而对糖尿病损伤十分敏感，呈现激活状态。例如，Müller 细胞高表达神经胶质纤维酸性蛋白（GFAP）并增加谷氨酸（glutamate）合成从而产生对视网膜的毒性[21]。最近研究发现 Müller 细胞的胞质肿胀是导致糖尿病视网膜水肿的关键原因，并可能与钾离子代谢失衡有关[22]。视网膜胶质细胞还包括星形胶质细胞（astrocyte），这是一种大胶质细胞，参与血 - 视网膜屏障的形成。星形胶质细胞具有神经元营养、神经保护功能。糖网病中，星形胶质细胞数量逐渐减少，但通过"自身刺激"机制上调炎性因子，加重了神经炎性反应对视网膜神经 - 血管单位造成损伤。视网膜神经元和血管细胞在糖尿病条件下的相互作用将在本书第五章作重点讨论。

氧和营养物质是经过两套血流循环系统运送到视网膜的。脉络膜循环供应视网膜外层细胞，而视网膜循环供应视网膜内层细胞。从视网膜内层功能角度出发，视网膜血流根据视网膜内层神经元和胶质细胞的活跃程度以神经 - 血管单位（neurovascular unit）的形式进行调节[23]。神经 - 血管单位的概念来源于对中枢神经系统的研究，强调中枢神经元、胶质细胞与血管细胞在解剖和生物化学方面互相依存的关系。在神经 - 血管单位中，胶质细胞与视网膜内层神经元的密切关系保证了细胞能量的稳态和对神经递质的调控。同时，胶质细胞、周细胞和神经元的相互作用有利于维持血 - 视网膜屏障功能。但糖尿病破坏了正常的视网膜神经元活动和血管反应性。血管反应性的异常引起视网膜内层血供与代谢需要的失衡，造成缺氧。反过来，已经降低了的视网膜神经元活动进一步减少对血管反应性的刺激。已有实验表明，糖尿病病人对闪烁光刺激引起的血管反应性降低，证明高血糖破坏了正常的视网膜微血管功能。与此同时，在糖网病早期，视网膜神经元功能异常已有许多证据。例如，心理物理学检查显示色觉障碍和对比敏感度降低，闪光视网膜电流图和多焦视网膜电流图均提示早期糖尿病神经视网膜的改变。因此，可以说糖网病引起了神经 - 血管单位病变，即微血管功能失调和神经元的变性。但是我们也认识到"神经 - 血管单位"概念只适用于视网膜内层。虽然对血 - 视网膜外屏障的生物学和病理生理研究不多，但已有动物模型和人视网膜组织的资料说明，糖尿病可导致血 - 视网膜外屏障的破坏。迄今为止对糖网病造成血 - 视网膜外屏障破坏的临床证据甚少，主要是缺乏有效的检测手段来判断渗漏到视网膜各层的大分子物质是经过血 - 视网膜外屏障还是经过已经破坏了的血 - 视网膜内屏障所致。最近我们在临床上采用改良 SD-OCT、FA 与 FAF 联合的方法确认血 - 视网膜外屏障破坏参与糖尿病黄斑水肿的形成[24]。因此，本书试图说明，糖网病造成的视网膜功能障碍不仅仅应该从神经 - 血管单位改变的角度来看，也要从"脉络膜毛细血管 - 视网膜外层复合体"（choriocapillariss-outer retinal layer complex）失常的观点来认识。

本书的前半部分讨论了糖网病发病机制和早期病理生理改变，希望对糖网病的预防和早期治疗提供理论基础。然而，从早期糖网病发展到晚期糖网病的研究重点应该是病理性新生血管形成。糖网病不同于其他糖尿病血管并发症，例如糖尿病引起的心脏病和糖尿病肾病的特征是新生血管形成障碍，造成组织修复缺陷。糖网病的发展并不停留在血管细胞凋亡和血管退行性病变上，而是进一步造成病理性新生血管。因此，糖网病是一种包括病理性新生血管形成的疾病，可以归属于肿瘤新生血管形成的范畴。换句话说，晚期糖网病是新生血管形成性疾病。近年来借助于肿瘤学方面的研究成果，我们对生理性和病理性新生血管形成的机制有了新的认识。本书首先小结了晚期糖网病产生新生血管所需要的关键细胞成分，如不同种类的内皮细胞、周细胞、Müller 细胞和各种活性因子如血管内皮细胞生长因子（vascular endothelial growth factor，VEGF）、Angiopoietin-Tie System、血小板源性生长因子（platelet-derived growth factor，PDGF）、Notch 等，然后讨论了糖网病诱导的血管退行是在视网膜没有缺血情况下 Angiopoietin-2 上调的结果。视网膜内皮细胞和 Müller 细胞表达的 Angiopoietin-2 作为主要的性配体阻断了 Tie 磷酸化。上调的 Angiopoietin-2 导致血管细胞凋亡和进行性毛细血管阻塞。而当视网膜毛细血管非灌注区逐渐扩大，缺血诱导的因子如 VEGF 与 Angiopoietin-2 大量产生。在缺血缺氧情况下，周细胞内激活的 Notch3 也诱导 Angiopoietin-2 产生。大量 VEGF 与高浓度 Angiopoietin-2 破坏了血管稳定性，引起内皮细胞增生与周细胞激活，视网膜病变进入增殖期[25]。从温习病理性新生血管形成的分子机制入手，我们认识到，VEGF 是促进新生血管形成的主要因子，但不是唯一因子，而且内皮细胞也不是参与新生血管的唯一细胞种类。因此，抑制 VEGF 也就不是治疗增殖性糖网病的唯一途径。从多种细胞与多种因子涉及的信息通路出发，寻找靶细胞和靶分子才能更有效地控制增殖性糖网病。可以预见，我们将会从肿瘤新生血管的研究中不断得到新的启示。

　　目前临床上对糖网病治疗的常规手段主要限于糖尿病黄斑水肿和晚期糖网病。根据近年来糖网病发病机制的研究成果，已有许多治疗早期糖网病的方法。例如针对早期糖网病白细胞聚集和 VEGF 升高的治疗、局部应用非甾体抗炎药、玻璃体内应用各类甾体激素、玻璃体内应用各类 VEGF 拮抗剂、口服蛋白激酶 C 抑制剂、口服过氧化物酶体 - 增殖物激活受体（PPAR-2）的抑制剂、全身应用阿司匹林、全身应用选择性环氧化酶（COX）2 抑制剂等，本书都作了简要的介绍。糖尿病黄斑水肿的治疗进展很快，玻璃体内应用各类 VEGF 拮抗剂、玻璃体内应用各类甾体激素、局部光凝和微脉冲激光治疗等已经通过临床前期研究阶段。玻璃体内应用促红细胞生成素治疗顽固性糖尿病黄斑水肿的基础与前期临床研究更是提出了通过神经保护治疗早期糖网病的新思路[26]。

　　在糖网病治疗学方面，我们借鉴北美和欧洲的研究成果，因为这些成果是根据前瞻性、多中心、随机取样的临床试验研究取得的，建立了循证医学治疗糖网病的金标准。例如美国 DCCT（糖尿病控制与并发症的临床研究）结果证明，严格控制血糖可以延缓和减轻 1 型糖尿病病人糖网病的发生与发展。UKPDS（英国糖尿病预见性研究）报道，严格控制血糖和血压可以延缓和减轻 2 型糖尿病病人糖网病的发生与发展。ETDRS（糖网病早期治疗研究）不仅提出了局部光凝治疗糖尿病黄斑水肿的标准，也提出了全视网膜光凝治疗糖网病的原则。对于轻中度非增殖性糖网病，全视网膜光凝应当推迟。当发展到重度非增殖性糖网病或早期增殖性糖网病时，特别针对 2 型糖尿病的糖网病患者全视网膜光凝应当尽早实施。当然对于所有高危性增殖性糖网病，无论是哪一类型糖尿病患者，都要尽快作全视网膜光凝。ETDRS 还强调对于晚期活动性增殖性糖网病，要尽早实施玻璃体切割术。

　　在遵照这些治疗糖网病准则的同时，本书作者体会到没有任何两个糖网病患者是雷同的。"个体化医学"的概念应当被引入糖网病治疗学。首先我们认识到糖网病不是一种单一的疾病，而是一系列疾病的组合。临床上对待每一个糖网病病人，首先要从全身疾病出发，因为每一个病人的全身情况都有所不同。要根据糖尿病的类型、病程的长短和血糖控制的情况，特别是糖化血红蛋白水平，糖尿病以外的代谢障碍，例如高血压、高血脂等来评估糖尿病患者的全身情况与糖尿病严重程度。然后对其他糖尿病并发症，例如糖尿病心脏病、糖尿病肾病和糖尿病周围神经病等一一进行分析。最后再专注糖网病的病程长短、非增殖性或增殖性改变，目前病变的严重程度与发展到晚期的危险性，以及有无其他眼部并发症等，对糖网病患者作出个体化的诊断、鉴别诊断、分类和分期以寻求恰当的治疗方法。

在糖网病增殖期，玻璃体作为视网膜新生血管的支架，形成玻璃体与视网膜之间的牵拉，最终可导致牵拉性视网膜脱离等严重并发症。玻璃体皮质和视网膜内界膜之间的相互作用与黄斑水肿的形成有密切关系。因为玻璃体切割术可以去除病变的玻璃体从而解除玻璃体与视网膜的相互作用，一般认为这是治疗晚期糖网病和黄斑水肿的最后手段[27]。本书介绍了玻璃体手术治疗糖网病的要点，对术前、术中和术后的要点作了详细的介绍，目的是恢复视网膜形态，并改进视网膜功能。

从科研人员和临床眼科医生的角度来看，糖网病的基础研究、科研成果的转化、临床体系的运转等仍然充满了挑战。目前看来，2 型糖尿病会在全球大流行，糖网病的患病率将会剧增，我们势必承受更大的来自科研、临床与社会的压力。本书从视网膜特异性的解剖、生理、血 - 视网膜内外屏障出发，提出要用新思路、新方法来理解糖网病的病理生理与糖尿病代谢障碍的关系，克服目前在动物模型和诊断方法上的局限性，突破现今药物和手术治疗糖网病的瓶颈。希望本章能为下文对糖网病的基础与临床研究的介绍起到抛砖引玉的作用。

（李维业）

参 考 文 献

1. Qian H，Ripps H. Neurovascular interaction and the pathophysiology of diabetic retinopathy. Exp Diabetes Res，2011，2011：693426.

2. Ozawa Y，Kurihara T，Sasaki M，et al. Neural degeneration in the retina of the streptozotocin-induced type 1 diabetes model. Exp Diabetes Res，2011，2011：108328.

3. Simó R，Villarroel M，Corraliza L，et al. The retinal pigment epithelium：something more than a constituent of the blood-retinal barrier--implications for the pathogenesis of diabetic retinopathy. J Biomed Biotechnol，2010，2010：190724.

4. Xu HZ，Le YZ. Significance of outer blood-retina barrier breakdown in diabetes and ischemia. Invest Ophthalmol Vis Sci，2011，52（5）：2160-2164.

5. Gardner TW，Abcouwer SF，Barber AJ，et al. An integrated approach to diabetic retinopathy research. Arch Ophthalmol，2011，129（2）：230-235.

6. American Diabetes Association. Diagnosis and Classification of Diabetes Mellitus.Diabetes Care，2006，29（Suppl 1）：S43-S48.

7. Reiter CE，Wu X，Sandirasegarane L，et al. Diabetes reduces basal retinal insulin receptor signaling：reversal with systemic and local insulin. Diabetes，2006，55（4）：1148-1156.

8. Stirban A，Rösen P，Tschoepe D. Complications of type 1 diabetes：new molecular findings. Mt Sinai J Med，2008，75（4）：328-351.

9. UK Prospective diabetes study（UKPDS）group. Intensive blood-glucose control with sulphonylureas or

insulin compared with conventional treatment and risk of complications in patients with type 2 diabetes (UKPDS 33). Lancet, 1998, 352: 837-853.

10. Drake-Holland AJ, Noble MI. Update on the important new drug target in cardiovascular medicine-the vascular glycocalyx. Cardiovasc Hematol Disord Drug Targets, 2012, 12(1): 76-81.

11. Yen WY, Cai B, Zeng M, et al. Quantification of the endothelial surface glycocalyx on rat and mouse blood vessels. Microvasc Res, 2012, 83(3): 337-346.

12. Ames, A 3rd. Energy requirements of CNS cells as related to their function and to their vulnerability to ischemia: a commentary based on studies on retina. Can J Pharmacol, 1992, 70(suppl): S158-S164.

13. Schmidt M, Giessl A, Laufs T, et al. How does the eye breathe? Evidence for neuroglobin-mediated oxygen supply in the mammalian retina. J Biol Chem, 2003, 278(3): 1932-1935.

14. Ye XD, Laties AM, Stone RA. Peptidergic innervation of the retinal vasculature and optic nerve head. Invest Ophthalmol Vis Sci, 1990, 31(9): 1731-1737.

15. Sinclair SH, Grunwald JE, Riva CE, et al. Retinal vascular autoregulation in diabetes mellitus. Ophthalmology, 1982, 89(7): 748-750.

16. Patel N. Targeting leukostasis for the treatment of early diabetic retinopathy. Cardiovasc Hematol Disord Drug Targets, 2009, 9(3): 222-229.

17. Li W, Yanoff M, Liu X, et al. Retinal Capillary Pericyte Apoptosis in Early Human Diabetic Retinopathy. Chin Med J(Engl), 1997, 110(9): 659-663.

18. Li W, Yanoff M, Jian B, et al. Altered mRNA Levels of Antioxidant Enzymes in Pre-apoptotic Pericytes from Human Diabetic Retinas. Cell Mol Biol, 1999, 45(1): 59-66.

19. Barber AJ, Gardner TW, Abcouwer SF. The significance of vascular and neural apoptosis to the pathology of diabetic retinopathy. Invest Ophthalmol Vis Sci, 2011, 52(2): 1156-1163.

20. Fletcher EL, Phipps JA, Ward MM, et al. Neuronal and glial cell abnormality as predictors of progression of diabetic retinopathy. Curr Pharm Des, 2007, 13(26): 2699-2712.

21. Puro DG. Diabetes-induced dysfunction of retinal Muller cells. Transactions of the American Ophthalmological Society, 2002, 100: 339-352.

22. Reichenbach A. Wurm A. Pannicke T. et al. Muller cells as players in retinal degeneration and edema. Graefes Archive for Clinical & Experimental Ophthalmology, 2007, 245(5): 627-636.

23. Antonetti DA. Klein R. Gardner TW. Diabetic retinopathy. New England Journal of Medicine, 2012, 366(13): 1227-1239.

24. Li W, Mansi P, Rouhani B. Contribution of breakdown of outer blood-retinal barrier to diabetic macular edema. ARVO, 2013, 54(15): 219.

25. Hammes HP, Feng Y, Pfister F, et al. Diabetic retinopathy: targeting vasoregression. Diabetes, 2011, 60(1): 9-16.

26. Li W, Sinclair S, Xu GT. Effects of Intravitreal Erythropoietin Therapy for Patients with Chronic and Progressive Diabetic Macular Edema. Ophthalmic Surgery Lasers & Imaging, 2010, 41(1): 18.

27. Stefansson E. Physiology of vitreous surgery. Graefes Arch Clin Exp Ophthalmol, 2009, 247(2): 147-163.

第二章

糖尿病及其并发症

第一节　糖尿病分型及其病因学

糖尿病视网膜病变（糖网病）是糖尿病病人致盲最主要的原因。糖网病发生发展的危险性随糖尿病病程延长而增加。因此要透彻地认识糖网病，首先要从认识糖尿病入手。糖尿病是一组全身代谢性疾病，其特点是由于胰岛素分泌缺陷和／或胰岛素功能障碍造成的高血糖血症。糖尿病主要分为 1 型与 2 型。1 型与 2 型糖尿病在病因学、临床症状、并发症和治疗等方面有诸多共性与区别。

1 型糖尿病占所有糖尿病病例的 5%～10%，发病年龄多在 30 岁以下，是一种由细胞介导的自身免疫病。由于选择性免疫耐受缺陷，胰岛 B 细胞被免疫系统错认为非自身组织，从而大量辅助 T 细胞和细胞毒 T 细胞浸润胰岛组织并破坏 B 细胞，引起胰岛素分泌不足。所以，过去医学界又称 1 型糖尿病为胰岛素依赖性糖尿病或年青型糖尿病。85%～90% 1 型糖尿病患者空腹血糖刚刚升高时，就能测出免疫损伤的标记物，例如胰岛细胞自身抗体、抗胰岛素自身抗体、抗谷氨酸脱羧酶自身抗体（GAD65）和抗酪氨酸磷酸酶自身抗体（IA2）升高等。1 型糖尿病的易感性是由免疫相关的基因所决定的。有证据表明，1 型糖尿病发病与人白细胞抗原系统（HLA）相关，特别是 *DQA* 和 *DQB* 基因与 1 型糖尿病有强连锁。胰岛 B 细胞的免疫损伤是由诸多易感基因与环境因素共同所决定的。不同个体的自身免疫反应对胰岛 B 细胞的损伤程度也不尽相同。对某些儿童和青少年，酮症酸中毒常常是罹患 1 型糖尿病的首发症状。而对另一些 1 型糖尿病患者，在感染和应激情况下空腹血糖才会急剧升高，发生酮症酸中毒。某些成年 1 型糖尿病患者其剩余胰岛 B 细胞的功能足以防止酮症酸中毒的发生，且这种情况可以持续许多年，但最终要靠胰岛素赖以生存。罹患免疫介导型糖尿病的患者大多数是儿童和青少年，但也可发生在任何年龄组，甚至到了八九十岁也可能发病。成人潜伏型自身免疫糖尿病（latent autoimmune diabetes in adult，LADA）就属于这种类型。值得注意的是，还有一些病因不清的 1 型糖尿病亚型，又称特发型 1 型糖尿病。这些病人的胰岛素持续保持在低水平，容易发生酮症酸中毒，但没有自身免疫缺陷的证据，也找不到与 HLA 的相关性。这些病人的人数不多，多为亚裔或非裔。因此，在我国糖尿病人群中值得警惕[1]。

2 型糖尿病占所有糖尿病病例的 90%～95%。由于患者年龄多在 40 岁以上，所以 2 型糖尿病也称成年型糖尿病。2 型糖尿病在胰岛素代谢方面表现为多样性，既包括以胰岛素抵抗和胰岛素相对不足为主要表现的情况，也包括以胰岛素分泌缺陷伴随胰岛素抵抗为主要表现的病例。2 型糖尿病病人的胰岛素可以在正常或者高于正常水平。如果胰岛 B 细胞功能尚处于正常阶段，血糖越高胰岛素水平会更高，以期代偿胰岛素抵抗。这些病人通常一生不需要胰岛素来维持生存，或者至少在开始阶段不需要，所以又称为非胰岛素依赖性糖尿病。2 型糖尿病病人多为肥胖者，肥胖本身就能造成胰岛素抵抗。至于那些不肥胖的 2 型糖尿病病人，其全身脂肪分布异常，常集中于腹部。大量事实证明减轻体重或通过药物调整脂肪代谢可以减轻胰岛素抵抗。在 2 型糖尿病病人中酮症酸中毒很少自然发生。如果发生酮症酸中毒，多伴有其他原因，例如感染等。2 型糖尿病经常很多年不被诊断，因为高血糖是缓慢产生的，而且在疾病早期并没有典型糖尿病的症状。发生 2 型糖尿病的危险性随年龄增大、体重过重、缺少体育活动而增加。在患有高血压、高血脂的病人中更为多见。2 型糖尿病的病因是多因素的，但没有自身免疫缺陷造成 B 细胞损伤的证据。2 型糖尿病的遗传倾向是明确的，比 1 型糖尿病更明显，最经典的证据来自追踪单卵双生子糖尿病同发病率的研究。2 型糖尿病单卵双生子糖尿病同发病率明显高于 1 型糖尿病（表 2-1）。然而 2 型糖尿病的遗传因素相当复杂，通过全基因组关联分析（genome-wide association study，GWAS）目前可以确定与 2 型糖尿病相关的基因位点大约就有 40 多个。因此，对 2 型糖尿病遗传性的研究有待于研究方法学的突破。表 2-1 对 1 型糖尿病与 2 型糖尿病的情况作了扼要的比较。

表 2-1　1 型糖尿病与 2 型糖尿病比较 [2]

特点	1 型糖尿病	2 型糖尿病
发病过程	突然	逐渐
发病年龄	主要是儿童	主要是成人
身材	瘦型或正常	通常肥胖或体重过重
酮症酸中毒	常见	无
自身抗体	常见	无
遗素因素（单卵双生子同发病率）	50%	90%
发病率	～10%	～90%

第二节　1 型糖尿病与 2 型糖尿病并发症的异同

糖尿病并发症分急性和慢性两大类。糖尿病酮症酸中毒（DKA）和非酮性高渗血症（NKHS）属于糖尿病急性并发症。DKA 主要见于 1 型糖尿病病人，NKHS 发生在 2 型糖尿病群体。这两种糖尿病急性并发症伴随着绝对或相对性胰岛素缺乏、体液丢失和精神状态改变等。由于本书的重点是糖尿病慢性并发症，DKA 和 NKHS 在代谢紊乱方面的相似与差异之处可以参考经典的 *Harrison's Principles of Internal Medicine*，故不在此赘述 [3]。

糖尿病慢性并发症累及多器官系统，是糖尿病病人致残和致死的最主要原因。糖尿病慢性并发症分为血管性与非血管性两大类，而糖尿病血管性并发症又分为微血管和大血管并发症。糖尿病微血管并发症包括糖尿病视网膜病变、糖尿病神经病变和糖尿病肾病。糖尿病大血管并发症包括冠状动脉疾病、周围血管疾病和脑血管疾病。糖尿病非血管性并发症包括白内障、胃瘫、性功能低下和皮肤改变等。糖尿病慢性并发症简要总结于表 2-2。

表 2-2　糖尿病慢性并发症

糖尿病微血管并发症	糖尿病大血管并发症
眼病	冠状动脉疾病
视网膜病变（非增殖性、增殖性）	周围血管疾病
	脑血管疾病
新生血管性青光眼	
神经病变	**其他（非血管并发症）**
感觉与运动（单一或多发神经病变）	胃肠病（胃瘫、腹泻）
自主神经病变	泌尿生殖病（泌尿功能障碍 / 性功能低下）
	白内障
肾病	皮肤改变

　　必须指出，这些分类方法不够精确，因为在糖尿病情况下，各种组织细胞对糖尿病的易感性不同但又互相关联，不同病人微血管并发症和大血管并发症发病情况与组合也不同。下面以糖网病为例，说明糖尿病微血管并发症的形成以及该并发症与其他并发症的关系。同时也借此对糖网病的基本临床特点作一个简要的介绍，以便于下面章节的理解。至今为止，糖网病的临床特点还主要是根据检眼镜所见和视网膜影像分析获得的。糖网病的早期眼底改变可以概括为两方面，即视网膜微血管渗漏和微血管阻塞。所观察到的病变位置主要在眼底后极部。首先是散在的眼底红色小点也就是微血管瘤形成。微血管瘤是由于不完全的内皮细胞增生，导致异常毛细血管内皮细胞膨出，眼底荧光造影显现出缓慢的荧光素渗漏。随病程发展，微血管渗漏逐渐加重。渗漏出的脂蛋白形成硬性渗出，渗漏出的血液呈斑点印迹样出血。大量微血管渗漏造成黄斑水肿。接下来，视网膜神经纤维层微血管阻塞显现出数个或多个棉絮样白斑。随着微血管阻塞范围的扩大和加重，视网膜侧支微血管形成，临床上称为"视网膜内微血管异常"（intraretinal microvascular abnormality，IRMA），往往也出现视网膜静脉扩张，称之为视网膜静脉串珠（venous beading）。长期视网膜微血管渗漏和阻塞加重造成视网膜缺氧缺血，从而激活了新生血管形成的信息通路。在多种细胞和细胞因子的参与下，异常新生血管出现在视乳头与其他部分视网膜（NVD 和 NVE）。嗣后，纤维细胞增生，玻璃体积血，牵拉性视网膜脱离形成，糖网病进入晚期。典型临床糖网病的表现见图 2-1 和图 2-2。

　　糖网病临床表现的形成与发展不仅限于视网膜微血管系统，并且与神经胶质网络的病变密切相关（见第五章）。某些糖网病病人常常既患有其他非眼部微血管并发症又患有大血管并发症。下面再用糖网病血管改变和糖尿病肾病（diabetic nephropathy）表现作为观察指标，比较两者的发病率和相关性。一项历经 20 年的前瞻性研究，追踪 110 名 1 型糖尿病病人，证实糖网病发病率为 70.91%，糖尿病肾病发病率为 23.63%。对发病危险因子进行分析时发现，糖网病和糖尿病肾病的共同危险因子是糖尿病发病年龄小，即青春前期发病。高脂血症是糖网病的高危因子，而对糖尿病肾病影响较小。进一步发现，罹患糖网病本身是糖尿病肾病发病的高危因子，而糖尿病肾病只与晚期糖网病发生密切相关[4]。

在探讨糖网病与 1 型糖尿病大血管并发症相关性时发现，如果把糖网病与糖尿病大血管并发症的参数进行逻辑回归分析，就可以发现糖网病与糖尿病大血管并发症的相关性。糖网病病人颈动脉内膜厚度（carotid intima-media thickness，CIMT），中心和周围血管血流指数[（CAI（X）和 PAI（x）]都是可能发生糖尿病大血管并发症的阳性指征。这说明糖网病与亚临床动脉粥样硬化和大血管血流动力学改变密切相关。这些研究成果也说明，糖网病的发生不仅与其他糖尿病微血管并发症，如糖尿病肾病密切相关，而且与糖尿病大血管并发症的形成相互关联、相互影响[5]。

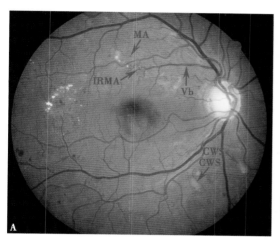
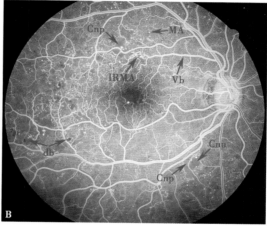

图 2-1 非增殖性糖网病眼底彩图（A）和眼底荧光造影（B）。在同一病人中，图 A 显示，微血管瘤（MA）、硬性渗出（Hx）、斑点印迹样出血（db）、棉絮样斑（CWS）、视网膜内微血管异常（IRMA）（须结合图 B 来辨别）。图 B 中，微血管瘤（MA）、斑点印迹样出血（db）、棉絮样斑所造成的非灌注毛细血管（capillary non-perfusion，Cnp）、静脉串珠（venous beading，Vb），视网膜内异常微血管（IRMA）

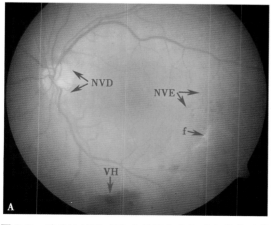
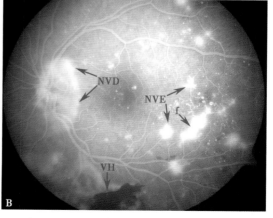

图 2-2 增殖性糖网病眼底彩图（A）和眼底荧光造影（B）。在同一病人中，图 A 显示，视网膜新生血管位于视盘上极和下极（NVD），或位于黄斑颞侧（NVE）。由于橘红色眼底衬托，不易分辨，但用眼底荧光造影检查，视网膜新生血管（NVD 和 NVE）就很容易识别。图 A 和 B 均显示了玻璃体积血（VH）和视网膜前纤维膜（f）

第三节   治疗 1 型和 2 型糖尿病对其并发症的影响

尽管 1 型糖尿病的临床表现多种多样，但通常是有明确特点的。例如儿童患者发病具有典型的胰岛素缺乏和酮症酸中毒临床表现。胰岛素替代疗法必须尽早开始。然而对 1 型糖尿病成人患者来说，不一定表现出胰岛素依赖。事实上，成人 1 型糖尿病患者临床表现常与 2 型糖尿病相似。所以，对于这些病人需要检查是否具有糖尿病相关的自身抗体，以明确诊断。其治疗反应也可以通过检测各种抗胰岛细胞抗体来检测，例如检测抗谷氨酸脱羧酶自身抗体（GAD65）、抗酪氨酸磷酸酶自身抗体（IA2 和 IA2β）、胰岛细胞抗体（ICA）、和抗锌转运蛋白 8 抗体（ZnT8）等，以此判断胰岛 B 细胞功能，调整胰岛素的用量和用法。这些病人如果也具有以下遗传特点就很有可能会发展到胰岛素依赖，例如具有 HLA 高危等位基因、发病年龄轻、自身抗体 GAD65 滴度高等。当这些病人对饮食疗法和对口服降糖药反应不佳时，须尽早使用胰岛素替代疗法[6]。

口服治疗 2 型糖尿病的药物有多种选择，其目的是纠正发病的病理生理过程。例如胰岛素抵抗的患者要用胰岛素增敏剂，如二甲双胍（metformin）、罗格列酮（rosiglitazone）和吡格列酮（pioglitazone）等；胰岛素分泌障碍的患者要用刺激胰岛素分泌剂，如磺酰脲类（sulfonylureas）、瑞格列奈（repaglinide）和最近发明的肠降血糖素类药物（incretin）。关于肠降血糖素为基础的疗法包括：胰升血糖素样多肽 -1（GLP-1）受体激动药，这种新药提供了药理水平的 GLP-1 受体刺激，远远超过了该激素的生理水平；还有二肽基肽酶 -4（dipeptidyl-peptidase-4，DPP-4）抑制剂，这种药物能保持内源性 GLP-1 不被 DDP-4 降解。2012 年对口服降糖药来说是重要的一年，新发展的药物更注重有效地纠正 2 型糖尿病的代谢异常。例如通过维持肾功能的稳态平衡、调控胰升血糖素（glucagon）的信息通路和抑制慢性低度炎性反应等。当使用个体化疗法来控制血糖时，其中钠 - 葡萄糖复合转运蛋白（SGLT-2）抑制剂是最新、最有希望的口服降糖药。SGLT-2 抑制剂竞争性地抑制葡萄糖在肾脏的重吸收、降低糖化血红蛋白 -1c（HbA1c），并能中度减轻体重。这类药物的发现是治疗 2 型糖尿病的重大进展，但其长期临床疗效还有待观察[7]。

无论是 1 型糖尿病还是 2 型糖尿病，无论是胰岛素分泌不足还是胰岛素抵抗，由此产生的慢性高血糖血症是 1 型与 2 型糖尿病的共同特点，也是导致组织器官并发症的最重要的病因。但迄今为止，慢性高血糖血症引起特异性细胞和器官病理改变与功能紊乱的机理还不甚明了。根据目前的认识，我们知道在糖尿病早期阶段高血糖就启动了各种并发症的病理生理过程，但是我们不知道各种并发症是否总是遵循同一种病理生理过程发生和发展，也不知道在不同器官中哪些高血糖相关的发病机制起主导作用。这些问题有待于进一步研究。重要的是，高血糖是糖尿病慢性并发症发病的关键原因，这个事实可以从控制血糖即可减慢并发症发展的正相关性得到支持。"糖尿病控制与并发症的临床研究"（简称 DCCT）是多中心 1 型糖尿病病人大规模随机取样的临床研究。"糖尿病预见性研究"（UKPDS）则是对 2 型糖尿病病人的类似研究。DCCT 和 UKPDS 都把严格控制血糖组与常规控制血糖组进行比较。严格控制血糖组病人中，各类微血管并发症的发生率显著降低，包括糖尿病视网膜病变、微量白蛋白尿、糖尿病肾病和糖尿病神经病变。因此，高血糖血症是 1 型与 2 型糖尿病产生慢性并发症的共同基础。但是，在仔细对比后可以发现 1 型和 2 型糖尿病病人罹患并发症种类的差异，2 型糖尿病病人比 1 型糖尿病病人更易发生大血管和微血管并发症。另一方面，对 1 型糖尿病病人严格控制血糖后，微血管并发症发生率显著降低，而大血管并发症的发生率并没有显著降低（DCCT）。然而，UKPDS 的一个重要发现表明，严格控制血压能显著地减少 2 型糖尿病病人大血管和微血管并发症。另有研究提示，严格控制血压对 1 型糖尿病病人视网膜血管的影响较小 [8]。

比较 1 型和 2 型糖尿病病人患糖网病的群体，其 5 年死亡率也有显著区别。经过年龄匹配和病程矫正，2 型糖尿病病人 5 年死亡率为 18.9%，而 1 型糖尿病病人 5 年死亡率是 5.5%。根据这篇报告，2 型糖尿病病人 5 年死亡率主要与伴随的大血管并发症和不断加剧的视力损坏（包括增殖性糖网病和糖尿病黄斑水肿）密切相关，而 1 型糖尿病病人 5 年死亡率与大血管并发症只表现为中度相关，与糖尿病肾病、糖尿病周围神经病变也有一定关联 [9]。

另一方面，1 型和 2 型糖尿病的区别也从这些多中心、大规模随机取样的临床研究中得到证实。DCCT 发现如果对于具有胰岛素抵抗、高胰岛素血症并伴有肥胖的 2 型糖尿病群体，只用胰岛素来严格控制血糖（1 型糖尿病疗法）可以造成体重增加和加重胰岛素抵抗。因此当需要严格控制 2 型糖尿病病人血糖时，与控制 1 型糖尿病病人血糖的方法不同，需要胰岛素和口服降糖药联合治疗。另一方面，自 1993 年 DCCT 发表以来，用胰岛素严格控制 1 型糖尿病病人的血糖，已经成为临床治疗的准则。自 1990 年《Framingham 心脏研究》问世以来，对 2 型糖尿病病除了控制血糖之外，还要治疗伴随的高血压和升高的低密度脂蛋白 [10]。这些措施有效地降低了 1 型和 2 型糖尿病病人的死亡率。根据 meta 分析，比较和综合了大量资料之后，对糖尿病并发症和糖尿病本身的关系有了更多的认识。分析发现任何一种糖尿病并发症都独立地与该类型糖尿病病人的死亡率相关，因为糖尿病并发症的严重程度可以作为判断糖尿病严重程度的指征。对于某个糖尿病病人来说，当其并发症达到一定程度时，除了需要及时进行局部器官组织治疗，例如患增殖性糖网病的病人需要视网膜光凝，同时还要控制潜在的危险因子，例如高血糖、高血压和高血脂等，并予以纠正。这种局部与全身相结合的疗法可以减缓并发症的进一步恶化。当然，最理想的是及早治疗糖尿病病人，从有可能控制或改善危险因子入手，从而预防并发症的发生。

虽然高血糖是糖尿病慢性并发症的最主要的病因，但是高血糖不是糖尿病代谢紊乱的全部。胰岛素功能失调可引起其他诸多方面异化代谢的紊乱（catabolic metabolism），导致广泛细胞对营养成分的利用与储存障碍和加速组织细胞的分解。这些由于胰岛素功能失调而引起的代谢紊乱也发生在糖尿病视网膜。在高血糖情况下，例如毛细血管周细胞、内皮细胞和某些神经细胞不能有效地调节细胞内葡萄糖转运，造成了胞内糖浓度增高和一系列生化异常。实验性 1 型糖尿病大鼠，在接受全身或眼局部（玻璃体内注射）胰岛素治疗后，被糖尿病抑制的神经视网膜胰岛素受体所介导的信息通路得以恢复。这说明 1 型糖尿病时视网膜细胞胰岛素受体的缺陷参与早期糖尿病视网膜代谢障碍并导致糖网病的发生。而另有实验表明，2 型糖尿病的视网膜组织具有不同状态的胰岛素受体介导的信息通路。在 2 型糖尿病早期，胰岛素受体与底物的信息通路并没有受到抑制 [11]。因此，与治疗 1 型糖尿病不同，用胰岛素治疗早期 2 型糖尿病，显然是不正确的。

综上所述，虽然由 1 型与 2 型糖尿病引起的糖网病在视网膜形态和功能上大致相同，但是从 1 型与 2 型糖尿病的遗传学、病因学、临床表现来看，在治疗并发症的同时恰当处理 1 型和 2 型糖尿病要遵循各自不同的原则。

（李维业）

参 考 文 献

1. Zhang M，Li Y，Cui W，et al. The clinical and metabolic characteristics of young-onset ketosis-onset ketosis-prone type 2 diabetes in China. Endocr Pract，2015，21（12）：1364-1371.

2. Melmed S，Polonsky K，Larsen P.R，Kronenberg H. Williams textbook of endocrinology. 12th edition. Philadelphia：Elsevier/Saunders，2011：1371-1435.

3. Longo DL，Fauci AS，Kasper DL，et al. Harrison's Principles of Internal Medicine. 18th edition.New York：McGraw Hill，2011.

4. Romero-Aroca P，Baget-Bernaldiz M，Reyes-Torres J，et al. Relationship between diabetic retinopathy，microalbuminuria and overt nephropathy，and twenty-year incidence follow-up of a sample of type 1 diabetic patients. J Diabetes Complications，2012，26（6）：506-512.

5. Araszkiewicz A，Rogowicz-Frontczak A，Zozulinska-Ziolkiewicz D，et al. Presence of retinopathy in type 1 diabetic patients is associated with subclinical macroangiopathy. Scand J Clin Lab Invest，2011，71（7）：563-568.

6. Merger SR，Leslie RD，Boehm BO. The broad clinical phenotype of Type 1 diabetes at presentation. Diabet Med，2013，30（2）：170-178.

7. Mudaliar S，Polidori D，Zambrowicz B，et al. Sodium-Glucose Cotransporter Inhibitors：Effects on Renal and Intestinal Glucose Transport：From Bench to Bedside. Diabetes Care，2015，38（12）：2344-2353.

8. Klein R，Myers CE，Klein BE，et al. Relationship of blood pressure to retinal vessel diameter in type 1 diabetes mellitus. Arch Ophthalmol，2010，128（2）：198-205.

9. Cusick M，Meleth AD，Agrón E，et al. Early Treatment Diabetic Retinopathy Study report no. 27 Associations of Mortality and Diabetes Complications in Patients with Type 1 and Type 2 Diabetes. Diabetes Care，2005，28（3）：617-625.

10. Preis SR，Pencina MJ，Hwang SJ，et al. Trends in cardiovascular disease risk factors in individuals with and without diabetes mellitus in the Framingham Heart Study. Circulation，2009，120（3）：212-220.

11. Kondo T，Kahn CR. Altered insulin signaling in retinal tissue in diabetic states. Journal of Biological Chemistry，2004，279（36）：37997-8006.

第三章
糖尿病和糖尿病视网膜病变的流行病学

第一节　糖尿病流行病学的历史和现状

糖尿病(diabetes mellitus, DM)自 19 世纪开始被人们重视,但直到 20 世纪早期,即使在西方国家,发病仍非常少见。英美糖尿病患病人数自 20 世纪 20 年代开始增加,被认为与环境及饮食方式的改变有关[1]。统计数据表明,西方人 1860 到 1960 年期间饮食中糖的消耗增加了一倍,脂肪也增加了一半;1935 年英国的 Himsworth 及 Marshall 就提出糖尿病患者出现症状前,总是有摄入过多热量及脂肪的饮食习惯[2]。特别是第二次世界大战后,各国生活方式显著改变,比如对于北美印第安人,第二次世界大战前虽然没有任何流行病学资料,但从报道上看,1950 年前糖尿病发病极少,二战后发病率明显增加,有些部落甚至远远高于美国城市居民[3]。

美国公共卫生部门从 20 世纪 50 年代开始认识到糖尿病对西方工业化国家公众健康的影响,但当时的流行病学资料很少且不确切,不仅因为糖尿病的诊断标准差异很大,而且测量方法的局限性也是难题。因此,流行病学调查的结果很难被认同,也难以相互比较,只能粗略推算[4]。其中比较有名的是 1946～1947 年进行的 Oxford Study,对牛津一个比较典型的美国人居住的社区人口进行研究,显示城市每 1000 人中有 17.5 人患糖尿病(1.75%),因此粗略估计美国糖尿病人口有 200 万,高于同期 New Market Study 的加拿大人患病率 1.2% 的结果[5]。1960～1961 年英国的 Birmingham Diabetes Survey 对 19 412 人进行调查,结果显示已知糖尿病患病率为 0.64%,新诊断糖尿病病人为 0.69%,与同期其他研究结果相近[6]。美国国家健康调查显示,1964～1973 年间 25～54 岁人群中,糖尿病发病率增长 30%,55～64 岁人群中发病率增长 50%,65 岁以上人群中增长 66%。但从 1973 年开始,发病率稳定或者轻微下降。但这种结果也许与筛查人群老龄化、诊断标准不同有关[7]。1972 年,West 发表文章比较不同人群间糖耐量异常的患病率,发现互相间差异很大,但南美各发展中国家以及亚洲孟加拉国人群患病率(3%～5%)都显著低于美国(15%)[8]。因此,20 世纪 70 年代时糖尿病还被称为"现代西方文明社会"的产物,在保持传统生活方式的亚非发展中国家还很少发生或尚未被认识。

然而,随着全球人口老龄化、城市化以及伴随的生活方式改变,糖尿病现已成为重要的影响全球性公共健康的主要疾病,患病率迅速上升。过去的 30 年间,全球的糖尿病患者人数已翻倍,国际糖尿病联合会(Internation Diabetes Federation, IDF)2010 年发布的数据显示全世界有 2.85 亿糖尿病患者,90% 为 2 型 DM(T2DM),并预测 2030 年糖尿病患者将会达4.39 亿,将占全球 20～79 岁人口的 7.7%。2013 年 IDF 发布的 *IDF DIABETES ATLAS*(6th edition)显示全球已有 3.82 亿糖尿病患者(8.3%),2035 年将会达到 5.92 亿[9](图 3-1)。而且,糖尿病患者在发展中国家已超过发达国家,特别是青中年中 2 型 DM 的发病率高,80% 的糖尿病病例生活在欠发达国家和地区。比如,我国 1980 年的 DM 患病率还不足 1%,但在西方国家的亚洲移民中发病率已有升高趋势。随着经济快速增长、生活方式改变,亚洲迅速成为全世界的糖尿病集中区。预测的 2030 年糖尿病患者最多的 10 个国家中,有 5 个在亚洲(中国、印度、巴基斯坦、印度尼西亚以及孟加拉共和国)[10]。2010 年《新英格兰杂志》上发表了我国糖尿病小组的研究结果,20 岁以上人群中糖尿病的发病率为 9.7%,并有地区和城乡差别,及随年龄增加的趋势[11]。以此推算,我国糖尿病患者已超过 9200 万,超过印度,是全球糖尿病患者最多的国家。

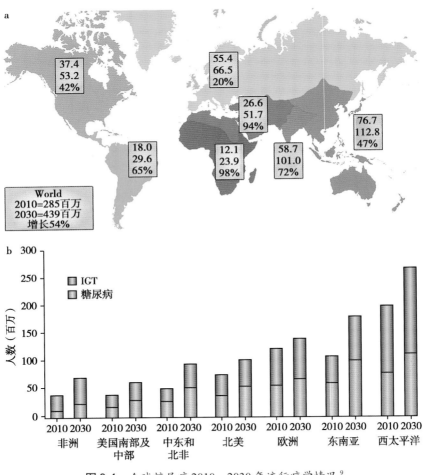

图 3-1   全球糖尿病 2010~2030 年流行病学情况[9]

第二节   糖尿病视网膜病变流行病学的历史与现状

糖尿病是多系统疾病,糖尿病视网膜病变(糖网病)是最重要的并发症之一,大约 1/3 糖尿病患者有不同类型的糖网病,是工作年龄人群致盲的首要原因。随着糖尿病患者病程的延长,糖网病的患病率逐年增加,致盲率也逐年升高。1 型糖尿病患者,糖尿病病程 20

年者几乎百分之百会发生糖网病,2 型糖尿病患者即使血糖控制理想,发病 15 年后也会有
53%～84% 发生糖网病。

一、全球概况

20 世纪后期,欧美发达国家有较多大规模的糖网病流行病学研究。 像美国的
Wisconsin Epidemiologic Study of Diabetic Retinopathy(WESDR)研究中,30 岁以上 DM 患
者糖网病的发生率可高达 50%[12];Beaver Dam Eye Study(BDES),糖网病发生率为 36.8%[13];
澳大利亚的 Blue Mountain Eye Study(BMES)显示糖网病发生率为 32.4% 等 [14]。随着对糖
尿病及并发症诊疗水平的提高和对糖网病的筛查随访手段的改进,糖网病的流行病学数据
也有了很大变化。这里主要介绍近年来欧美等地以人群为基础的并且以眼底照相形式进行
的糖网病流行病学研究。

(一) Liverpool Diabetic Eye Study(LDES)

2002 年 Younis 等报道,英国利物浦 1 型糖尿病患者糖网病发生率为 45.7%,增殖
性糖尿病视网膜病变(PDR)发生率为 3.7%,威胁视力的视网膜病变(vision threatening
retinopathy,VTR)发生率为 16.4%;2 型糖尿病患者糖网病、PDR 及 VTR 发生率分别为
25.3%、0.5% 和 6.0%[15]。2003 年 Younis 等继续报道并将研究结果发表在《柳叶刀》杂志上,
1 型 DM 患者,随访 1 年后,原本无糖网病的患者有 0.3% 发展为 VTR,随访 5 年则为 3.9%。
而对于初筛即有背景型糖网病或轻度增殖前期糖网病患者 1 年后发展为 VTR 的百分比分
别是 3.6%、13.5%[16]。因此,建议对无糖网病的 1 型糖尿病患者或可将筛查间隔延长为 2～
3 年。对于 2 型 DM 患者,随访 1 年后,1.8% 的原本无糖网病的患者发展为 VTR,随访 5 年
为 3.9%。而对于初筛即有背景型糖网病或轻度增殖前期糖网病患者 1 年后发展为 VTR 的
百分比分别是 5%、15%。因此,建议对无糖网病的 2 型糖尿病患者或可将筛查间隔延长为
3 年,但对已有糖网病的患者则应每年或更经常地随访。

(二) National Indigenous Eye Health Survey

2011 年发表的澳大利亚本土居民的糖尿病视网膜病变流行病学研究表明,40 岁以上
糖尿病患者总的糖网病发生率为 29.7%,黄斑水肿发生率为 8.9%,增殖性糖网病发生率为
3.1%[17]。糖网病发生率与澳大利亚非原居民接近。

(三) National Health and Nutrition Examination Survey 2005-2008

美国 Eye Diseases Prevalence Research Group 在 2004 年曾对 8 个人群为基础的糖网病
流行病研究进行汇总分析,包括 Barbados Eye Study(BES)、San Antonio Heart Study(SAHS)、
San Luis Valley Study(SLVS)、WESDR 等。结果显示,糖尿病患者中糖网病发生率估计高
达 40.3%,威胁视力的糖尿病视网膜病变(严重的非增殖性糖尿病视网膜病变、PDR、黄斑
水肿、VTDR)则高达 8.2%[18]。这些研究多是在 20 世纪末进行的。21 世纪全美以人群为基
础的糖尿病视网膜病变流行病学研究数据比较少,故 Zhang 等在 2010 年对 2005～2008 年
National Health and Nutrition Examination Survey 研究时的具有全美代表性样本人群做了横断
面分析。通过眼底彩色照相,按照 Early Treatment Diabetic Retinopathy Study 的标准分级 [19],
显示美国 40 岁以上糖尿病患者糖网病发生率为 28.5%,威胁视力的糖尿病视网膜病变发生
率为 4.4%,但非西班牙裔黑人的糖网病和 VTR 的发生率很高,分别为 38.8% 和 9.3%。

相对欧美国家,对亚洲人群进行的以人群为基础的糖尿病视网膜病变流行病学研究相

对较少，仅有以下研究。

（四）Singapore Malay Eye Study（SiMES）

Wong TY 等 2008 年发表的以人群为基础的 3280 名 40～79 岁马来人的 Singapore Malay Eye Study 显示，糖尿病患者中糖网病发生率为 35%，黄斑水肿的发生率为 5.7%，威胁视力的视网膜病变发生率高达 9%[20]。Wong TY 认为，该研究糖网病发生率高，特别是 VTR 的发病率高于同期其他亚洲人群糖网病发病率的调查，可能与该研究人群的血压较高、心血管合并症较多有关。此外，Wong TY 等还在 2006 年发表了美国不同种族人群的糖尿病视网膜流行病学研究（Multi-Ethnic Study of Atherosclerosis，MESA），结果为总人群中的糖网病发病率为 33.2%，黄斑水肿发生率为 9%，其中亚洲人群的发生率分别为 25.7% 和 8.9%，低于黑人（分别为 36.7% 和 11.1%）和西班牙裔人群（37.4% 和 10.7%），白人为 24.8% 和 2.7%[21]。

（五）Chennai Urban Rural Epidemiology Study（CURES）

2005 年 *IOVS* 上发表的基于人群的印度城市人口糖尿病视网膜病变流行病学研究 CRUES 显示，总的 DR 发病率为 17.6%，其中已知糖尿病人群中发生率为 20.8%，新诊断糖尿病人群中发生率为 5.1%，比同期欧洲人群 DR 发病率要低[22]。

（六）Korea National Health and Nutrition Examination Survey

2013 年韩国发表在 *IOVS* 的糖尿病视网膜病变流行病学研究显示，糖尿病患者中 DR 发生率为 15.8%，威胁视力的视网膜病变发生率为 4.6%[23]。

二、我国糖尿病视网膜病变的流行病学研究

我国幅员辽阔，地区间发展又不平衡，不同地区进行的糖网病流行病学调查显示糖网病的患病率差别较大。大部分研究显示农村发病率高于城市。国内有学者将我国近年的以人群为基础的糖尿病视网膜病变流行病学资料进行综合分析后得出，糖尿病人群中总糖网病患病率为 23%，其中非增殖性为 19.1%，增殖性为 2.8%。但在总人口为基数时，DR 为 1.3%，非增殖性为 1.1%，增殖性为 0.1%，并且不论总人口中还是糖尿病人群中 DR 的发病率均为农村高于城市，北方高于南方[24]。下面我们分别介绍几个有代表性的 DR 流行病学研究。

城市人群由于对糖网病的认识相对普及，医疗资源的享用相对丰富，糖网病的发生率与国外当前多数研究接近。2010 年上海市北新泾社区糖尿病视网膜病变远程筛查系统研究显示，60 岁以上糖尿病居民中，糖网病患病率为 24.4%，增殖性糖网病的患病率为 2.69%[25]。宁夏地区的糖网病流行病学研究显示，糖网病的患病率在糖尿病患者中为 17.11%，男女性患病率差异无显著性，但糖网病在城市和农村的患病率比较，城市高于农村[26]。2012 年基于北京市社区人群的 Beijing Communities Diabetes Study 显示，20 岁以上糖尿病患者中糖网病发病率为 24.7%，增殖性糖网病发生率为 3.3%，以此推断我国糖网病患者也至少有 2000万[27]。北京市顺义区 40 岁及以上人群糖尿病视网膜病变的流行病学调查则显示，2 型糖尿病患者中糖网病患病率为 29.2%，严重的非增殖型糖网病为 2.5%，PDR 为 1.3%，威胁视力的糖网病（简称 VTDR）为 5.4%，低于国外同年龄人群的调查结果[28]。而 2013 年发表的无锡市滨湖区 50 周岁及以上人群糖网病患病率则较低，非增生型糖网病在糖尿病患者中患病率为 5.1%，增生型糖网病在 DM 患者中仅为 0.3%[29]。在我国香港 2011 年有研究显示，2 型 DM 患者，初访时无糖网病者随诊 4 年内，总的糖网病发病率为 15.16%，初访时已有糖网病的糖尿病患者 4 年内糖网病进展的占 6.61%[30]。

对中国农村糖网病进行流行病学研究的资料也较多，但以人群为基础的研究有限。最具代表性的是 2009 年的 Handan Eye Study[31]。研究结果为，我国农村 30 岁以上糖尿病人群糖网病患病率高达 43.1%，大约与美国 30 年前威斯康星糖尿病视网膜病变流行病学研究（WESDR）数据相当，增生型糖网病发生率为 1.6%，黄斑水肿发生率为 5.2%，威胁视力的视网膜病变发生率为 6.3%。以此推算，我国农村大约有 920 万糖网病患者，其中 130 万患者有威胁视力的视网膜病变。山西省长治东部农村地区糖尿病视网膜病变的流行病学研究也显示，长治东部农村糖尿病患者中糖网病患病率达 37.46%[32]。2009 年山东省农村人群糖尿病视网膜病变的流行病学调查结果为，在山东省 8 个地区 25 岁以上农村人群中，糖网病占糖尿病患者总数的 26.30%[33]。由此可见，我国农村人群对糖网病防治知识匮乏，享有的医疗资源有限，对全身状况的有效控制差，加强相关知识的宣传教育实属必要。

总的来说，不同的糖网病流行病学研究结果显示的糖网病患病率有较大差异。由于研究方法、人群特点以及对糖网病的分类及分级标准不同，将各研究结果直接进行比较很困难。为此，2012 年由多国眼科专家联合参与，Wong TY 负责，汇集了美国、欧洲、亚洲、澳大利亚等共 35 项以人群为基础的糖网病流行病学研究结果，共 22 896 例患者，其中 44.4% 的高加索人、30.9% 的亚洲人、13.9% 的西班牙人、8.9% 的美国黑人，通过对其进行综合分析得出全球糖网病患病率（表 3-1）[34]。结果显示，糖尿病患者中，总的糖网病患病率为 34.6%，增生型糖网病患病率为 7.0%，黄斑水肿患病率为 6.8%，而 VTR 患病率达 10.2%（图 3-2）。由此推断，2010 年全世界有将近 9300 万糖网病患者，2800 万患者有 VTR，糖尿病视网膜病变也许会在全世界范围内成为首位致盲原因[34]。

表 3-1 采用相似研究方法及眼科定义的流行病学研究：20 ~ 79 岁糖尿病患者的年龄标准化糖尿病视网膜病变患病率

总数	研究数量（n）	总数（N）	病例数（n）	年龄标准化患病率每 100 人（95%CI）
任何 DR	18	12 620	4487	35.36（35.17～35.56）
PDR	21	13 436	957	7.24（7.15～7.33）
DME	20	14 554	1039	7.48（7.39～7.57）
VTDR	18	12 710	1481	11.72（11.61～11.83）
男性				
任何 DR	18	6252	2263	36.27（35.99～36.55）
PDR	21	6376	469	7.53（7.39～7.66）
DME	20	7010	486	7.44（7.30～7.57）
VTDR	18	6051	704	11.74（11.57～11.90）
女性				
任何 DR	18	6368	2224	34.46（34.19～34.73）
PDR	21	7060	488	6.98（6.86～7.10）
DME	20	7544	553	7.54（7.42～7.66）
VTDR	18	6659	777	11.70（11.55～11.86）

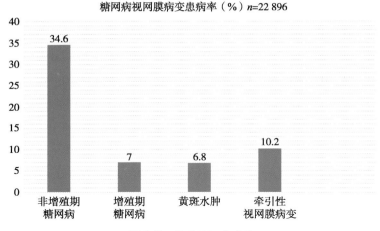

图 3-2   各型 DR 患病率

（黎晓新）

参 考 文 献

1. Burkitt DP. Some diseases characteristic of modern Western civilization.Br Med J，1973，1（5848）：274-278.

2. Himsworth HP，Marshall EM. The diet of diabetics prior to the onset of disease. Clin Sci，1935，2：95-115.

3. West KM. Diabetes in American Indians and other native populations of the New World. Diabetes，1974，23：841-855.

4. Remein QR. A current estimate of the prevalence of diabetes mellitus in the United States. Ann N Y Acad Sci，1959，82：229-235.

5. Wilkerson HL，Krall LP. Diabetes in a New England town；report of four year progress study of the Oxford，Mass. Diabetes survey of 1946-1947. J Am Med Assoc，1953，152（14）：1322-1328.

6. Malins JM，FitzGerald MG，Gaddie R，et al.A Diabetes Survey Report of a Working Party. British Medical Journal，1962，1：1497-503.

7. Everhart J，Knowler WC，Bennett PH. Incidence and risk factors for non-insulin-dependent diabetes// Harris MI，Hamman RF. Diabetes in America：diabetes data compiled 1984. NIH publication no. 5-1468，1985：Ⅳ-I-35.

8. West KM. Epidemiologic evidence linking nutritional factors to the prevalence and manifestations of diabetes. Acta Diabetol Lat，1972，9（suppl）：405-428.

9. International Diabetes Federation. IDF diabetes atlas.6th editionn.［2014-06-30］http://www.idf.org/diabetesatlas.

10. Chen L，Magliano DJ，Zimmet PZ. The worldwide epidemiology of type 2 diabetes mellitus--present and future perspectives. Nat Rev Endocrinol，2011 8（4）：228-236. doi：10.1038/nrendo.2011.183.

11. Yang W，Lu J，Weng J，et al.National Diabetes and Metabolic Disorders Study Group：Prevalence of diabetes among men and women in China. N Engl J Med，2010，362：1090-1101.

12. Klein R，Klein BE，Moss SE，et al. The Wisconsin Epidemiologic Study of Diabetic Retinopathy. Ⅲ. Prevalence and risk of diabetic retinopathy when age at diagnosis is 30 or more years. Arch Ophthalmol，

1984，102：527-532.

13. Klein R，Klein BE，Moss SE，et al. The Beaver Dam Eye Study：retinopathy in adults with newly discovered and previously diagnosed diabetes mellitus. Ophthalmology，1992，99：58-62.

14. Mitchell P，SmithW，Wang JJ，et al. Prevalence of diabetic retinopathy in an older community. The Blue Mountains Eye Study. Ophthalmology，1998，105：406-411.

15. Turner AW，Xie J，Arnold AL，et al. Eye health service access and utilization in the National Indigenous Eye Health Survey. Clin Experiment Ophthalmol，2011，39（7）：598-603.

16. Younis N，Broadbent DM，Vora JP，et al. Liverpool Diabetic Eye Study. Incidence of sight-threatening retinopathy in patients with type 2 diabetes in the Liverpool Diabetic Eye Study：a cohort study. Lancet，2003，361（9353）：195-200.

17. Xie J，Arnold AL，Keeffe J，et al. Prevalence of self-reported diabetes and diabetic retinopathy in indigenous Australians：the National Indigenous Eye Health Survey. Clin Experiment Ophthalmol，2011，39（6）：487-493.

18. Zhang X，Saaddine JB，Chou CF，et al. Prevalence of diabetic retinopathy in the United States，2005-2008. JAMA，2010，304：649-656.

19. Kempen JH，O'Colmain BJ，Leske MC，et al. Eye Diseases Prevalence Research Group.The prevalence of diabetic retinopathy among adults in the United States. Arch Ophthalmol，2004，122：552-563.

20. Wong TY，Cheung N. Prevalence and risk factors for diabetic retinopathy：The Singapore Malay Eye Study. Ophthalmology，2008，115：1869-1875.

21. Wong TY，Klein R，Islam FM，et al. Diabetic retinopathy in a multi-ethnic cohort in the United States. Am J Ophthalmol，2006，141：446-455.

22. Rema M，Premkumar S，Anitha B，et al. Prevalence of diabetic retinopathy in urban India：The Chennai Urban Rural Epidemiology Study（CURES）Eye Study，I. Invest Ophthalmol Vis Sci，2005，46：2328-2333.

23. Jee D，Lee WK，Kang S. Prevalence and risk factors for diabetic retinopathy：the Korea National Health and Nutrition Examination Survey 2008-2011. Invest Ophthalmol Vis Sci，2013，54（10）：6827-6833.

24. Liu L，Wu X，Liu L，et al. Prevalence of Diabetic Retinopathy in Mainland China：A Meta-Analysis. PLoS ONE，2012，7（9）：e45264.

25. Wang N，Xu X，Zou H，et al. The status of diabetic retinopathy and diabetic macular edema in patients with type 2 diabetes：a survey from Beixinjing District of Shanghai city in China. Ophthalmologica 2008，222（1）：32-36.

26. 刘青霞，梁沛枫，胥来军，等. 宁夏地区糖尿病视网膜病变的流行病学研究. 国际眼科杂志，2012，12（8）：1566-1569.

27. Xu J，Wei WB，Yuan SY，et al. Prevalence and risk factors for diabetic retinopathy-The Beijing Communities Diabetes Study. RETINA，2012，32：322-329.

28. 李炳震，刘玉玲，韩亮，等. 北京市顺义区 40 岁及以上人群糖尿病视网膜病变的流行病学调查. 中华实验眼科杂志，2011，29（8）：936-940.

29. 谢田华，朱靖，傅东红，等. 无锡市滨湖区 50 岁及以上人群糖尿病视网膜病变患病情况调查. 中华眼底病杂志，2013，29（5）：495-498.

30. Song H，Liu L，Sum R，et al. Incidence of diabetic retinopathy in a Hong Kong Chinese population. Clin Exp

Optom，2011，94（6）：563-567.

31. Wang FH，Liang YB，Peng XY，et al. Risk factors for diabetic retinopathy in a rural Chinese population with type 2 diabetes：the Handan Eye Study. Acta Ophthalmol，2011，89（4）：e336-343.

32. 王红波，孙凤仙，张勤，等. 山西省长治东部农村地区糖尿病视网膜病变的流行病学调查. 中华眼底病杂志，2010，（2）：109-112.

33. 舒湘汶，王玉，范传峰，等. 山东省农村人群糖尿病视网膜病变的流行病学调查. 中华眼底病杂志，2010，（2）：113-115.

34. Meta-Analysis for Eye Disease（META-EYE）Study Group. Global prevalence and major risk factors of diabetic retinopathy. Diabetes Care，2012，35（3）：556-564.

第四章
糖尿病生物化学异常与糖尿病视网膜病变发病机制

在人体内,葡萄糖代谢除了无氧酵解途径外还有很多其他方式,比如有氧氧化、磷酸戊糖途径、糖原的合成与分解途径、糖异生、糖醛酸途径等。糖尿病时,患者糖代谢障碍,葡萄糖代谢会出现诸如多元醇途径和氨基己糖途径的增加、末端糖基化产物生成的增加、蛋白激酶C的活化等其他途径(图4-1)[1~3]。

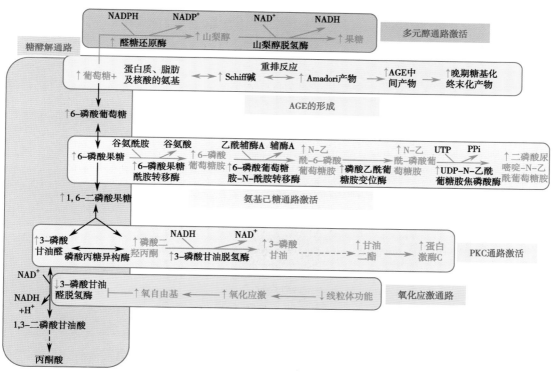

图4-1 高血糖时葡萄糖代谢的生物化学途径。糖尿病患者细胞线粒体功能降低,氧化应激增强,生成大量氧自由基,抑制了3-磷酸甘油醛脱氢酶的活性,从而导致糖酵解途径减弱,出现糖代谢异常,其他葡萄糖代谢通路增强,如多元醇通路激活、氨基己糖通路激活、末端糖基化产物(AGE)生成的增加、蛋白激酶C(PKC)的活化

第一节 多元醇通路的激活

多元醇途径(polyol pathway),又称山梨醇通路,是葡萄糖代谢途径之一,由醛糖还

原酶（aldose reductase，AR）及山梨醇脱氢酶（sorbitol dehydrogenase，SDH）共同构成。葡萄糖在醛糖还原酶和还原型辅酶Ⅱ（还原型烟酰胺腺嘌呤二核苷酸磷酸，reduced form of nicotinamide adenine dinucleotide phosphate，NADPH）作用下被不可逆地转化为山梨醇（sorbitol），山梨醇再经山梨醇脱氢酶与辅酶Ⅰ（烟酰胺腺嘌呤二核苷酸，nicotinamide adenine dinucleotide，NAD⁺）的作用下氧化成易于通透细胞膜的果糖（fructose），同时将 NAD⁺ 还原为 NADH[1]。在多元醇途径中，醛糖还原酶，主要存在于晶状体、视网膜、神经、红细胞以及肾脏等组织中，属于还原性辅酶Ⅱ（NADPH）依赖型醛 - 酮还原酶超家族（Aldo-keto reductase superfamily）[1, 4~8]，是多元醇代谢途径的限速酶[9]。人醛糖还原酶由 316 个氨基酸组成，分子量约为 36kD，具有磷酸丙糖异构酶结构域（triose phosphate isomerase structural motif）；醛糖还原酶结构中外侧包含 10 个 α 螺旋（α-helical）与内侧的 β 折叠片段（β-pleated sheet segments），共同组成 β/α 桶状结构（β/α barrel）[10]。

除糖代谢外，AR 还参与类固醇代谢（steroid metabolism）、儿茶酚胺代谢（catecholamine metabolism）、醛解毒（aldehyde detoxification）等功能[10~14]。视网膜多种类型细胞表达醛糖还原酶，如周细胞[15, 16]、血管内皮细胞[17~19]、节细胞[17, 20]、Müller 细胞[17]、色素上皮细胞[17]、神经元[20]。但醛糖还原酶在内皮细胞内表达因种属而异[21]，如犬和小鼠视网膜血管内皮细胞醛糖还原酶活性非常低[20, 22]，而大鼠视网膜血管内皮细胞中可检测到醛糖还原酶[17, 19]。大量研究表明，多元醇途径的激活与糖尿病视网膜病变（diabetic retinopathy，DR）的发生存在重要联系[10, 21, 23]（图 4-2）。

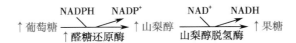

图 4-2　多元醇通路激活。糖尿病时，己糖激酶的活性被饱和，多余的葡萄糖通过多元醇通路代谢。该途径的限速酶（醛糖还原酶）活性增强，将葡萄糖还原为山梨醇，山梨醇被山梨醇脱氢酶氧化为果糖。由于糖尿病时，山梨醇脱氢酶的活性并未成比例的增加，所以无法将山梨醇完全氧化为果糖，从而导致细胞内山梨醇蓄积

在正常血糖浓度下，醛糖还原酶对葡萄糖的亲和力远不如己糖激酶对葡萄糖的亲和力，葡萄糖总是在己糖激酶的作用下，优先进入糖酵解途径，而很少进入多元醇途径。由于葡萄糖不是醛糖还原酶的首选底物，经由醛糖还原酶代谢的葡萄糖很少，故而正常机体情况下，经山梨醇代谢通路生成的山梨醇量很少，所以能及时氧化为果糖。但在长期高糖环境下，血液中的葡萄糖长期维持在高水平时，己糖激酶的活性已达到饱和，未被己糖激酶代谢的葡萄糖即进入多元醇代谢通路，激活醛糖还原酶，并被还原为山梨醇，可是此时山梨醇脱氢酶的活性并未成比例的增加，所以无法将山梨醇完全氧化为果糖，从而导致细胞内山梨醇水平增高，例如视网膜周细胞和晶状体上皮细胞等[1, 21, 24]。

当前，关于高血糖诱导的多元醇途径增加的致病机制有多种假说，包括由山梨醇产生渗透性应激、NADPH 及谷胱甘肽的减少、胞质内 NADH/NAD⁺ 的增加、Na⁺-K⁺-ATP 酶活性的降低、其他抗氧化物质的耗竭等。①山梨醇是一种极性较强的化合物，不能自由进出细胞。由于山梨醇在细胞内代谢缓慢且不易透过细胞膜，因此大量山梨醇在视网膜组织细胞内积聚，从而导致细胞渗透压升高，引起视网膜周细胞肿胀、变性、坏死。视网膜血管内皮

细胞由于缺少了周细胞的保护和抑制作用，病变部位的内皮细胞增生，血管的完整性受损，形成微血管瘤、导致毛细血管基底膜增厚，血 - 视网膜屏障破坏、视网膜组织水肿等[1]。但是，关于山梨醇导致的高渗反应，科研工作者针对"渗透压假说"（osmotic hypothesis）进行了一系列临床实验，结果不尽如人意[25]。随着研究的深入，通过醛糖还原酶产生的氧化应激（oxidative stress）及其相关的代谢所提出的"代谢通量假说"（metabolic flux hypothesis）逐渐被认识[25]。②随着越来越多的葡萄糖被醛糖还原酶催化，消耗大量 NADPH，导致还原型谷胱甘肽含量减少，细胞氧化应激加剧[1, 25, 26]。③山梨醇在氧化过程中增加了胞质中 NADH/NAD$^+$ 比值，抑制了 3- 磷酸甘油醛脱氢酶（glyceraldehyde 3-phosphate dehydrogenase，GAPDH）的活性，增加了磷酸丙糖（triose phosphate）的浓度，从而促进终末糖基化产物（advanced glycation end products，AGEs）的形成并激活蛋白激酶 C 途径等[1, 27]。④多元醇途径的中间代谢产物引发肌醇代谢异常，导致 Na$^+$-K$^+$-ATP 酶活性降低，细胞 DNA 合成受阻，内皮细胞增生失控，周细胞选择性丢失。长期高糖状态下，过多的葡萄糖竞争性与肌醇载体结合，使细胞内肌醇耗竭，从而使周细胞膜 Na$^+$-K$^+$-ATP 酶活性降低，导致周细胞死亡；山梨醇通路的激活也可抑制磷酸己糖旁路，改变膜的功能，致细胞摄取磷酸肌醇能力下降，引起肌醇代谢异常，细胞内 Na$^+$-K$^+$-ATP 酶活性降低，导致周细胞死亡[28~30]。⑤此外，醛糖还原酶的激活降低了内皮细胞产生的一氧化氮（NO）的活性，导致内皮依赖性血管舒张功能受损或僵硬，血管张力改变[31, 32]。

多元醇通路的激活在糖尿病并发症中发挥了重要作用，针对醛糖还原酶的抑制剂（aldose reductase inhibitor，ARI）具有广阔的前景[10, 21]。各种 ARI 类药物在控制和治疗糖尿病并发症，如糖尿病性白内障、糖尿病视网膜病变、糖尿病神经元病变、糖尿病肾病、糖尿病心血管疾病中显示出潜在的应用[10, 21]。如非达司他（fidarestat）能减轻糖尿病引起的视网膜氧化应激损伤、PARP 活化（poly（ADP-ribose）polymerase activation）并抑制白细胞黏附[18, 33, 34]。依帕司他（epalrestat）是目前唯一上市的醛糖还原酶特异性抑制剂，通过阻断多元醇通路而发挥作用。其他 ARI 类药物如索比尼尔（sorbinil）、雷尼司他（ranirestat）已经进入后期临床试验[10]。

第二节　氨基己糖通路的激活和 N- 乙酰氨基葡萄糖对蛋白的过度修饰

氨基己糖（又称为己糖胺）是己糖的羟基被氨基取代所形成的化合物的总称。氨基己糖通路（Hexosamine biosynthesis pathway，HBP）是葡萄糖代谢的途径之一（图 4-3）。在正常血糖浓度下，只有 2%～5% 的葡萄糖通过氨基己糖途径进行转化，该通路的关键酶是谷氨酰胺：6- 磷酸果糖酰胺转移酶（glutamine：fructose-6-phosphate aminotransferase，GFAT），终产物是二磷酸尿嘧啶 -N- 乙酰葡萄糖胺（uridine diphosphate N-acetylglucosamine，UDP-GlcNAc）[35, 36]。GFAT 可以将 6- 磷酸果糖转化为 6- 磷酸葡萄糖胺，后者可以很快地代谢为 UDP-GlcNAc。UDP-GlcNAc 可对细胞内许多重要的分子进行修饰[37]，并影响基因的表达，如促进脂肪细胞高表达血浆纤溶酶原激活物抑制剂 -1（plasminogen activator inhibitor 1，PAI-1）[38]；UDP-GlcNAc 也可在 O-（连接）-N- 乙酰葡糖胺转移酶（O-linked GlcNAc transferase，OGT）的作用下，将乙酰葡糖胺基团转移至蛋白质的丝氨酸或苏氨酸的羟基上，使得蛋白发生 O-（连接）-N- 乙酰葡糖胺的糖基化（O-GlcNAcylation）修饰，从而对蛋白进行翻译后修饰，影响蛋白的功能[39~41]；UDP-GlcNAc 还可以和其他的氨基己糖类物质一起作为必要的底物来合成糖蛋白、蛋白聚糖、神经节苷酯和糖脂等[42]。

O-GlcNAc 糖基化（O-GlcNAcylation）是一种存在于细胞核与细胞质中的蛋白质翻译后修饰。与磷酸化相似，O-GlcNAc 糖基化修饰参与了细胞内的信号传递，并与神经退行性疾病、2 型糖尿病、癌症等许多疾病的发病机制密切相关。研究表明氨基己糖通路的活化与糖尿病胰岛素抵抗、脂代谢紊乱及糖尿病血管并发症等密切相关。在高糖条件下，氨基己糖生物合成途径合成增多，产物 UDP-GlcNAc 浓度升高，导致蛋白的 O-GlcNAc 修饰水平升高[39~41]。如 O-GlcNAc 的糖基化修饰作用在胰岛素信号通路（PI3K/AKT）中的关键蛋白糖原合酶激酶 -3（glycogen synthase kinase 3β，GSK3β），使 GSK3β 发生 O-GlcNAc 修饰而呈现活性状态，从而对糖原合酶进行磷酸化修饰，导致糖原合酶活性下降或丧失，最终使糖原的合成下降，表现出血糖对胰岛素刺激的无反应[43]。因此，过多的葡萄糖通过氨基己糖途径的转化，胰岛素信号转导中关键蛋白的 O-GlcNAc 修饰过多，可破坏 AKT 介导的胰岛素的神经保护作用，可能是导致 2 型糖尿病发生的重要原因；或通过蛋白糖基化导致视网膜神经细胞发生凋亡，参与了糖尿病视网膜病变的发病。

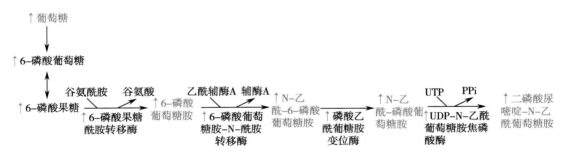

图 4-3　氨基己糖通路的激活和 N- 乙酰氨基葡萄糖对蛋白的过度修饰。糖尿病时，氨基己糖通路激活，葡萄糖通过该途径代谢增强，终产物是二磷酸尿嘧啶 -N- 乙酰葡萄糖胺（UDP-GlcNAc）生成增多。UDP-GlcNAc 导致蛋白的 O-GlcNAc 修饰水平的升高，对蛋白进行翻译后修饰，影响蛋白的功能；UDP-GlcNAc 也可以和其他的氨基己糖类物质一起作为必要的底物来合成糖蛋白、蛋白聚糖、神经节苷酯和糖脂等

第三节　高血糖激活蛋白激酶 C

蛋白激酶 C（protein kinase C，PKC）是一种 Ser/Thr 蛋白激酶，是 G 蛋白偶联受体系统中的效应物，广泛分布于多种组织、器官和细胞[44,45]。在非活性状态下，PKC 是水溶性的，激活后成为膜结合的酶。静止细胞中 PKC 游离存在于胞质中，当细胞受到刺激后，PKC 以 Ca^{2+} 依赖的形式从胞质中移位到细胞膜上，从而被激活。

蛋白激酶 C 家族是一组结构相关的庞大的酶家族，是由多基因编码的多肽类物质，其功能需要甘油二酯（diacylglycerol，DAG）和（或）Ca^{2+} 的参与等而激活，参与复杂的细胞功能。目前已有 15 种 PKC 的亚型被分离鉴定。它们可分为三组，即经典型的 PKC（conventional/classical PKCs，cPKC），包括 α、βⅠ、βⅡ和 γ 亚型，激活需要 Ca^{2+}、甘油二酯（DAG）和磷脂酰丝氨酸（phosphatidylserine，PS）等；新颖型 PKC（novel PKCs，nPKC），包括

δ1、δ2、δ3、ε、η 和 θ 亚型，激活不需要 Ca^{2+}，仅靠 DAG 激活；和非典型 PKC（atypical PKC，aPKC），包括 ι、ζ、N1、N2 和 N3 亚型，激活仅依赖于 PS，而不被 DAG 及 Ca^{2+} 激活[44, 45]。其中 10 种可被脂类第二信使 DAG 激活，4 种可被 Ca^{2+} 激活[46]。糖尿病视网膜病变中，DAG-PKC 通路活化发挥了重要作用[47, 48]。在 PKC 家族中，PKCβ1/2 与糖尿病视网膜病变发病密切相关[27, 49]，如 PKCβ1/2 可促进细胞外基质蛋白的合成、导致白细胞黏附、内皮细胞活化和增殖、平滑肌细胞收缩、生长因子 VEGF 的增多、内皮细胞通透性增加、视网膜血流动力学改变等[22, 49~51]。PKCβ 通过激活 PKCβ/HuR/VEGF 通路参与糖尿病视网膜病变的微血管损伤机制[47, 48, 52]，而 PKCβ 抑制剂能够抑制视网膜周细胞 VEGF 的表达[53]；高血糖诱导的 PKCδ 和 P38 MAPK 信号通路上调 Src 同源区 2（src-homology domain 2，SH2）蛋白酪氨酸磷酸酶 1（SH2-containing protein tyrosine phosphatase-1，SHP-1），从而导致周细胞血小板源性生长因子受体 β（Platelet-derived growth factor receptor β，PDGFRβ）去磷酸化，并触发周细胞凋亡[54]。

长期高血糖环境下，氧化应激增强，活性氧（reactive oxygen species，ROS）生成增多，3- 磷酸甘油醛脱氢酶（GAPDH）活性被抑制，糖酵解途径发生改变，加速了 3- 磷酸甘油醛向磷酸二羟丙酮的生成[55]。作为甘油二酯（DAG）的前体，增加的磷酸二羟丙酮在 3- 磷酸甘油脱氢酶的作用下，使得 DAG 合成增加。作为第二信使，DAG 激活蛋白激酶 C（PKC）。此外，AGE 通过结合其受体、多元醇途径的活化，高血糖也可以间接激活 PKC 同工酶[55]（图 4-4）。

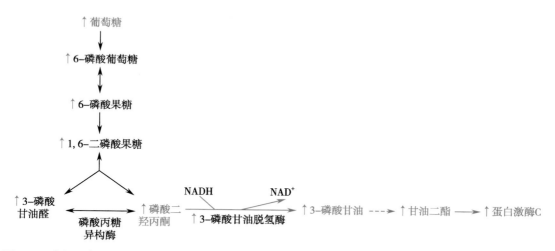

图 4-4　蛋白激酶 C（PKC）通路的激活。糖尿病时，线粒体功能障碍，氧化应激增强，活性氧生成增多，3- 磷酸甘油醛脱氢酶（GAPDH）活性被抑制，糖酵解途径发生改变，加速了 3- 磷酸甘油醛向磷酸二羟丙酮的生成，在 3- 磷酸甘油脱氢酶的作用下最终导致甘油二酯（DAG）合成增加。作为第二信使，DAG 激活 PKC，使得该通路活化

血 - 视网膜屏障的破坏是早期糖尿病视网膜病变的表现之一。在早期糖尿病视网膜病变中，PKC 的激活导致内皮依赖性血管舒张功能障碍（endothelium-dependent vasodilator dysfunction）、基底膜增厚、血管内皮细胞的通透性增加等[56, 57]，其可能机制为：抑制由一氧化氮（NO）、内皮源性超极化因子（endothelium-derived hyperpolarizing factor，EDHF）和

前列环素(prostacyclin)所介导的血管舒张;激活由内皮素 -1(endothelin-1,ET-1)、前列腺素 E2(prostaglandin E2,PGE2)和血栓烷 A2(thromboxane A2,TXA2)所介导的血管收缩;活化的 PKC 还能够促进血管内皮细胞生长因子(VEGF)表达增加;激活 NADPH 氧化酶(NADPH oxidase,Nox)产生大量的活性氧(或称氧自由基,ROS);此外,PKC 还能通过内皮细胞非依赖性的失活 K^+ 通道并增强血管平滑肌细胞肌丝对钙离子的敏感性来增强血管收缩[56]。在实验性糖尿病模型中,PKCβ 同工酶的激活已被证实可导致视网膜和肾血流异常。PKC 通过活化多种细胞因子的表达如 VEGF、PEDF 等,调节血管内皮细胞增殖,促进新生血管形成[52,56];PKC 参与转化生长因子 β(TGF-β)的激活,使细胞外基质生成增加[58]。另外,PKC 还通过抑制 Na^+-K^+-ATP 酶活性及胞质型磷脂酶 A2(cytosolic phospholipase A2,cPLA2)参与糖尿病视网膜病变的进展[57,59]。

临床研究表明,口服 PKC 抑制剂 ruboxistaurin(LY333531)可能对糖尿病黄斑水肿患者有效[48,60]。近期的研究表明,ruboxistaurin 可通过调节 TGF-β1/Smad 和 GRAP 通路发挥其对糖尿病肾脏的保护作用[61]。

第四节 晚期糖基化终产物的形成

晚期糖基化终产物(advanced glycation end products,AGEs)生成增加与血糖控制不佳、脂质和蛋白病理生理学行为的改变有关[62,63]。AGEs 是以蛋白质、脂肪及核酸的氨基和还原糖(葡萄糖、果糖、戊糖等)为原料,在生理环境中发生非酶催化反应生成的稳定的共价化合物,该反应又称为 Maillard 反应。1900 年,Maillard 发现氨基酸和还原糖,如果糖、葡萄糖 -6- 磷酸和核糖,一起加热时会产生一种黄褐色荧光产物,这种黄褐色荧光产物被称为 AGEs,该反应即为 Maillard 反应,是一种非酶促反应。Maillard 反应的具体过程为,氨基酸可以与还原糖早期形成酮氨化合物,为可逆的 Schiff 碱。Schiff 碱是一个不稳定的中间产物,可以返回到原来的反应物状态,也可以发生分子结构的重排反应(称为 Amadori 重排反应),变为比较稳定的酮氨化合物,也称为 Amadori 产物。Amadori 产物再经过脱水、氧化和缩合等反应,最后形成稳定的、不可逆的 AGEs(图 4-5)。因此,AGEs 及其蛋白加成产物是很稳定且不可逆的。此外,可提供氨基的核酸和脂质也能经糖基化修饰形成 AGEs。随着年龄及血糖的增加,AGEs 的形成也增加。因此,AGEs 在衰老以及糖尿病的研究中越来越受到重视。

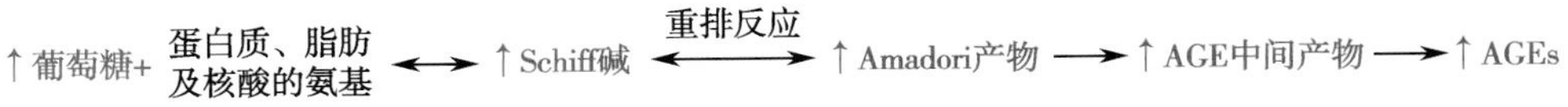

↑葡萄糖+ **蛋白质、脂肪及核酸的氨基** ⟷ ↑Schiff碱 ⟵ **重排反应** ⟶ ↑Amadori产物 ⟶ ↑AGE中间产物 ⟶ ↑AGEs

图 4-5 晚期糖基化终产物(AGEs)的形成。糖尿病时,升高的葡萄糖和蛋白质、脂肪及核酸的氨基发生非酶催化反应,早期可逆反应形成酮氨化合物(Schiff 碱),Schiff 碱是一个不稳定的中间产物,既可返回到原来的反应物状态,也可以发生分子结构的重排反应(称为 Amadori 重排反应),变为比较稳定的酮氨化合物(Amadori 产物)。Amadori 产物再经过脱水、氧化和缩合等反应,最后形成稳定的、不可逆的 AGEs

AGE 的产生可有多种途径(图 4-6)。除上述 Maillard 反应外,AGE 的产生还可由葡萄糖的自身氧化(glucose autooxidation)、脂质过氧化(lipid peroxidation)、糖酵解(glycolysis)、多元醇通路(the polyol pathway)等产生[62~64]。上述各种途径通过反应产生活性双羰基

（reactive dicarbonyls），包括乙二醛（glyoxal）、甲基乙二醛（methyglyoxal）和 3- 脱氧葡萄糖醛酮（3-deoxyglucosone）。这些活性双羰基产物与细胞内外的蛋白质的氨基反应生成 AGEs，如乙二醛发应生成 N-ε-（羧甲基）赖氨酸［N-ε-（carboxymethyl）lysine，CML］、乙二醛衍生赖氨酸二聚体（glyoxal-derived lysyl dimer，GOLD）、N-ω-（甲基）精氨酸（N-ω-（carboxymethyl）arginine，CMA）、S- 羧甲基半胱氨酸（S-carboxymethylcysteine）[62,63,65,66]；甲基乙二醛进一步反应生成 N-ε-（羧乙基）赖氨酸（N-ε-（carboxyethyl）lysine，CEL）、甲基乙二醛衍生赖氨酸二聚体（methylglyoxal-derived lysyl dimer，MOLD）、精氨嘧啶（argpyrimidine）、甲基乙二醛衍生氢咪唑酮（methylglyoxal-derived hydroimidazolone，MG-H1）[62,63,67~69]；3- 脱氧葡萄糖醛酮反应生成吡咯素（pyrraline）、CML、戊糖素（pentosidine）[70~72]。

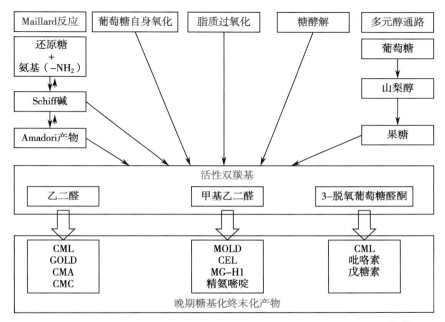

图 4-6　活性双羰基（Reactive dicarbonyls）和晚期糖基化终产物（AGEs）的生成[62~64]。Maillard 反应、葡萄糖的自身氧化、脂质过氧化、糖酵解、多元醇通路等产生活性双羰基（如乙二醛、甲基乙二醛和 3- 脱氧葡萄糖醛酮），这些活性双羰基产物与细胞内外的蛋白质的氨基反应生成 AGEs

　　AGEs 通过两种方式发挥作用：非受体途径（直接损伤）和受体途径[64]。①非受体途径主要为通过 AGEs 对细胞内和细胞外蛋白质的直接修饰，改变其结构功能。AGEs 对细胞外结构蛋白，尤其是结缔组织成分如基质Ⅳ型胶原蛋白（collagen type Ⅳ）、弹性蛋白（elastin）及层粘连蛋白（laminin）进行交联，导致血管弹性下降、血管僵硬（stiffness）并且抗蛋白水解消化（resistance to proteolytic digestion）[73,74]。AGEs 细胞外沉积或交联通过调节细胞外基质与细胞黏附的位点抑制细胞正常黏附[63,75]。研究发现，通过 AGEs 修饰过的Ⅳ型胶原蛋白和层粘连蛋白会影响血管内皮细胞的黏附和扩散（spreading）[76]。除对细胞外成分交联和修饰外，AGEs 直接对细胞内蛋白进行交联和修饰。如 AGEs 可直接结合并改变电子传递链（electron transport chain，ETC）线粒体蛋白的结构和功能，从而抑制氧化磷酸化的 ATP 的生成和利用[77]。细胞内 AGEs 能导致血管内皮细胞一氧化氮合成酶（eNOS）表达减少，从而生成 NO 减少，降低血管舒张功能[78]。乙二醛和甲基乙二醛还能修饰并抑制细胞内重要酶的活性，如抑制 GAPDH 和乙二醛酶 1（glyoxalase 1，GLO1），从而导致细胞功能失调[79, 80]。②受体途径是 AGEs 可通过与细胞表面特异受体相互作用，产生多效性反应[64]。目前认为受体途径是 AGEs 发挥作用的主要途径。机体内 AGEs 受体种类较多，功能也较复杂，如巨噬细胞清道夫受体 I 和 II（macrophage scavenger receptor I 和 II）、oligosacharyltransferase-48（AGE-R1）、80K-H phosphoprotein（AGE-R2）、galectin-3（AGE-R3）、CD36、LOX-170 等。这些受体主要介导 AGEs 被细胞内吞和清除[81]。此外，AGE-R1 还具有对抗 AGEs 诱导产生的氧自由基并抑制晚期糖基化终末化产物受体（receptor for advanced glycation end-products，RAGE）所介导产生的胞内信号通路[82, 83]。

目前认为，RAGE 是介导 AGEs 的主要受体[84]，是一种有多个配体的膜蛋白，属于细胞表面分子免疫球蛋白超家族中的一员[85]。RAGE 蛋白分子量约为 35kD，结构分为 3 个区域，分别由较大的细胞外段（包含 V 结构域、C 结构域、C' 结构域）、跨膜段及短的细胞内段三部分构成。RAGE 胞外部分的 V 结构域（V-domain）结合 RAGE 的大部分受体，并通过胞内段来启动下游的信号转导通路[85]。RAGE 的配体较广，如 β- 淀粉样肽（amyloid-β peptides）、淀粉样蛋白 A（amyloid A）、S100/ 钙粒蛋白（S100/calgranulins）、amphoterin、高迁移率族蛋白 B1（High-mobility group box-1，HMGB1）以及 AGEs 等[64, 86]。有些 RAGE 缺少跨膜区域，由细胞分泌出来后成为可溶性 RAGE（soluble RAGE，sRAGE）。sRAGE 能与配体结合但无法转导信号，可以抑制 RAGE 诱导的细胞信号转导途径，对多种病理状态有保护作用[64, 86]。RAGE 作为信号转导受体广泛存在于多种细胞表面，可以与 AGEs 结合形成 AGE-RAGE，从而激活细胞内信号途径，启动细胞内一系列反应，包括 p21ras、P38、SAPK/JNK、rho GTPases、PI3K、JAK/STAT 途径和下游因子如细胞核因子 -B（NF-κB）的激活。NF-κB 是一种损伤相关基因的多效性调节因子，它可引起许多目标基因的表达，包括血管细胞黏附分子 -1（vascular cell adhesion molecule-1，VCAM-1）、细胞间黏附分子 -1（intercellular adhesion molecule-1，ICAM-1）、E- 选择素（E-selection）、血管内皮细胞生长因子（vascular endothelial growth factor，VEGF）、白细胞介素 -1（interleukin-1，IL-1）、IL-6 和肿瘤坏死因子（tumor necrosis factor，TNF）等[62~64, 84, 86]。NF-κB 也可以调节 RAGE 表达。作为正反馈，进一步促进 AGEs 与 RAGE 的结合，从而导致组织损伤[64, 87, 88]。

RAGE 主要表达在视网膜内层，视网膜多种细胞均表达 RAGE，其中 Müller 细胞高表达，在糖尿病时，视网膜内 RAGE 表达升高[89, 90]。AGEs 和 S100B 通过 RAGE 能够激活视网膜内多种类型的细胞，包括血管内皮细胞、Müller 细胞、小胶质细胞和视网膜色素上皮细胞（retinal pigment epithelium，RPE）[83, 91]。高血糖能够诱导 Müller 细胞高表达 S100B/RAGE，并上调促炎因子，如 VEGF、单核细胞趋化蛋白 -1（monocyte chemotactic protein 1，MCP-1）表达，参与糖尿病视网膜病变发生与发展[89]。大量 AGEs 在视网膜组织中积聚可以引起视网膜微血管内皮细胞的损伤和炎症反应的发生，是导致糖尿病视网膜病变发生的重要原因[92]。AGEs 可通过多种方式诱导血管内皮细胞损伤，导致血视网膜内屏障破坏[64, 93, 94]，如 AGEs 可通过上调结缔组织生长因子（connective tissue growth factor，CTGF）改变细胞外基质成分（extracellular matrix，ECM），影响细胞外基质的稳定性、可溶性及机械张力，从而导致基底膜增厚；AGEs 可激活 caspase-3 和 caspase-10 诱导周细胞凋亡；AGEs 通过 PKC 依赖的 NADPH 的激活能够诱导氧自由基（ROS）和 VEGF 的产生，导致 VCAM-1 和 ICAM-1 表达上调[95]，促进白细胞黏附，活化白细胞释放大量自由基直接损伤周细胞和内皮细胞，导致周细胞选择性丢失、内皮细胞凋亡、紧密连接蛋白丢失、血 - 视网膜屏障（blood-retinal barrier，BRB）破坏，导致血管通透性增加等。此外，AGEs 可与巨噬细胞表面的 RAGE 结合，产生大量的 ROS，上调 NF-κB 表达。作为转录因子，NF-κB 促进黏附分子如 ICAM-1、ICAM-2，化学趋化因子，如 TNF-α、IL-1β、IL-6，以及细胞因子，VEGF、胰岛素样生长因子（insulin-like growth factor，IGF-1）、转化生长因子 β1（transforming growth factor-β1，TGF-β1）等表达，从而激活炎症反应，加重血管内皮细胞和周细胞损伤，导致周细胞丢失、血管通透性增加、视网膜水肿、毛细血管丢失（capillary dropout）等[64, 87, 88]。

　　AGEs 所引起的反应可被其抑制剂所阻断，研究表明 sRAGE 可防止糖尿病视网膜中 Müller 细胞功能失调[90]，保护血 - 视网膜屏障并防止白细胞黏附[96, 97]。动物实验表明，AGE-R3 抑制剂具有防止血 - 视网膜内屏障功能失调和糖尿病并发症的潜能[98]；LR-90 具有抑制糖基化和抗炎功能，能减缓糖尿病视网膜病变的进展[99]；candesartan 能够减少戊糖素（pentosidine）的形成并减少 VEGF 的产生，从而减少糖尿病视网膜新生血管的发生[100]。因此，AGEs 抑制剂在治疗糖尿病视网膜病变中具有潜在的作用[64, 83, 91]。

第五节　四类主要糖网病生物化学机制的关系

　　醛糖还原酶活性增加、AGEs 形成、蛋白激酶 C 激活和己糖胺途径特异性抑制剂在某种程度上可以缓解高糖培养的细胞和糖尿病动物模型表现的异常，说明这四类糖代谢途径各自在糖尿病发病中的作用。但是上述的各通路均受到一个共同上游事件的激活，即氧化应激（oxidative stress，OS）。因此，这四种高血糖诱导的损害可以统一到一条途径，即线粒体电子传递链活性氧的过量产生[101, 102]。当由质子梯度产生的跨线粒体内膜电化学势能很高时，产生的过氧化物电子传递中间产物半泛醌寿命将延长。这种电化学势能可能有一个阈值，超过这个阈值，过氧化物产生将明显增加。高血糖时因为三羧酸循环电子供应过量，质子梯度则高于此阈值，多余的电子被辅酶 Q（coenzyme Q，CoQ）传递给氧分子，从而产生过氧化氢（H_2O_2）和超氧阴离子（O_2^-）[1, 102]。增多的活性氧（ROS）可能通过以下机制导致对视网膜血管的损害：降低一氧化氮水平、损伤细胞蛋白、促进白细胞黏附于内皮细胞，并改变循环中血细胞与视网膜毛细血管内皮细胞的相互作用，从而破坏了复杂的视网膜微血管的组织结构。视网膜富含多不饱和脂肪酸，有最丰富的葡萄糖氧化过程，是氧摄取量最高的组织在氧化应激反应中也最容易受损伤。

　　正常情况下，体内存在的抗氧化物质主要由超氧化物歧化酶（SOD）、过氧化氢酶（CAT）、谷胱甘肽过氧化物酶（GSH-Px）及非酶类系统（维生素 C/E，巯基化合物）等清除[63]。但在病理状态下，如在糖尿病视网膜病变时，由于 ROS 生成与清除失衡，即抗氧化功能减弱而促氧化活动增强，导致 ROS 大量生成，进而攻击视网膜膜蛋白、脂质、核酸及细胞内酶系统等，破坏细胞内生物大分子[63]。

　　糖尿病视网膜病变的发生过程是氧化应激与其他各损伤因素（即各条生化途径）相互促进发展的过程[102~105]。首先，在多元醇途径中，由于活性增加的醛糖还原酶消耗了大量 NADPH，使得 GSH 生成减少，从而导致 ROS 生成增加；其次，蛋白质非酶糖基化通路中，AGEs/RAGE 系统激活 PKCδ 依赖的 NADPH 氧化酶，激活级联的信号蛋白，造成氧化还原失衡，产生大量 ROS。此外，长期高血糖状态使细胞内积聚大量的 3- 磷酸甘油醛，进一步诱导 ROS 的产生,并引发 DNA 修复酶聚腺苷二磷酸核糖聚合酶(poly(ADP-ribose) polymerase,PARP)积聚,同时,PARP 又可激活 PKC 信号转导途径、增加 AGEs 的产生,形成产生 ROS 的恶性循环。PARP 激活抑制了 3- 磷酸甘油醛脱氢酶(GAPDH)的活性,从而导致糖酵解途径减弱,出现糖代谢异常,其他葡萄糖代谢通路增强,如多元醇通路激活、氨基己糖通路激活、末端糖基化产物(AGE)生成的增加、蛋白激酶 C(PKC)的活化(图 4-7)[102~107]。

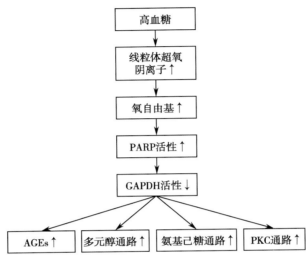

图 4-7 糖尿病时血糖的代谢途径。高血糖时,糖尿病患者细胞线粒体功能降低,氧化应激增强,生成大量氧自由基,抑制了 3- 磷酸甘油醛脱氢酶的活性,从而导致糖酵解途径减弱,出现糖代谢异常,其他葡萄糖代谢通路增强,如多元醇通路激活、氨基己糖通路激活、末端糖基化产物(AGE)生成的增加、蛋白激酶 C(PKC)的活化

过氧化物对磷酸甘油醛脱氢酶(GAPDH)的抑制加重高糖相关损伤的致病机制:

糖尿病或高血糖时,细胞内产生的过氧化物或氧自由基(ROS)能够抑制 GAPDH 的活性,从而导致糖代谢发生改变,导致多元醇通路活化、AGEs 生成增多、氨基己糖通路活化及蛋白激酶 C 通路活化等[108, 109]。高血糖诱导的最主要的细胞内 AGEs,是由磷酸丙糖碎裂形成的。高血糖导致磷酸丙糖水平升高,而磷酸丙糖的增多是由于线粒体过量产生活性氧抑制磷酸甘油醛脱氢酶(GAPDH)所致[108, 109]。如 AGEs/RAGE 激活了 NADPH 氧化酶(NADPH oxidases),从而导致细胞内大量氧自由基(ROS)的生成[110, 111]。增多的 ROS 反过来又导致 AGE 的生成,并激活核因子 -κB(nuclear factor-kappa B,NF-κB),导致多种促炎因子的生成,加重糖尿病视网膜病变[112]。高血糖时,由于活性氧对 GAPDH 的抑制,葡萄糖代谢产生磷酸丙糖增多,磷酸二羟丙酮作为甘油二酯的前体促进 DAG 从头合成增多,增加的 DAG 进一步激活蛋白激酶 C[55, 113~116]。糖尿病时,由于氧自由基对 GAPDH 的抑制,过多的葡萄糖通过6- 磷酸果糖给谷氨酰胺:6- 磷酸果糖氨基转移酶(GFAT)代谢,增加了己糖胺的生成,导致氨基己糖通路激活,同时导致转录因子 Sp1(specificity protein 1)的 O- 连接 -N 乙酰葡萄糖胺(O-glcNAcylation)修饰,升高 Sp1 的转录活性,促进其下游因子的转录,如纤溶酶原激活物抑制物 -1(plasminogen activator inhibitor-1,PAI-1)和转化生长因子 β1(TGF-β1)[117]。有实验

证明，GAPDH 反义寡核苷酸也可在生理水平的葡萄糖浓度下导致蛋白激酶 C 的激活、诱导细胞内 AGEs 的产生并导致己糖胺途径的增加，从而支持上述假说[107]。

第六节　过度产生的活性氧（ROS）对血管细胞功能的损害

2001 年，Brownlee 提出了"氧化应激学说"，认为糖尿病高血糖状态引起细胞线粒体中超氧阴离子生成过多，诱导各种组织细胞中氧化应激（oxidative stress，OS）的发生，最终引起糖尿病的各种慢性并发症的发生[1]。氧化应激是机体在遭受各种有害刺激时，体内氧化与抗氧化作用失衡，机体反应更倾向于氧化，产生大量活性氧化中间产物，如活性氧自由基（reactive oxygen species，ROS）和活性氮自由基（reactive nitrogen species，RNS），造成体内清除氧化物障碍，从而导致细胞和组织损伤的生理和病理反应[27, 118]。ROS 包括超氧阴离子（O_2^-）、羟自由基（·OH）和过氧化氢（H_2O_2）等；RNS 包括一氧化氮（NO）、二氧化氮（NO_2）和过氧化亚硝酸盐（$ONOO^-$）等。机体存在两类抗氧化系统，一类是酶抗氧化系统，包括超氧化物歧化酶（SOD）、过氧化氢酶（CAT）、谷胱甘肽过氧化物酶（GSH-Px）等；另一类是非酶抗氧化系统，包括麦角硫因、维生素 C、维生素 E、谷胱甘肽、褪黑素、α-硫辛酸、类胡萝卜素及微量元素铜、锌、硒（Se）等。氧化应激是由自由基在体内产生的一种负面作用，并被认为是导致衰老和疾病的一个重要因素。

ROS 由氧诱发形成，是细胞代谢的产物。ROS 的生成有多种途径，包括线粒体电子呼吸链（electron transport chain，ETC）、细胞色素 P450（cytochrome P450）、黄素氧化酶（xanthine oxidase）、非偶联一氧化氮合成酶（uncoupled nitric oxide synthase）、NADPH 氧化酶（NADPH oxidase，Nox）等，其中 Nox 家族是 ROS 通过酶催化产生 ROS 的主要来源[104, 105, 119~121]。在生理浓度时，ROS 可以作为信号分子调节机体免疫炎症反应和转录因子的产生。发生糖尿病视网膜病变时，ROS 的具体来源尚不完全清楚[3, 122]。糖尿病时，视网膜内 NADPH 氧化酶活性增强，可产生 ROS[104, 105, 119, 120]；同时，在高血糖情况下，视网膜细胞膜上葡萄糖转运体表达增多，大量葡萄糖以非胰岛素依赖转运方式进入细胞内，更多葡萄糖参与三羧酸循环，从而生成大量的 NADH 和 FADH2。NADH 和 FADH2 通过电子传递链氧化磷酸化，在电子传递过程中，线粒体内膜两侧的电化学电位梯度不断增加，当电位升高超过阈值，呼吸链中泛醌-细胞色素 c 还原酶就受到抑制，泛醌半衰期延长，使氧自由基生成增多[1]。同时，高血糖状态下时，抗氧化酶如超氧化物歧化酶、过氧化氢酶等的表达也受抑制，清除自由基功能下降，氧自由基增多；诱导型一氧化氮合酶（iNOS）激活，生成大量的 NO，NO 与超氧阴离子结合生成过氧化亚硝酸阴离子（$ONOO^-$）。过量的 ROS 可导致蛋白质、脂质和核酸的严重损害，并导致细胞膜完整性破坏，使细胞凋亡，微血管损害及屏障的破坏，导致视网膜内氧化损伤加剧，最终导致糖尿病视网膜病变。如 ROS 破坏 DNA，导致聚腺苷二磷酸核糖聚合酶（PARP）快速激活。PARP 活化会大量消耗细胞内底物 NAD$^+$，减慢糖酵解、电子传递、ATP 形成及 GAPDH 的 ADP 核糖基化作用，从而导致糖尿病血管的急性内皮功能障碍[103~105]。

过量产生的 ROS 可激活许多氧化应激反应途径，包括：①激活多元醇通路：在高糖状态下，己糖激酶被饱和，而醛糖还原酶激活，过多的葡萄糖转化为山梨醇，在细胞内大量堆积，造成细胞内高渗环境，导致细胞水肿、结构功能受损、代谢紊乱，进而造成微血管病变。

②激活氨基己糖途径：高糖状态下，大量生成的 ROS 抑制 3- 磷酸甘油醛脱氢酶（GAPDH），导致糖酵解的产物转向氨基己糖途径，产生二磷酸尿嘌呤 -N- 乙酰葡萄糖胺（UDP-GlcNAc）。激活的氨基己糖途径产生的氨基葡萄糖可增加 H_2O_2 的生成，导致氧化作用增强，使内皮细胞发生改变，血管通透性增加，生成新生血管等改变。③激活蛋白激酶 C：PKC 的活化可通过多种方式破坏内皮细胞间紧密连接，使得 BRB 破坏，血管渗透性增加。如糖尿病时，PKC 能减少前列腺素生成、增加 VEGF 表达、增加血栓素和内皮素 -1（endothelin-1，ET-1）的产生等，从而导致周细胞死亡、内皮细胞功能障碍、血管渗透性增加、血管膨胀、基底膜增厚等，导致无结构毛细血管出现。④促进 AGEs 生成：长期高血糖，可引起蛋白质非酶糖化形成的 AGEs 堆积在组织血管中，通过影响血管内皮通透性和自我调节功能，促进细胞因子释放和活化蛋白激酶，引起炎症反应，减轻 NO 的舒张血管作用和增加氧压力，参与糖尿病视网膜病变的发病。因此，上述高血糖诱导的糖代谢通路的活化（或激活）可以统一到线粒体电子传递链活性氧的过量产生（图 4-8）[1, 35, 102～105, 108]。

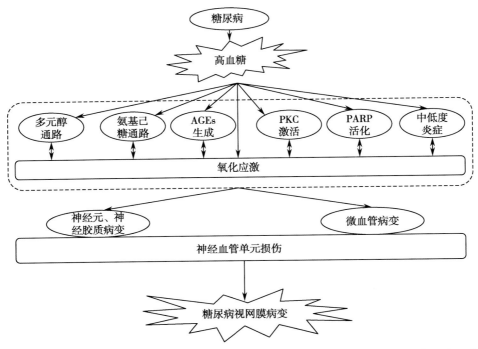

图 4-8 糖尿病视网膜病变发病机制。长期高血糖导致视网膜糖代谢紊乱，包括多元醇通路激活、氨基己糖通路激活、末端糖基化产物（AGE）生成的增加、蛋白激酶 C（PKC）的活化、PARP 活化、中低度炎症等，上述各条通路的活化都会产生大量的氧自由基（ROS）。各条活化的代谢通路和大量生成的 ROS 互相作用，共同导致视网膜微血管病变、神经元和神经胶质细胞病变，加重视网膜神经血管单元损伤，从而导致糖尿病视网膜病变

第七节 细胞核因子 κB（NF-κB）的活化

核因子 -κB（nuclear factor-kappa B，NF-κB）为 Rel 转录因子蛋白家族的成员。哺乳动物中，NF-κB 包括 5 个亚单位：p65（RelA）、RelB、c-Rel、p50/p105（NF-κB1）和 p52/p100

（NF-κB2），这些亚单位具有相似的氨基酸序列 RHD 结构域（rel homology domain，RHD）[123]。NF-κB 亚单位互相形成同源或异源二聚体，具有 DNA 结合的活性及转录的潜能，其中以 P50/P65 二聚体最常见[124~127]。正常情况下，NF-κB 的 p65 亚基与抑制性蛋白 IκB 结合，覆盖了 p50 蛋白的核定位序列，使得 NF-κB 停留在细胞质内；而当细胞受到外来信号活化后，IκB 因磷酸化和泛素化而降解，p50 的核定位序列暴露，引导 NF-κB 进入细胞核内调节相关基因的表达[124~126]。

NF-κB 能够被很多因子激活，包括病毒、细菌毒素、紫外光、氧化应激、炎症刺激、细胞因子、致癌剂及各种有丝分裂原（mitogen）等[128,129]。NF-κB 的激活可通过经典（classical/canonical NF-κB pathway）和非经典（alternative/noncanonical NF-κB pathway）激活途径（图 4-9）[126,130,131]。经典激活途径主要通过细胞表面受体激活，如 IL-1 受体、Toll- 样受体（Toll-like receptors，TLRs）、TNF 受体等。这些受体与炎性因子等配体（如 IL-1、TNF、脂多糖（lipopolysaccharide，LPS）等）结合后被激活。当 IL-1、TNF-α、LPS、TLR 配体（CD40L）等通过受体激活 κB 激酶抑制分子（inhibitor of κB kinase，IKK）复合物，激活的 IKK 磷酸化 IκBα，使得抑制性蛋白 IκBα 降解，p50-p65 二聚体游离，转入核内与 κB 基因启动子结合启动基因转录，此途径为 NF-κB 的经典激活途径。IKK 为三聚体，包含 IKKα、IKKβ、IKKγ 三个亚单位，其中 IKKγ 为调节亚单位[126]。IκB 家族包含 IκBα、IκBβ、p105/IκBγ（p50 前体）、p100（p52 前体）、及 IκB ε，IκB 通过蒙蔽 NF-κB 的核定位信号将其困在胞质内，并通过蒙蔽 NF-κB 的 DNA 结合结构域（DNA binding domain）阻止其与 DNA 结合[126,132,133]。IKK 活化后，通过磷酸化 IκB 导致 IκB 通过 26S 蛋白酶体进行泛素化降解，并释放 NF-κB 入核转录[134]。NF-κB 的非经典激活途径可被 TNF 受体超家族，如 B 细胞活化因子（B cell activating factor，BAF）、CD40、淋巴毒素 -β（lymphotoxin β，LT β）受体以及 NF-κB 受体激活剂（receptor activator of NF-κB，RANK）等激活。这些受体不仅激活非经典途径，同时也激活经典途径[126,130]。与经典途径种 IKK 三聚体不同的是，非经典途径只激活 IKKα 同源二聚体[131]。NF-κB 诱导激酶（NF-κB inducing kinase，NIK）在 NF-κB 的非经典途径的调节种发挥了重要作用。一般情况下，TNF 受体相关因子 3（TNF receptor-associated factor 3，TRAF3）介导 NIK 招募至 TRAF2，从而导致 NIK 被泛素化降解，因此内源性的 NIK 表达较低，NF-κB 以非活性形式保留在胞质内。一旦非经典通路激活，TRAF2 则会介导 TRAF3 的蛋白降解，从而导致 NIK 释放和蓄积。NIK 通过 IKKα 同源二聚体诱导 p100 磷酸化并部分降解成为 p52 蛋白。p52-RelB 二聚体转入核内，启动靶基因的转录。NF-κB 的经典激活途径较为迅速并与蛋白质合成无关，而非经典激活通路则需要 NIK 的合成和蓄积，因此非经典途径反应较慢[126,130,131]。NF-κB 的经典和非经典激活途径之间有交流（crosstalk），例如在免疫细胞中，NF-κB 经典通路的激活会抑制非经典途径的活化[135]。

NF-κB 可调节约 500 种不同基因的表达[136,137]，包括酶类，如环氧化酶 -2（cyclooxygenase-2，COX-2）、诱导型一氧化氮合成酶（inducible NO synthase，iNOS）、脂氧酶（lipoxygenase）等；细胞因子，如白细胞介素 -1（interleukin-1，IL-1）、IL-6、IL-8、肿瘤坏死因子 -α（tumor necrosis factor-α，TNF-α）、TNF-β；趋化因子（chemokines），如单核细胞趋化因子 1（monocyte chemoattractant protein 1）等；黏附分子，如血管细胞黏附分子 -1（vascular cellular adhesion molecule，VCAM-1）、细胞间黏附分子 -1（intercellular adhesion molecule-1，ICAM-1）、内皮细胞淋巴细胞黏附分子 -1（endothelial-leukocyte adhesion molecule-1，ELAM-1）等；细胞周

期调节因子；血管生成因子，如血小板源生长因子（PDGF）、血管内皮细胞生长因子（VEGF）等[136~140]。NF-κB 与免疫、炎症、细胞增殖、凋亡、钙稳态、癌症等有关[126, 136, 141, 142]。

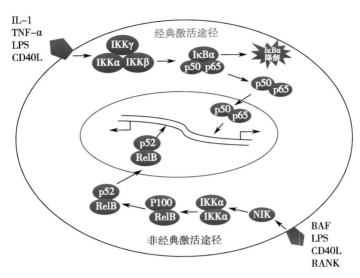

图 4-9　NF-κB 的经典激活途径和非经典激活途径。经典途径中炎性因子如 IL-1、TNF-α、LPS、CD40L 等与相应的受体结合，通过受体激活 IKK，激活的 IKK 磷酸化 IκBα，使得抑制性蛋白 IκBα 降解，p50-p65 二聚体游离，转入核内与 κB 基因启动子结合启动基因转录。非经典途径是指 BAF、LPS、CD40L、RANK 等因子通过受体导致 NIK 的释放和蓄积，NIK 磷酸化激活 IKKα/IKKα 二聚体，同源二聚体诱导 p100 磷酸化并部分降解为 p52 蛋白。p52-RelB 二聚体转入核内，启动靶基因的转录

　　研究表明，NF-κB 的激活参与了糖尿病视网膜病变的发生发展[143]。在糖尿病视网膜病变时，高血糖、氧自由基（ROS）、细胞因子、蛋白激酶 C 等刺激均可诱导 NF-κB 的活化，如 AGEs 能上调视网膜血管内皮细胞的 NF-κB、caspase-3 的表达并促进白细胞黏附（leukostasis），诱导内皮细胞凋亡[96, 105, 144]。NF-κB 活化后上调多种黏附分子的表达，如 ICAM-1、VCAM-1 等，白细胞与视网膜血管内皮细胞黏附增强，堵塞微血管并释放氧自由基及细胞因子，损伤血管内皮细胞，导致毛细血管闭塞和视网膜缺血。NF-κB 的活化也上调多种细胞因子的表达，包括 VEGF、碱性成纤维细胞生长因子（bFGF）、TNF-α、IL-8 等，促进血管内皮细胞的增殖，促进新生血管的形成。NF-κB 的活化使纤维连接蛋白过度表达，参与毛细血管基底膜增厚的过程。

　　研究还发现，早期糖尿病大鼠视网膜中就出现 NF-κB 活化，可被高血糖所致的氧化应激激活并持续增强，抗氧化治疗后能够降低 NF-κB 的活化[144]。高糖状态下，周细胞内 NF-κB 被激活，促凋亡因子 Bax 过表达，选择性激活周细胞的促凋亡程序，导致周细胞的丧失，血 - 视网膜屏障破坏，视网膜毛细血管通透性增高[145]。糖尿病视网膜周细胞 NF-κB 的激活在临床上也有报道，糖尿病患者的视网膜毛细血管 NF-κB 阳性周细胞数量增加并伴随周细胞凋亡增多[145]。甲基乙二醛处理大鼠视网膜周细胞后，周细胞凋亡增多，NF-κB 入核增多并伴随诱导型一氧化氮合成酶（inducible nitric oxide synthase，iNOS）表达增加。使用

NF-κB 抑制剂或 iNOS 抑制剂后，周细胞的凋亡减轻[146]。

　　NF-κB 在糖尿病视网膜病变发病中具有重要作用。研究表明 NF-κB 和 VEGF 在非增殖性糖尿病视网膜病变（non-proliferative diabetic retinopathy，NPDR）和增殖型糖尿病视网膜病变（proliferative diabetic retinopathy，PDR）中均表达升高，提示增高的 NF-κB 介导 VEGF 的表达[147]。非增殖型糖尿病视网膜病变病理学特征是毛细血管周细胞凋亡、血管内皮细胞增生、血管基底膜的沉积增厚以及视网膜血流的白细胞淤滞[144, 145]。并且，由 MAPK 和 NF-κB 介导的反应会导致血管内皮细胞功能失调，包括内皮细胞的迁移、形态、紧密连接蛋白、细胞外基质等改变[148]。在上述病理过程中，视网膜缺血、低氧以及血糖增高，均可激活 NF-κB。NF-κB 的异常激活将启动炎性反应。有研究显示，在高糖环境下，AGEs 与其受体结合可引起 NF-κB 在视网膜组织病理学改变前活化，且随着视网膜毛细血管细胞死亡和组织病理学改变而持续活化。AGEs 的堆积可激活视网膜内皮细胞内 NF-κB 并导致白细胞淤滞[96]。白细胞淤滞作为糖尿病视网膜病变的早期病理改变，表现为细胞体积增大、细胞质僵化、易与血管内皮细胞黏附，并可产生超氧化物离子和蛋白水解酶。特别是在糖尿病发生时，僵化的白细胞变形能力差，在血管内的淤滞，可造成微循环障碍，导致眼底血管的暂时和不规则的渗漏和无灌注，从而导致视网膜缺血缺氧。

　　新生血管形成是增殖期糖尿病视网膜病变的显著特征。糖尿病视网膜病变时，缺血低氧以及再灌注所造成的损伤诱导了视网膜新生血管的形成。新生血管组织结构不完整，不能形成正常的血 - 视网膜屏障，因而发生渗漏、出血，并刺激周围组织增生形成增殖型视网膜病变。在增殖型视网膜前膜中的胶质细胞和血管内皮细胞可以检测到 NF-κB 和 IL-8，提示 NF-κB 和 IL-8 参与了 PDR 以及增殖性玻璃体视网膜病变（proliferative vitreoretinopathy，PVR）视网膜前膜的形成[149]。在 PDR 患者的视网膜前膜中，研究者发现了 NF-κB 和 MCP-1 的表达，并通过体外实验在 Müller 细胞中证明 MCP-1 通过 NF-κB 的调控表达，参与了 PDR 的发病[150, 151]。VEGF 是目前发现的最重要、最直接的刺激血管生长因子，在新生血管的形成中起重要作用。糖尿病视网膜病变时，VEGF 可通过 NF-κB 上调 ICAM-1、VCAM-1、MCP-1 的表达[152]。而抑制小鼠视网膜 Müller 细胞表达 VEGF 能够降低糖尿病小鼠视网膜内 NF-κB、TNF-α、ICAM-1 的表达[153]。

第八节　聚腺苷二磷酸核糖聚合酶（PARP）的激活

　　聚腺苷二磷酸核糖聚合酶（poly（ADP-ribose）polymerase，PARP）是广泛存在于真核生物细胞核的核蛋白酶，其在细胞核内含量仅次于组蛋白，具有重要的生物学功能。PARP 包括多个亚型，如 PARP-1、PARP-2、PARP-3、PARP-4（VPARP）、Tankyrase-1（PARP-5a 或 TNKS）、Tankyrase-2（PARP-5b 或 TNKS2）等。研究表明，氧化应激和 PARP-1 的激活与糖尿病慢性并发症，如糖尿病视网膜病变的发生、发展有关[106, 154]。

　　PARP-1 是一种相对保守的多功能酶，人 PARP-1 的基因定位于染色体 1q41-q42，含有 23 个外显子，相对分子量为 116kD。PARP-1 共包括 3 个结构域，即 N 端 DNA 结合结构域（DNA binding domain，DBD）、自身修饰结构域（automatic modified domain，AMD）、C 端催化结构域（catalytic domain，CD）[155, 156]。DBD 包含两个锌指结构，一个核定位序列和一个第 3 结合区域。PARP-1 通过两个锌指结构识别受损 DNA，结合受损 DNA 的缺口。而第 3

结合区域主要介导结构域之间的相互作用，共同参与启动 PARP-1 的催化活化。AMD 包含 BRCT 基序，PARP-1 通过 AMD 与 DNA 连接酶Ⅲ、DNA 多聚酶 β 等多种蛋白质相互作用，该结构域与 PARP-1 的自身糖基化及二聚体的形成有关。CD 包含烟酰胺腺嘌呤二核苷酸（NAD^+）结合位点及催化位点，其将 NAD^+ 转化为烟酰胺和腺苷二磷酸核糖（ADP- 核糖），进而发挥修补损伤 DNA 的作用。当锌指结构识别到损伤 DNA 链的缺口后，PARP-1 即形成二聚体并催化 NAD^+ 裂解为烟酰胺和 ADP- 核糖，后者进而合成 ADP- 核糖多聚体（poly-ADP-ribose，PAR），引起包括 PARP 自身在内的多种蛋白（如组蛋白、核纤层蛋白、DNA 聚合酶和拓扑异构酶）发生多聚 ADP- 核糖基化，参与修复 DNA 损伤。

糖尿病时，氧自由基（ROS）和氮自由基（RNS）的生成增加以及 PARP 的激活共同参与了糖尿病视网膜病变的发生、发展[3, 157~159]。ROS 和 $ONOO^-$ 均可损伤 DNA 链，轻中度 DNA 损伤时，PARP 激活可以修复 DNA 链的损伤；而当 DNA 双链严重损伤时，PARP 过度活化，导致 NAD^+ 和 ATP 的不断耗竭。ATP 的耗竭使细胞内能量缺乏，细胞坏死，坏死的细胞继续释放炎症介质加重损伤周围组织；而 NAD^+ 的耗竭则损害细胞的抗氧化损伤能力，导致细胞氧化损伤。活化的 PARP 将 ADP- 核糖基转移给 3- 磷酸甘油醛脱氢酶（GAPDH），导致 GAPDH 活性下降，糖酵解途径被抑制，糖酵解途径的大量中间代谢产物转向其他途径，如磷酸二羟丙酮生成二酰甘油（DAG）增多，激活了蛋白激酶；磷酸丙糖生成甲基乙二醛，分解后参与 AGEs 形成；6- 磷酸果糖在谷氨酰胺：果糖 -6- 磷酸氨基转移酶（GFAT）的作用下进入氨基己糖代谢途径；过多的葡萄糖进入多元醇通路，消耗还原型辅酶Ⅱ（NADPH）及谷胱甘肽（GSH）。上述各条通路的激活最终造成视网膜神经 - 血管单位功能障碍，导致视网膜病变[3, 157~159]。糖尿病大鼠视网膜中，PARP 活性升高，视网膜氧化应激增强、胶质细胞活化、周细胞和内皮细胞凋亡，而 PARP 抑制剂能逆转上述改变[160]；活化的 PARP 还能通过激活 NF-κB，改变多种细胞因子、黏附分子、趋化因子、反应蛋白等基因的表达，如上调 ICAM-1、MCP-1、TNF-α 表达，导致糖尿病视网膜微血管的急性内皮功能障碍，进而加重了视网膜病变[3, 161]。

第九节　糖尿病产生炎症反应的机制及炎症反应在糖尿病视网膜病变中的作用

早在 20 世纪 60 年代，Powell 等观察到应用抗炎症药物如水杨酸盐能抑制糖尿病视网膜病变的发生。这个研究提示，炎症反应在糖尿病视网膜病变的发病中起重要作用[162]。当前认为，糖尿病视网膜病变是一种轻中度的炎症反应，表现在白细胞黏附、小胶质细胞活化以及炎性因子分泌的增加等[143, 163~167]。各种炎症因子在糖尿病视网膜病变患者的血清、玻璃体、房水中增加，共同参与了糖尿病视网膜疾病的发病，如血 - 视网膜屏障（BRB）的破坏。在早期糖尿病视网膜病变中，白细胞的黏附在发病中发挥了重要作用。在长期高糖环境中，视网膜血管内皮细胞黏附分子的表达增加，如 ICAM-1、VCAM-1 等，ICAM-1 可通过与单核细胞及中性白细胞内的 CD18 相互作用，导致白细胞的黏附性增强及淤滞（leukostasis）加剧，同时触发 Fas/FasL 介导的内皮细胞凋亡机制，最终导致视网膜局部血栓形成及毛细血管闭塞。Joussen 等发现，糖尿病动物模型中，白细胞黏附在时间和空间上与血管内皮细胞的损伤和死亡一致，血管渗漏及无灌注与白细胞黏附和浸润相关；同时，

ICAM-1 和 CD18 的阻滞能够显著降低白细胞黏附、减轻视网膜血管内皮细胞损伤 [168]。在 ICAM-1 或 CD18 缺失的小鼠，通过 STZ 注射或高半乳糖饮食诱导糖尿病时，与对照组比较，早期糖网病程度减轻，其中视网膜血管退行性变、周细胞丢失、血管通透性以及白细胞黏附均减少 [169]。ICAM-1 单克隆抗体能够减少白细胞黏附以及减轻血视网膜屏障的破坏 [170]，通过阻滞 CD11b 或 CD18 能够减少白细胞黏附并减轻糖尿病视网膜病变 [171, 172]。因此，白细胞黏附在糖尿病视网膜病变的发病中，尤其是血 - 视网膜屏障的破坏中，发挥了重要作用。此外，小胶质细胞在糖尿病发病过程中也激活，分泌多种炎性因子，如 IL-1、IL-6、TNF-α 等，不仅直接损伤神经元和血管内皮细胞，还可提高 ICAM-1 表达水平，促进视网膜神经元退行性病变及血 - 视网膜屏障的破坏加速糖尿病发病的进展 [165~167]。

糖尿病视网膜病变发生过程中也存在着其他炎性细胞因子的升高，如 VEGF、TNFα、IL-1β、IL-6、IL-8、MCP-1、基质细胞衍生因子 -1（SDF-1）、诱导型一氧化氮合酶（iNOS）、环加氧酶 -2（COX-2）、基质金属蛋白酶 9（MMP-9/gelatinase B）、白三烯（Leukotrienes）等。这些因子相互作用，共同导致视网膜微循环的损伤，如毛细血管无灌注、闭塞，血管渗漏增加、视网膜神经元损伤等 [143, 167, 173~175]。

（张敬法　徐国彤）

参 考 文 献

1. Brownlee，M. Biochemistry and molecular cell biology of diabetic complications. *Nature*，2001，414：813-820.

2. Tarr，J.M.，Kaul，K.，Chopra，M.，et al. Pathophysiology of diabetic retinopathy. *ISRN ophthalmology*，2013：343560.

3. Ola，M.S.，Nawaz，M.I.，Siddiquei，et al. Recent advances in understanding the biochemical and molecular mechanism of diabetic retinopathy. *J Diabetes Complications*，2012，26：56-64.

4. Yabe-Nishimura，C. Aldose reductase in glucose toxicity：a potential target for the prevention of diabetic complications. *Pharmacol Rev*，1998，50：21-33.

5. Ramasamy，R. & Goldberg，I.J. Aldose reductase and cardiovascular diseases，creating human-like diabetic complications in an experimental model. *Circulation research*，2010，106：1449-1458.

6. Jez，J.M. & Penning，T.M. The aldo-keto reductase（AKR）superfamily：an update. *Chem Biol Interact*，2001，130-132，499-525.

7. Borhani，D.W.，Harter，T.M. & Petrash，J.M. The crystal structure of the aldose reductase.NADPH binary complex. *J Biol Chem*，1992，267（34）：24841-24847.

8. Barski，O.A.，Gabbay，K.H.，Grimshaw，C.E.，et al. Mechanism of human aldehyde reductase：characterization of the active site pocket. *Biochemistry*，1995，34：11264-11275.

9. Penning，T.M. The aldo-keto reductases（AKRs）：Overview. *Chem Biol Interact*，2015，234：236-246.

10. Grewal，A.S.，Bhardwaj，S.，Pandita，D.，et al. Updates on Aldose Reductase Inhibitors for Management of Diabetic Complications and Non-diabetic Diseases. *Mini Rev Med Chem*，2015，16：120-162.

11. Wermuth，B. & Monder，C. Aldose and aldehyde reductase exhibit isocorticosteroid reductase activity. *Eur J Biochem*，1983，131：423-426.

12. Tabakoff，B.，Anderson，R. & Alivisatos，S.G. Enzymatic reduction of "biogenic" aldehydes in brain. *Mol*

Pharmacol，1973，9：428-437.

13. Matsuura, K., Deyashiki, Y., Bunai, Y., et al. Aldose reductase is a major reductase for isocaproaldehyde, a product of side-chain cleavage of cholesterol, in human and animal adrenal glands. *Arch Biochem Biophys*, 1996, 328：265-271.

14. Crosas B, Hyndman DJ, Gallego O, *et al.* Human aldose reductase and human small intestine aldose reductase are efficient retinal reductases: consequences for retinoid metabolism. *Biochem J*, 2003, 373：973-979.

15. Hohman, T.C., Nishimura, C. & Robison, W.G., Jr. Aldose reductase and polyol in cultured pericytes of human retinal capillaries. *Exp Eye Res*, 1989, 48：55-60.

16. Akagi, Y., Kador, P.F., Kuwabara, T. & Kinoshita, J.H. Aldose reductase localization in human retinal mural cells. *Investigative ophthalmology & visual science*, 1983, 24：1516-1519.

17. Chakrabarti, S., Sima, A.A., Nakajima, T., Yagihashi, S. & Greene, D.A. Aldose reductase in the BB rat: isolation, immunological identification and localization in the retina and peripheral nerve. *Diabetologia*, 1987, 30：244-251.

18. Drel, V.R., PacherP, Ali TK, et al. Aldose reductase inhibitor fidarestat counteracts diabetes-associated cataract formation, retinal oxidative-nitrosative stress, glial activation, and apoptosis. *Int J Mol Med*, 2008, 21：667-676.

19. Dagher, Z., Park TS, AsnaghiV, *et al.* Studies of rat and human retinas predict a role for the polyol pathway in human diabetic retinopathy. *Diabetes*, 2004, 53：2404-2411.

20. Cheung, A.K., Fung MR, Lo AC, *et al.* Aldose reductase deficiency prevents diabetes-induced blood-retinal barrier breakdown, apoptosis, and glial reactivation in the retina of db/db mice. *Diabetes*, 2005, 54：3119-3125.

21. Obrosova, I.G. & Kador, P.F. Aldose reductase / polyol inhibitors for diabetic retinopathy. *Curr Pharm Biotechnol*, 2011, 12：373-385.

22. Sato, S., Secchi EF, Lizak MJ, *et al.* Polyol formation and NADPH-dependent reductases in dog retinal capillary pericytes and endothelial cells. *Investigative ophthalmology & visual science*, 1999, 40：697-704.

23. Chung, S.S. & Chung, S.K. Aldose reductase in diabetic microvascular complications. *Current drug targets*, 2005, 6：475-486.

24. Yadav, U.C., Ighani-Hosseinabad, F., van Kuijk, F.J., et al. Prevention of posterior capsular opacification through aldose reductase inhibition. *Investigative ophthalmology & visual science*, 2009, 50：752-759.

25. Oates, P.J. Aldose reductase, still a compelling target for diabetic neuropathy. *Current drug targets*, 2008, 9：14-36.

26. Lassegue, B. & Clempus, R.E. Vascular NAD（P）H oxidases: specific features, expression, and regulation. *Am J Physiol Regul Integr Comp Physiol*, 2003, 285：R277-297.

27. Brownlee M. The pathobiology of diabetic complications: aunifying mechanism; Diabetes. 2005, 54：1615-1625.

28. Stribling, D., Armstrong, F.M. & Harrison, H.E. Aldose reductase in the etiology of diabetic complications: 2. Nephropathy. *J Diabet Complications*, 1989, 3：70-76.

29. Garner, M.H., Wang, G.M. & Spector, A. Stimulation of glucosylated lens epithelial Na, K-ATPase by an aldose reductase inhibitor. *Exp Eye Res*, 1987, 45：339-345.

30. Garner，M.H. & Spector，A. Direct stimulation of Na^+-K^+-ATPase and its glucosylated derivative by aldose reductase inhibitor. *Diabetes*，1987，36：716-720.

31. Papezikova，I.，Pacher P，Szaboc，*et al.* The effect of aldose reductase inhibition by JMC-2004 on hyperglycemia-induced endothelial dysfunction. *Neuro Endocrinol Lett*，2008，29：775-778.

32. Noyman，I.，Marikovsky M，Sassor S，*et al.* Hyperglycemia reduces nitric oxide synthase and glycogen synthase activity in endothelial cells. *Nitric Oxide*，2002，7：187-193.

33. Obrosova，I.G.，Pacher P，Szaboc，*et al.* Aldose reductase inhibition counteracts oxidative-nitrosative stress and poly（ADP-ribose）polymerase activation in tissue sites for diabetes complications. *Diabetes*，2005，54：234-242.

34. Hattori，T.，Matsubara，A.，Taniguchi，K. & Ogura，Y. Aldose reductase inhibitor fidarestat attenuates leukocyte-endothelial interactions in experimental diabetic rat retina in vivo. *Current eye research* 2010，35：146-154.

35. Rolo，A.P. & Palmeira，C.M. Diabetes and mitochondrial function：role of hyperglycemia and oxidative stress. *Toxicol Appl Pharmacol*，2006，212：167-178.

36. James，L.R.，Tang D，Ingram A，*et al.* Flux through the hexosamine pathway is a determinant of nuclear factor kappaB-dependent promoter activation. *Diabetes*，2002，51：1146-1156.

37. McClain，D.A. & Crook，E.D. Hexosamines and insulin resistance. *Diabetes*，1996，45：1003-1009.

38. Gabriely，I.，Yang XM，Cases JA，*et al.* Hyperglycemia induces PAI-1 gene expression in adipose tissue by activation of the hexosamine biosynthetic pathway. *Atherosclerosis*，2002，160：115-122.

39. Vaidyanathan，K. & Wells，L. Multiple tissue-specific roles for the O-GlcNAc post-translational modification in the induction of and complications arising from type II diabetes. *J Biol Chem*，2014，289：34466-34471.

40. Semba，R.D.，Huang，H.，Lutty，G.A.，et al. The role of O-GlcNAc signaling in the pathogenesis of diabetic retinopathy. *Proteomics. Clinical applications*，2014，8：218-231.

41. Dassanayaka，S. & Jones，S.P. O-GlcNAc and the cardiovascular system. *Pharmacol Ther*，2014，142：62-71.

42. Semba，R.D.，Huang，H.，Lutty，G.A.，et al. The role of O-GlcNAc signaling in the pathogenesis of diabetic retinopathy. *Proteomics. Clinical applications*，2014，8：218-231.

43. Geraldes，P. & King，G.L. Activation of protein kinase C isoforms and its impact on diabetic complications. *Circulation research*，2010，106：1319-1331.

44. Newton，A.C. Protein kinase C：poised to signal. *Am J Physiol Endocrinol Metab*，2010，298：E395-402.

45. Antal，C.E. & Newton，A.C. Tuning the signalling output of protein kinase C. *Biochem Soc Trans* 2014，42：1477-1483.

46. Idris，I.，Gray，S. & Donnelly，R. Protein kinase C activation：isozyme-specific effects on metabolism and cardiovascular complications in diabetes. *Diabetologia*，2001，44：659-673.

47. Xia，P.，Aiello LP，Ischii H，*et al.* Characterization of vascular endothelial growth factor's effect on the activation of protein kinase C，its isoforms，and endothelial cell growth. *The Journal of clinical investigation*，1996，98：2018-2026.

48. Clarke，M. & Dodson，P.M. PKC inhibition and diabetic microvascular complications. *Best Pract Res Clin Endocrinol Metab*，2007，21：573-586.

49. Koya，D. & King，G.L. Protein kinase C activation and the development of diabetic complications. *Diabetes*，

1998，47：859-866.

50. Aiello，L.P.，Clenmont A，Arona V，*et al.* Inhibition of PKC beta by oral administration of ruboxistaurin is well tolerated and ameliorates diabetes-induced retinal hemodynamic abnormalities in patients. *Investigative ophthalmology & visual science*，2006，47：86-92.

51. Aiello，L.P.，Bunsell SE，Clenmont A，*et al.* Vascular endothelial growth factor-induced retinal permeability is mediated by protein kinase C in vivo and suppressed by an orally effective beta-isoform-selective inhibitor. *Diabetes*，1997，46：1473-1480.

52. Amadio，M.，Dsena C，Lupo G，*et al.* Protein kinase C activation affects，via the mRNA-binding Hu-antigen R/ELAV protein，vascular endothelial growth factor expression in a pericytic/endothelial coculture model. *Mol Vis*，2012，18：2153-2164.

53. Deissler，H.L. & Lang，G.E. The Protein Kinase C Inhibitor：Ruboxistaurin. *Dev Ophthalmol*，2016，55：295-301.

54. Geraldes，P.，Hiraoka-Yamamoto J，Matsumoto M，*et al.* Activation of PKC-delta and SHP-1 by hyperglycemia causes vascular cell apoptosis and diabetic retinopathy. *Nat Med*，2009，15：1298-1306.

55. Schaffer，S.W.，Jong，C.J. & Mozaffari，M. Role of oxidative stress in diabetes-mediated vascular dysfunction：unifying hypothesis of diabetes revisited. *Vascul Pharmacol*，2012，57：139-149.

56. Kizub，I.V.，Klymenko，K.I. & Soloviev，A.I. Protein kinase C in enhanced vascular tone in diabetes mellitus. *Int J Cardiol*，2014，174：230-242.

57. Das Evcimen，N. & King，G.L. The role of protein kinase C activation and the vascular complications of diabetes. *Pharmacol Res*，2007，55：498-510.

58. Geraldes，P. & King，G.L. Activation of protein kinase C isoforms and its impact on diabetic complications. *Circulation research*，2010，106：1319-1331.

59. Xia，P.，Kramer，R.M. & King，G.L. Identification of the mechanism for the inhibition of Na+，K（+）-adenosine triphosphatase by hyperglycemia involving activation of protein kinase C and cytosolic phospholipase A2. *The Journal of clinical investigation*，1995，96：733-740.

60. Avignon，A. & Sultan，A. PKC-B inhibition：a new therapeutic approach for diabetic complications？ *Diabetes Metab*，2006，32：205-213.

61. Al-Onazi，A.S.，Al-Rasheed NM，Attia HA，*et al.* Ruboxistaurin attenuates diabetic nephropathy via modulation of TGF-beta1/Smad and GRAP pathways. *J Pharm Pharmacol*，2016.

62. Singh，R.，Barden，A.，Mori，T. & Beilin，L. Advanced glycation end-products：a review. *Diabetologia*，2001，44：129-146.

63. Nowotny，K.，Jung，T.，Hohn，A.，et al. Advanced glycation end products and oxidative stress in type 2 diabetes mellitus. *Biomolecules*，2015，5：194-222.

64. Kandarakis，S.A.，Piperi，C.，Topouzis，F.，et al. Emerging role of advanced glycation-end products（AGEs） in the pathobiology of eye diseases. *Progress in retinal and eye research*，2014，42：85-102.

65. Thorpe，S.R. & Baynes，J.W. Maillard reaction products in tissue proteins：new products and new perspectives. *Amino Acids*，2003，25：275-281.

66. Glomb，M.A. & Lang，G. Isolation and characterization of glyoxal-arginine modifications. *J Agric Food Chem*，2001，49：1493-1501.

67. Shipanova, I.N., Glomb, M.A. & Nagaraj, R.H. Protein modification by methylglyoxal: chemical nature and synthetic mechanism of a major fluorescent adduct. *Arch Biochem Biophys*, 1997, 344: 29-36.

68. Nagaraj, R.H., Shipanova, I.N. & Faust, F.M. Protein cross-linking by the Maillard reaction. Isolation, characterization, and in vivo detection of a lysine-lysine cross-link derived from methylglyoxal. *J Biol Chem*, 1996, 271: 19338-19345.

69. Ahmed, M.U., Brinkmann Frye, E., Degenhardt, T.P., Thorpe, S.R. & Baynes, J.W. N-epsilon-(carboxyethyl)lysine, a product of the chemical modification of proteins by methylglyoxal, increases with age in human lens proteins. *Biochem J*, 1997, 324(Pt 2): 565-570.

70. Jono, T., Nagai R, Lin X, et al. Nepsilon-(Carboxymethyl)lysine and 3-DG-imidazolone are major AGE structures in protein modification by 3-deoxyglucosone. *J Biochem*, 2004, 136: 351-358.

71. Portero-Otin, M., Nagaraj, R.H. & Monnier, V.M. Chromatographic evidence for pyrraline formation during protein glycation in vitro and in vivo. *Biochimica et biophysica acta*, 1995, 1247: 74-80.

72. Dyer, D.G., Blackledge, J.A., Thorpe, S.R. & Baynes, J.W. Formation of pentosidine during nonenzymatic browning of proteins by glucose. Identification of glucose and other carbohydrates as possible precursors of pentosidine in vivo. *J Biol Chem*, 1991, 266: 11654-11660.

73. Wolffenbuttel, B.H., Boulanger LM, Cnijns FR, et al. Breakers of advanced glycation end products restore large artery properties in experimental diabetes. *Proceedings of the National Academy of Sciences of the United States of America*, 1998, 95: 4630-4634.

74. Kass, D.A., Shapiro EP, Kawaguehi M, et al. Improved arterial compliance by a novel advanced glycation end-product crosslink breaker. *Circulation*, 2001, 104: 1464-1470.

75. Schalkwijk, C.G. & Miyata, T. Early-and advanced non-enzymatic glycation in diabetic vascular complications: the search for therapeutics. *Amino Acids*, 2012, 42: 1193-1204.

76. Haitoglou, C.S., Tsilibary, E.C., Brownlee, M. & Charonis, A.S. Altered cellular interactions between endothelial cells and nonenzymatically glucosylated laminin/type IV collagen. *J Biol Chem*, 1992, 267: 12404-12407.

77. Rosca, M.G., Mustata TG, Kinter MT, et al. Glycation of mitochondrial proteins from diabetic rat kidney is associated with excess superoxide formation. *Am J Physiol Renal Physiol*, 2005, 289: F420-430.

78. Soro-Paavonen, A., Zhang WZ, Venardos K, et al. Advanced glycation end-products induce vascular dysfunction via resistance to nitric oxide and suppression of endothelial nitric oxide synthase. *J Hypertens*, 2010, 28: 780-788.

79. Lee, H.J., Howell, S.K., Sanford, R.J. & Beisswenger, P.J. Methylglyoxal can modify GAPDH activity and structure. *Ann N Y Acad Sci*, 2005, 1043: 135-145.

80. Berner, A.K., Brouwers O, Pringle R, et al. Protection against methylglyoxal-derived AGEs by regulation of glyoxalase 1 prevents retinal neuroglial and vasodegenerative pathology. *Diabetologia*, 2012, 55: 845-854.

81. Vlassara, H. & Bucala, R. Recent progress in advanced glycation and diabetic vascular disease: role of advanced glycation end product receptors. *Diabetes*, 1996, 45 Suppl 3: S65-66.

82. Cai, W., H JG, Zhu L, et al. AGE-receptor-1 counteracts cellular oxidant stress induced by AGEs via negative regulation of p66shc-dependent FKHRL1 phosphorylation. *Am J Physiol Cell Physiol*, 2008, 294: C145-152.

83. Zong，H.，Ward，M. & Stitt，A.W. AGEs，RAGE，and diabetic retinopathy. *Curr Diab Rep*，2011，11：244-252.

84. Yan，S.F.，Ramasamy，R. & Schmidt，A.M. The RAGE axis：a fundamental mechanism signaling danger to the vulnerable vasculature. *Circulation research*，2010，106：842-853.

85. Neeper，M.，Schmidt AM，Brett J，*et al.* Cloning and expression of a cell surface receptor for advanced glycosylation end products of proteins. *J Biol Chem*，1992，267：14998-15004.

86. Bierhaus，A.，Humpert PM，Morcos M，*et al.* Understanding RAGE，the receptor for advanced glycation end products. *J Mol Med（Berl）*，2005，83：876-886.

87. Stitt，A.W.，Burke，G.A.，Chen，F.，McMullen，C.B. & Vlassara，H. Advanced glycation end-product receptor interactions on microvascular cells occur within caveolin-rich membrane domains. *FASEB journal：official publication of the Federation of American Societies for Experimental Biology*，2000，14：2390-2392.

88. Heidland，A.，Sebekova，K. & Schinzel，R. Advanced glycation end products and the progressive course of renal disease. *Am J Kidney Dis*，2001，38：S100-106.

89. Zong，H.，Ward M，Madden A，*et al.* Hyperglycaemia-induced pro-inflammatory responses by retinal Müller glia are regulated by the receptor for advanced glycation end-products（RAGE）. *Diabetologia*，2010，53：2656-2666.

90. Barile，G.R.，Pachydaki SI，Tari SR，*et al.* The RAGE axis in early diabetic retinopathy. *Investigative ophthalmology & visual science*，2005，46：2916-2924.

91. Stitt，A.W. AGEs and diabetic retinopathy. *Investigative ophthalmology & visual science*，2010，51：4867-4874.

92. Chen，M.，Curtis，T.M. & Stitt，A.W. Advanced glycation end products and diabetic retinopathy. *Curr Med Chem*，2013，20：3234-3240.

93. Warboys，C.M.，Toh，H.B. & Fraser，P.A. Role of NADPH oxidase in retinal microvascular permeability increase by RAGE activation. *Investigative ophthalmology & visual science*，2009，50：1319-1328.

94. Warboys，C.M. & Fraser，P.A. Hyperglycemia attenuates acute permeability response to advanced glycation end products in retinal microvasculature. *Microvasc Res*，2010，80：174-176.

95. Mamputu，J.C. & Renier，G. Advanced glycation end-products increase monocyte adhesion to retinal endothelial cells through vascular endothelial growth factor-induced ICAM-1 expression：inhibitory effect of antioxidants. *J Leukoc Biol*，2004，75：1062-1069.

96. Moore，T.C.，*et al.* The role of advanced glycation end products in retinal microvascular leukostasis. *Investigative ophthalmology & visual science*，2003，44：4457-4464.

97. Kaji，Y.，Ushi T，Ishida S，*et al.* Inhibition of diabetic leukostasis and blood-retinal barrier breakdown with a soluble form of a receptor for advanced glycation end products. *Investigative ophthalmology & visual science*，2007，48：858-865.

98. Canning，P.，Glenn JV，Hsu DK，*et al.* Inhibition of advanced glycation and absence of galectin-3 prevent blood-retinal barrier dysfunction during short-term diabetes. *Exp Diabetes Res*，2007，51837.

99. Bhatwadekar，A.，*et al.* A new advanced glycation inhibitor，LR-90，prevents experimental diabetic retinopathy in rats. *The British journal of ophthalmology*，2008，92：545-547.

100. Sugiyama，T.，Okuno T，Fukuhara M，*et al.* Angiotensin Ⅱ receptor blocker inhibits abnormal accumulation of advanced glycation end products and retinal damage in a rat model of type 2 diabetes. *Exp Eye Res*，

2007，85：406-412.

101. Safi, S.Z., Qvist, R., Kumar, S., et al. Molecular mechanisms of diabetic retinopathy, general preventive strategies, and novel therapeutic targets. *BioMed research international*, 2014：801269.

102. Eshaq, R.S., Wright, W.S. & Harris, N.R. Oxygen delivery, consumption, and conversion to reactive oxygen species in experimental models of diabetic retinopathy. *Redox Biol*, 2014, 2：661-666.

103. Behl, T., Kaur, I. & Kotwani, A. Implication of oxidative stress in progression of diabetic retinopathy. *Survey of ophthalmology*, 2015.

104. Kowluru, R.A., Kowluru, A., Mishra, M. & Kumar, B. Oxidative stress and epigenetic modifications in the pathogenesis of diabetic retinopathy. *Progress in retinal and eye research*, 2015, 48：40-61.

105. Kowluru, R.A. & Mishra, M. Oxidative stress, mitochondrial damage and diabetic retinopathy. *Biochimica et biophysica acta*, 2015, 1852：2474-2483.

106. Pacher, P. & Szabo, C. Role of poly（ADP-ribose）polymerase-1 activation in the pathogenesis of diabetic complications：endothelial dysfunction, as a common underlying theme. *Antioxidants & redox signaling*, 2005, 7：1568-1580.

107. Du, X., Matsumura T, Edelstein D, *et al.* Inhibition of GAPDH activity by poly（ADP-ribose）polymerase activates three major pathways of hyperglycemic damage in endothelial cells. *The Journal of clinical investigation*, 2003, 112：1049-1057.

108. Giacco, F. & Brownlee, M. Oxidative stress and diabetic complications. *Circulation research*, 2010, 107：1058-1070.

109. Folli, F., Corradi D, Fanti P, *et al.* The role of oxidative stress in the pathogenesis of type 2 diabetes mellitus micro-and macrovascular complications：avenues for a mechanistic-based therapeutic approach. *Curr Diabetes Rev*, 2011, 7：313-324.

110. Zhang, M., Kho AL, Anilkumer N, *et al.* Glycated proteins stimulate reactive oxygen species production in cardiac myocytes：involvement of Nox2（gp91phox）-containing NADPH oxidase. *Circulation*, 2006, 113：1235-1243.

111. Guimaraes, E.L., Empsen, C., Geerts, A. & van Grunsven, L.A. Advanced glycation end products induce production of reactive oxygen species via the activation of NADPH oxidase in murine hepatic stellate cells. *J Hepatol*, 2010, 52：389-397.

112. Bierhaus, A., Schiekoter S, Schwaninger M, *et al.* Diabetes-associated sustained activation of the transcription factor nuclear factor-kappaB. *Diabetes*, 2001, 50：2792-2808.

113. Shiba, T., Inoguchi T, Spontman JR, *et al.* Correlation of diacylglycerol level and protein kinase C activity in rat retina to retinal circulation. *Am J Physiol*, 1993, 265：E783-793.

114. Scivittaro, V., Ganz, M.B. & Weiss, M.F. AGEs induce oxidative stress and activate protein kinase C-beta（Ⅱ）in neonatal mesangial cells. *Am J Physiol Renal Physiol*, 2000, 278：F676-683.

115. Inoguchi, T., *et al.* Preferential elevation of protein kinase C isoform beta Ⅱ and diacylglycerol levels in the aorta and heart of diabetic rats：differential reversibility to glycemic control by islet cell transplantation. *Proceedings of the National Academy of Sciences of the United States of America*, 1992, 89：11059-11063.

116. Craven, P.A., Davidson, C.M. & DeRubertis, F.R. Increase in diacylglycerol mass in isolated glomeruli by glucose from de novo synthesis of glycerolipids. *Diabetes*, 1990, 39：667-674.

117. Du，X.L.，Edelstein D，Rossetti L，*et al.* Hyperglycemia-induced mitochondrial superoxide overproduction activates the hexosamine pathway and induces plasminogen activator inhibitor-1 expression by increasing Sp1 glycosylation. *Proceedings of the National Academy of Sciences of the United States of America*，2000，97：12222-12226.

118. Baynes，J.W. Role of oxidative stress in development of complications in diabetes. *Diabetes*，1991，40：405-412.

119. Kowluru，A. & Kowluru，R.A. Phagocyte-like NADPH oxidase［Nox2］in cellular dysfunction in models of glucolipotoxicity and diabetes. *Biochem Pharmacol*，2014，88：275-283.

120. Kowluru，R.A.，Kowluru A，Veluthakal R，*et al.* TIAM1-RAC1 signalling axis-mediated activation of NADPH oxidase-2 initiates mitochondrial damage in the development of diabetic retinopathy. *Diabetologia*，2014，57：1047-1056.

121. Wilkinson-Berka，J.L.，Rana，I.，Armani，R. & Agrotis，A. Reactive oxygen species，Nox and angiotensin II in angiogenesis：implications for retinopathy. *Clin Sci（Lond）*，2013，124：597-615.

122. Wan，T.T.，Li，X.F.，Sun，Y.M.，Li，Y.B. & Su，Y. Recent advances in understanding the biochemical and molecular mechanism of diabetic retinopathy. *Biomed Pharmacother*，2015，74：145-147.

123. Chen，L.F. & Greene，W.C. Shaping the nuclear action of NF-kappaB. *Nat Rev Mol Cell Biol*，2004，5：392-401.

124. Wu，J.T. & Kral，J.G. The NF-kappaB/IkappaB signaling system：a molecular target in breast cancer therapy. *J Surg Res*，2005，123：158-169.

125. Delhalle，S.，Blasius，R.，Dicato，M. & Diederich，M. A beginner's guide to NF-kappaB signaling pathways. *Ann N Y Acad Sci*，2004，1030：1-13.

126. Shih，R.H.，Wang，C.Y. & Yang，C.M. NF-kappaB Signaling Pathways in Neurological Inflammation：A Mini Review. *Front Mol Neurosci*，2015，8：77.

127. Schmitz，M.L. & Baeuerle，P.A. The p65 subunit is responsible for the strong transcription activating potential of NF-kappa B. *Embo J*，1991，10：3805-3817.

128. Baldwin，A.S.，Jr. The NF-kappa B and I kappa B proteins：new discoveries and insights. *Annu Rev Immunol*，1996，14：649-683.

129. Baeuerle，P.A. & Henkel，T. Function and activation of NF-kappa B in the immune system. *Annu Rev Immunol*，1994，12：141-179.

130. Noort，A.R.，Tak，P.P. & Tas，S.W. Non-canonical NF-kappaB signaling in rheumatoid arthritis：Dr Jekyll and Mr Hyde? *Arthritis Res Ther*，2015，17：15.

131. Sun，S.C. The noncanonical NF-kappaB pathway. *Immunol Rev*，2012，246：125-140.

132. Whiteside，S.T.，Epinat，J.C.，Rice，N.R. & Israel，A. I kappa B epsilon，a novel member of the I kappa B family，controls RelA and cRel NF-kappa B activity. *Embo J*，1997，16：1413-1426.

133. Li，Z. & Nabel，G.J. A new member of the I kappaB protein family，I kappaB epsilon，inhibits RelA（p65）-mediated NF-kappaB transcription. *Mol Cell Biol*，1997，17：6184-6190.

134. Finco，T.S. & Baldwin，A.S. Mechanistic aspects of NF-kappa B regulation：the emerging role of phosphorylation and proteolysis. *Immunity*，1995，3：263-272.

135. Gray，C.M.，Remouchamps C，MeCorkell KA，*et al.* Noncanonical NF-kappaB signaling is limited by

classical NF-kappaB activity. *Sci Signal*, 2014, 7: ra13.

136. Gupta, S.C., Sundaram, C., Reuter, S. & Aggarwal, B.B. Inhibiting NF-kappaB activation by small molecules as a therapeutic strategy. *Biochimica et biophysica acta*, 2010, 1799: 775-787.

137. Gupta, S.C., Kim, J.H., Prasad, S. & Aggarwal, B.B. Regulation of survival, proliferation, invasion, angiogenesis, and metastasis of tumor cells through modulation of inflammatory pathways by nutraceuticals. *Cancer Metastasis Rev*, 2010, 29: 405-434.

138. Kaltschmidt, C., Kaltschmidt, B. & Baeuerle, P.A. Brain synapses contain inducible forms of the transcription factor NF-kappa B. *Mech Dev*, 1993, 43: 135-147.

139. Duh, E.J., Maury, W.J., Folks, T.M., Fauci, A.S. & Rabson, A.B. Tumor necrosis factor alpha activates human immunodeficiency virus type 1 through induction of nuclear factor binding to the NF-kappa B sites in the long terminal repeat. *Proceedings of the National Academy of Sciences of the United States of America*, 1989, 86: 5974-5978.

140. Ahn, K.S. & Aggarwal, B.B. Transcription factor NF-kappaB: a sensor for smoke and stress signals. *Ann N Y Acad Sci*, 2005, 1056: 218-233.

141. Aggarwal, B.B., Takada Y, Shishodia S, *et al.* Nuclear transcription factor NF-kappa B: role in biology and medicine. *Indian J Exp Biol*, 2004, 42: 341-353.

142. Yates, L.L. & Gorecki, D.C. The nuclear factor-kappaB (NF-kappaB): from a versatile transcription factor to a ubiquitous therapeutic target. *Acta Biochim Pol*, 2006, 53: 651-662.

143. Semeraro, F., Cancarini A, dell'Omo R, *et al.* Diabetic Retinopathy: Vascular and Inflammatory Disease. *J Diabetes Res*, 2015, 582060.

144. Kowluru, R.A., Koppolu, P., Chakrabarti, S. & Chen, S. Diabetes-induced activation of nuclear transcriptional factor in the retina, and its inhibition by antioxidants. *Free Radic Res*, 2003, 37: 1169-1180.

145. Romeo, G., Liu, W.H., Asnaghi, V., Kern, T.S. & Lorenzi, M. Activation of nuclear factor-kappaB induced by diabetes and high glucose regulates a proapoptotic program in retinal pericytes. *Diabetes*, 2002, 51: 2241-2248.

146. Kim, J., Kim, O.S., Kim, C.S., Kim, N.H. & Kim, J.S. Cytotoxic role of methylglyoxal in rat retinal pericytes: Involvement of a nuclear factor-kappaB and inducible nitric oxide synthase pathway. *Chem Biol Interact*, 2010, 188: 86-93.

147. Choudhuri, S., Chavdhuny IH, Das S, *et al.* Role of NF-kappaB activation and VEGF gene polymorphisms in VEGF up regulation in non-proliferative and proliferative diabetic retinopathy. *Mol Cell Biochem*, 2015, 405: 265-279.

148. Palenski, T.L., Sorenson, C.M. & Sheibani, N. Inflammatory cytokine-specific alterations in retinal endothelial cell function. *Microvasc Res*, 2013, 89: 57-69.

149. Harada, C., Harada T, Mitamura Y, *et al.* Diverse NF-kappaB expression in epiretinal membranes after human diabetic retinopathy and proliferative vitreoretinopathy. *Mol Vis*, 2004, 10: 31-36.

150. Harada, C., Okumura A, Namekata K, *et al.* Role of monocyte chemotactic protein-1 and nuclear factor kappa B in the pathogenesis of proliferative diabetic retinopathy. *Diabetes Res Clin Pract*, 2006, 74: 249-256.

151. Mitamura, Y., Harada T, Harada C, *et al.* NF-kappaB in epiretinal membranes after human diabetic

retinopathy. *Diabetologia*，2003，46：699-703.

152. Behl，T. & Kotwani，A. Exploring the various aspects of the pathological role of vascular endothelial growth factor（VEGF）in diabetic retinopathy. *Pharmacol Res*，2015，99：137-148.

153. Wang，J.，Xu，X.，Elliott，M.H.，Zhu，M. & Le，Y.Z. Müller cell-derived VEGF is essential for diabetes-induced retinal inflammation and vascular leakage. *Diabetes*，2010，59：2297-2305.

154. Mohammad，G.，Siddiquei，M.M. & Abu El-Asrar，A.M. Poly（ADP-ribose）polymerase mediates diabetes-induced retinal neuropathy. *Mediators of inflammation*，2013，2013：510451.

155. Kurosaki，T.，Ushiro H，Mitsuuchi Y，*et al.* Primary structure of human poly（ADP-ribose）synthetase as deduced from cDNA sequence. *J Biol Chem*，1987，262：15990-15997.

156. Kameshita，I.，Matsuda，Z.，Taniguchi，T. & Shizuta，Y. Poly（ADP-Ribose）synthetase. Separation and identification of three proteolytic fragments as the substrate-binding domain，the DNA-binding domain，and the automodification domain. *J Biol Chem*，1984，259：4770-4776.

157. Obrosova，I.G. & Julius，U.A. Role for poly（ADP-ribose）polymerase activation in diabetic nephropathy，neuropathy and retinopathy. *Curr Vasc Pharmacol*，2005，3：267-283.

158. Zheng，L. & Kern，T.S. Role of nitric oxide，superoxide，peroxynitrite and PARP in diabetic retinopathy. *Front Biosci（Landmark Ed）*，2009，14：3974-3987.

159. Mabley，J.G. & Soriano，F.G. Role of nitrosative stress and poly（ADP-ribose）polymerase activation in diabetic vascular dysfunction. *Curr Vasc Pharmacol*，2005，3：247-252.

160. Drel，V.R.，Xu W，Zhang J，*et al.* Poly（ADP-ribose）polymerase inhibition counteracts cataract formation and early retinal changes in streptozotocin-diabetic rats. *Investigative ophthalmology & visual science*，2009，50：1778-1790.

161. Pacher，P. & Szabo，C. Role of poly（ADP-ribose）polymerase-1 activation in the pathogenesis of diabetic complications：endothelial dysfunction，as a common underlying theme. *Antioxidants & redox signaling*，2005，7：1568-1580.

162. Kastelan，S.，Tomic，M.，Gverovic Antunica，A.，Salopek Rabatic，J. & Ljubic，S. Inflammation and pharmacological treatment in diabetic retinopathy. *Mediators of inflammation*，2013，2013：213130.

163. Tang，J. & Kern，T.S. Inflammation in diabetic retinopathy. *Progress in retinal and eye research*，2011，30：343-358.

164. Agrawal，N.K. & Kant，S. Targeting inflammation in diabetes：Newer therapeutic options. *World J Diabetes*，2014，5：697-710.

165. Zeng，X.X.，Ng，Y.K. & Ling，E.A. Neuronal and microglial response in the retina of streptozotocin-induced diabetic rats. *Visual neuroscience*，2000，17：463-471.

166. Chen，X.，Zhou，H.，Gong，Y.，Wei，S. & Zhang，M. Early spatiotemporal characterization of microglial activation in the retinas of rats with streptozotocin-induced diabetes. *Graefes Arch Clin Exp Ophthalmol*，2015，253：519-525.

167. Karlstetter，M.，Scholz R，Rutar M，*et al.* Retinal microglia：just bystander or target for therapy？ *Progress in retinal and eye research*，2015，45：30-57.

168. Joussen，A.M.，Murata T，Tsujikawa A，*et al.* Leukocyte-mediated endothelial cell injury and death in the diabetic retina. *The American journal of pathology*，2001，158：147-152.

169. Joussen，A.M.，Poulaki V，Le ML，*et al.* A central role for inflammation in the pathogenesis of diabetic retinopathy. *FASEB journal: official publication of the Federation of American Societies for Experimental Biology*，2004，18：1450-1452.

170. Miyamoto，K.，Khosrot S，Burseu SE，*et al.* Prevention of leukostasis and vascular leakage in streptozotocin-induced diabetic retinopathy via intercellular adhesion molecule-1 inhibition. *Proceedings of the National Academy of Sciences of the United States of America*，1999，96：10836-10841.

171. Barouch，F.C.，Miyamoto K，Allport JR，*et al.* Integrin-mediated neutrophil adhesion and retinal leukostasis in diabetes. *Investigative ophthalmology & visual science*，2000，41：1153-1158.

172. Veenstra，A.A.，Tang，J. & Kern，T.S. Antagonism of CD11b with neutrophil inhibitory factor（NIF） inhibits vascular lesions in diabetic retinopathy. *PloS one*，2013，8：e78405.

173. Wang，J.J.，Zhu，M. & Le，Y.Z. Functions of Müller cell-derived vascular endothelial growth factor in diabetic retinopathy. *World J Diabetes*，2015，6：726-733.

174. Coucha，M.，Elshaer，S.L.，Eldahshan，W.S.，Mysona，B.A. & El-Remessy，A.B. Molecular mechanisms of diabetic retinopathy：potential therapeutic targets. *Middle East Afr J Ophthalmol*，2015，22：135-144.

175. Behl，T.，Kaur，I. & Kotwani，A. Role of leukotrienes in diabetic retinopathy. *Prostaglandins & other lipid mediators*，2015，122：1-9.

第五章

糖尿病视网膜病变的病理分子生物学基础

第一节　早期糖尿病视网膜病变的病理生理学和分子生物学基础

视网膜毛细血管是由内皮细胞、周细胞和基底膜共同组成的特殊微血管单位。周细胞和内皮细胞共享基底膜，解剖结构上支持血管壁内皮细胞，且具有收缩血管功能。周细胞可调节视网膜毛细血管局部的血流量和血管通透性，对于微血管结构和功能的稳定起着重要的作用。内皮细胞之间以紧密连接的结构相互连接，形成了血 - 视网膜屏障（blood-retinal barrier，BRB）中最为重要的内屏障（inner BRB，iBRB）。周细胞和内皮细胞结构和功能的完整性对维持视网膜毛细血管单位的稳定性是至关重要的。

糖网病的病理生理非常复杂，既包含视网膜微血管病变，即早期血管周细胞和内皮细胞凋亡、BRB 的破坏等，晚期视网膜新生血管的生成等；也包括视网膜神经元退行性病变和胶质细胞功能失常，例如，神经元逐渐凋亡、视觉电生理功能异常，视网膜内胶质细胞活化，出现胶质化反应等。从根本上讲，在糖网病发病过程中，视网膜内所有种类的细胞均被累及[1]。糖网病时微血管的基本病理改变包括：①周细胞选择性丢失；②基底膜增厚；③微血管瘤形成；④内皮细胞增生；⑤新生血管形成。其中，周细胞选择性丢失作为糖网病最早的病理形态学改变之一的说法在本书下文中作了修正。

一、视网膜血管自主调节、血流动力学改变、白细胞聚集和边流

糖尿病患者视网膜血管自主调节功能减退，红细胞被糖基化，变形能力减弱。血浆蛋白成分的改变导致糖尿病患者血液黏度增高，红细胞通过管腔时的高切应力使血管壁发生一些重要变化，内皮细胞变形拉长，以致凋亡，导致血管弹性不良。黄斑中心凹无血管区（foveal avascular zone，FAZ）是产生精细视觉的区域[2,3]。由于 FAZ 没有血管网，该区的营养成分多来自脉络膜毛细血管及黄斑中心凹周围毛细血管（perifoveal capillary）的弥散。黄斑水肿常是糖尿病患者失明的主要原因。

糖尿病患者在尚未出现临床可见的视网膜病变之前，视网膜微血管内已经发生了血流动力学改变。临床观察发现黄斑中心凹周围血管网血流速度下降出现在视网膜增厚之前，提示长期的血流速度降低会导致黄斑水肿[5]。光学相干断层血管造影（optical coherence tomography angiography，OCTA）检查发现糖尿病患者 FAZ 周围血管弓不连续，主要出现在视网膜深层毛细血管丛（deep capillary plexus）[6]。在糖尿病视网膜病变中，二酯酰甘油 - 蛋白激酶 C（diacylglycerol（DAG）-protein kinase C（PKC），DAG-PKC）信号转导通路的活化对早期糖尿病视网膜血流动力学有重要的影响。高糖环境下，DAG 合成增加，激活 PKC。

PKC 通过活化多种细胞因子的表达，如 PKCβ 激活内皮素 -1（endothelin-1，ET-1），导致血管收缩，血流减少；PKCβ 也激活 VEGF，导致血管通透性增强、视网膜血管渗漏增加；同时 VEGF 可促进视网膜深层毛细血管丛（内核层附近）毛细血管内皮细胞肥大，从而导致管腔狭窄甚至闭锁，而此时视网膜毛细血管内皮细胞数量增殖不明显 [7]；PKCδ 通过促进氧自由基（ROS）的生成，激活 NF-κB 和 caspase，并通过激活 P38 MAPK 信号通路上调 Src 同源区 2（src-homology domain 2，SH2）蛋白酪氨酸磷酸酶 1（SH2-containing protein tyrosine phosphatase-1，SHP-1）减少血小板源性生长因子（platelet derived growth factor，PDGF）的生成，从而导致周细胞丢失和内皮细胞微动脉瘤的形成 [8]。

目前认为，早期糖尿病视网膜微血管病变病理表现与视网膜白细胞异常激活和血管内皮细胞损伤密切相关。在糖尿病视网膜病变的早期白细胞淤滞、细胞体积增大、易与血管内皮细胞黏附，并可产生超氧化物离子和蛋白水解酶。僵化的白细胞变形能力差，在血管内的淤滞可造成微循环障碍，导致眼底微血管渗漏和无灌注。糖尿病视网膜病变时，白细胞数量聚集和边流现象，是低度炎症的表现 [9]。证据表明，早期糖尿病视网膜病变时，白细胞与内皮细胞的黏附增强和白细胞淤滞，从而导致内皮细胞损伤和毛细血管闭锁 [10,11]。在糖尿病大鼠中，视网膜毛细血管闭锁、内皮细胞损伤和丢失与白细胞黏附有关。在自发性糖尿病猴中，视网膜内白细胞聚集的位置、数量多少与视网膜血管内皮细胞的丢失以及微动脉瘤的形成互相关联 [12]。内皮细胞表达的血管内皮细胞间黏附分子 -1（ICAM-1）与白细胞表达的整合素（CD11b/CD18）的结合是白细胞黏附的分子基础 [13]。高血糖引起血管内皮细胞 ICAM-1 的表达异常增加，其机制包括 VEGF、PARP 的活化、氧化应激、脂质代谢异常等通过转录因子 NF-κB 上调 ICAM-1 [14]。ICAM-1 或 CD18 缺失的小鼠，通过 STZ 注射或高半乳糖饮食诱导糖尿病早期糖网病程度减轻，视网膜血管退行性变、周细胞丢失、血管通透性以及白细胞黏附均减少 [15]。ICAM-1 单克隆抗体能够减少白细胞黏附以及减轻血视网膜屏障的破坏 [16]，通过阻滞 CD11b 或 CD18 能够减少白细胞黏附并减轻糖尿病视网膜病变 [17,18]。Joussen 等发现，糖尿病动物模型中，白细胞黏附在时间和空间上与血管内皮细胞的损伤和死亡一致，血管渗漏及无灌注与白细胞黏附和浸润相关；同时，ICAM-1 和 CD-18 的阻滞能够显著降低白细胞黏附、减轻视网膜血管内皮细胞损伤 [19]。因此，白细胞黏附在糖尿病视网膜病变的发病中起关键性的作用。白细胞停滞引起微血管无灌注，使视网膜缺血，也是促炎症反应的重要因素，从而加重糖尿病视网膜病变（图 5-1）。

二、视网膜毛细血管基底膜增厚

微血管基底膜增厚是糖尿病性微血管病理的一种较早表现 [20,21]。证据表明，高糖情况下血管内皮细胞外基质合成增加，如Ⅳ型胶原蛋白、层粘连蛋白、纤维连接蛋白及硫酸乙酰肝素蛋白多糖（heparan sulfate proteoglycans），而基底膜的降解相对减少。血管基底膜的增厚加剧内皮细胞的凋亡和血管通透性增加。当基底膜增厚严重时，受累的微细血管可部分或全部闭锁，引起组织缺氧，以致病变持续不断加重。

基底膜成分主要包括Ⅳ型胶原蛋白（Ⅳ collagen）、纤维连接蛋白（fibronectin）、层粘连蛋白（laminin）和硫酸乙酰肝素蛋白多糖（heparan sulfate proteoglycans）[21]。其他成分还包括巢蛋白（nidogen）、其他类型胶原蛋白（Ⅰ、Ⅲ、Ⅴ型）、硫酸软骨素蛋白多糖（chondroitin

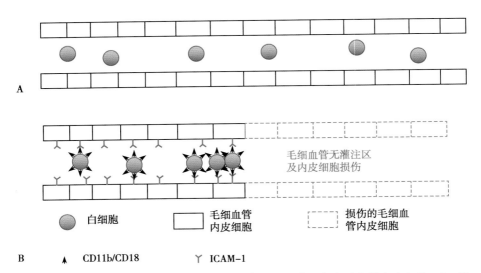

图 5-1　白细胞黏附。A. 正常情况下，血液中的白细胞很少黏附血管内皮细胞。B. 糖
尿病时，毛细血管内皮细胞表达的血管内皮细胞间黏附分子 -1（ICAM-1）异常增加，同时
白细胞表达的整合素（CD11b/CD18）也增多。ICAM-1 和 CD11b/CD18 的结合是白细胞黏
附的分子基础[13]，白细胞黏附导致毛细血管血管内皮细胞的损伤，血管渗漏及无灌注

sulfate proteoglycan）等[22, 23]。正常情况下，这些成分有序地排列组合，基底膜的合成与降解
处于动态平衡状态；而在糖尿病状态下，这种平衡被打破，基底膜合成能力大于降解能力[21]。
其中，Ⅳ型胶原蛋白和纤维连接蛋白在糖尿病时转录水平上调[24]。而内皮细胞和周细胞则
是基底膜成分的主要来源[25, 26]。

基底膜成分的降解主要是由金属基质蛋白酶（matrix metalloproteinases，MMPs）和尿
激酶（urokinases）降解。这两种酶的活性可分别由金属蛋白酶组织抑制剂（tissue inhibitor
of metalloproteinases，TIMP）和丝氨酸蛋白酶抑制剂（serpins）调控[27, 28]。在糖尿病时，
MMPs 和尿激酶活性升高，而 TIMP 和丝氨酸蛋白酶抑制剂活性降低[21, 29]。MMPs 和尿激
酶活性升高可能是对细胞外基质合成增多的代偿性的表现[21]。尽管 MMPs 和尿激酶活性
升高，但早期糖尿病基底膜增厚至少是由基底膜的合成增多导致的[30, 31]，表明基底膜合成
增多是导致增厚的主要原因并且发生在糖尿病早期。糖尿病时，促进基底膜增厚的因素很
多[21]，包括：蛋白激酶 C（PKC）的激活、炎症、山梨醇通路增多（increased polyol flux）、终
末糖基化产物（AGE）的堆积、内皮素（endothelins）、生长因子等。糖尿病时，增多的内皮
素 -1（endothelin-1，ET-1）能够促进纤维连接蛋白和Ⅳ型胶原蛋白的合成。此外，炎症和增
多的山梨醇通路也会促进内皮细胞基底膜的增厚[21]。结缔组织生长因子（connective tissue
growth factor，CTGF）和转化生长因子 β（TGF-β）是导致基底膜增厚的重要的生长因子，在
糖尿病视网膜病变中，这两种因子的升高可由 VEGF 诱导。CTGF 和 TGF-β 能促进Ⅳ型胶
原蛋白和纤维连接蛋白的合成，CTGF 还能促进层粘连蛋白的合成[21]。

因此，在早期糖尿病视网膜病变中，促进基底膜合成的因子，如 PKC、AGE、CTGF、
ET-1、TGF-β、VEGF 等表达上调，从而促进基底膜的合成。而导致基底膜降解的因子，如
MMPs 和尿激酶等虽然活性也上调，但由于基底膜合成速率超过其降解速率，在上述综合
因素作用下，导致基底膜的增厚。同时也由于 MMPs 和尿激酶等活性增高使基底膜重构

（basement remodeling）导致基底膜的破坏，从而参与了血 - 视网膜屏障的破坏。近期的研究提示，老化和糖尿病患者视网膜基底膜，尤其是介于视网膜毛细血管周细胞和 Müller 细胞之间的外侧基底膜（external basement membrane，EBM），显著增厚[32]。免疫组化检测表明糖尿病患者视网膜促炎因子，如 VEGF、肿瘤坏死因子 -α（tumor necrosis factor α，TNF-α）、白介素 1β（interleukin-1β，IL-1β）、IL-6 等，在视网膜内显著升高，参与基底膜增厚；电镜观察发现 Müller 细胞产生基底膜（basement membrane，BM）过多则是导致视网膜毛细血管基底膜增厚的主要原因[32]。

三、视网膜星形胶质细胞退化、Müller 细胞与小胶质细胞活跃

视网膜神经胶质分为大胶质细胞（星形胶质细胞、Müller 细胞）和小胶质细胞[1]。这三种胶质细胞在糖网病发病过程中的反应各异，共同参与了糖网病的病理发展过程。

1. 星形胶质细胞（astrocyte） 位于视网膜神经纤维层，包绕视网膜神经节细胞和视网膜血管。视网膜星形胶质细胞参与血 - 视网膜屏障的形成，并对其功能进行调控。星形胶质细胞具有神经元营养、神经保护功能，如分泌胶质细胞源性神经营养因子（GDNF）、神经生长因子（neurturin，NTN），并分别与视网膜血管内皮细胞特异性受体（GFRalpha1、GFRalpha2）结合，调控 BRB[33]。糖网病中，星形胶质细胞数量逐渐减少、表达结合素（connexin-26/43，Cx-26/43）、GDNF 及胶质纤维酸性蛋白（glial fibrillary acidic protein，GFAP）等减少[34, 35]。胰岛素治疗可以部分逆转这种改变。与此同时，星形胶质细胞通过"自身刺激"（auto-stimulation）机制上调 IL-1β，加重了神经炎性反应对视网膜"神经血管单元"（neurovascular unit，NVU）的损伤。

Rungger 等研究表明，糖网病时视网膜星形胶质细胞数量减少。Lieth 等也发现，其标志物 GFAP 表达量减少、谷氨酸代谢能力减弱，同时醛糖还原酶（AR）和血管内皮细胞生长因子（VEGF）表达量增加。STZ 诱导的糖尿病大鼠在建模第 10 周时，星形胶质细胞的凋亡为正常视网膜的 4 倍，且醛糖还原酶（aldose reductase，AR）在视网膜星形胶质细胞中表达量明显增加。AR 合成大量山梨醇在细胞内堆积，由此引起高渗，从而导致星形胶质细胞电解质失衡和代谢紊乱。

2. Müller 细胞（Müller cell） 从内界膜到外界膜纵贯视网膜全层，呈特异性放射状分布。胞体位于内核层，突触包绕视网膜神经元胞体及突触，又紧密包裹视网膜血管，参与血 - 视网膜屏障的组成。Müller 细胞与视网膜神经元和血管的这种联系不仅是解剖结构上的相互作用，而且在功能上也为视网膜神经血管单位提供了稳定的内环境，如 Müller 细胞含有大量不同的离子通道、跨膜转运分子及酶等，调节神经递质代谢、维持细胞外电解质平衡[36~37]。此外，Müller 细胞合成、分泌神经营养因子等活性物质，对维持血 - 视网膜屏障的形态结构和保护视网膜神经元发挥了重要作用[37]。

GFAP 增加是视网膜神经元受损的早期标志。STZ 诱导大鼠患糖尿病 2 个月时，星形胶质细胞 GFAP 表达减少，而在 Müller 细胞中表达却增加，提示 Müller 细胞在糖尿病发病中增生活跃。Müller 细胞表达神经生长因子（NGF）、脑源性神经营养因子（BDNF）、神经营养因子（NT）-3 及其高亲和力受体 TrkB 和 TrkC 的 mRNA 转录体。这些生长因子又刺激 Müller 细胞产生和释放内次级营养因子，如碱性成纤维细胞生长因子（bFGF）、胶质细胞源性神经因子（GDNF），从而发挥其对视网膜神经元的保护作用[38]。Müller 细胞是视网膜中清除神经突触间隙谷氨酸（glutamate）的主要细胞，并将其转化为谷氨酰胺（glutamine），再提

供给神经元作为神经递质，从而维持视网膜外环境的稳态。谷氨酸是一种由光感受器和双极细胞释放的兴奋性神经递质，其受体遍布视网膜各层。在糖尿病导致视网膜缺血缺氧条件下，神经元大量释放谷氨酸。高浓度的谷氨酸可导致 Müller 细胞水肿，改变神经细胞的离子渗透压和电化学性质，最终导致神经细胞的代谢衰竭和凋亡。谷氨酸可被 Müller 细胞膜上的谷氨酰胺合成酶（glutamine synthetase, GS）转化为谷氨酰胺，使其毒性作用减弱或消失[39]。Müller 细胞还释放多种血管活性分子（如 VEGF、PEDF、TGF-β 等）及神经活性分子（如谷氨酸、ATP 等）来维持血 - 视网膜屏障的功能并为神经元提供能量与营养支持。

糖网病时，Müller 细胞发生胶质化反应，表现为细胞增生与活化、钾离子转导减弱、胞外谷氨酸蓄积等[40]。活化的 Müller 细胞还释放多种炎性因子，如诱导性一氧化氮合成酶（inducible nitric oxide synthetase, iNOS）、VEGF、FGF2、TNF-α 等，加重视网膜神经元的损伤和凋亡，破坏血 - 视网膜屏障结构的完整，诱发血管渗漏、黄斑水肿及新生血管生成等。

Müller 细胞与增殖型糖网病的视网膜前膜形成密切相关。现已知道，在临床可见的单纯性糖网病之前，Müller 细胞的功能已经发生改变，其 GFAP 表达显著上调，与星形胶质细胞的表现相反，表明不同类型的大胶质细胞在糖网病发生发展的机制中起不同的作用。

3．小胶质细胞（microglia） 在视网膜中的行为如巨噬细胞，在视网膜的免疫调节过程中发挥核心作用。在正常情况下处于静止状态，而任何微小的病理改变都可以激活小胶质细胞。活化的小胶质细胞迁移到相应区域，发挥其独特的功能。小胶质细胞在结构、特性和细胞谱系等方面，与大胶质细胞不同，相当于组织中的巨噬细胞，对视网膜内环境的稳定起到监察作用。目前已经认识到，小胶质细胞即来源于血源性单核细胞（也就是和巨噬细胞同源），又来源于视网膜组织本身的干细胞[41]。小胶质细胞的形态和功能具有很大的可塑性，当视网膜内环境发生改变时，小胶质细胞迅速从静止状态活化、增殖并发生形变，变成吞噬功能的小胶质细胞。生理状态下，大鼠视网膜中的小胶质细胞主要位于神经纤维层、节细胞层，部分存在于内网状层，极少分布于外网状层[42]。糖尿病时，小胶质细胞被动员并活化，表现为细胞数量显著增多，细胞形态也由静息状态的"分枝状"转变成活化状态的"阿米巴样"，游走性强。这是介于静止和激活之间的一种中间状态，它们很快演变为活化的小胶质细胞和吞噬细胞。随着糖网病进展，小胶质细胞开始出现在外网层，晚期甚至出现在光感受器层及视网膜下腔；此外，小胶质细胞分泌大量的炎性因子，如 IL-1、IL-6、TNF-α 等，不仅直接损伤神经元和血管内皮细胞，还可提高血管内皮细胞黏附分子 -1（ICAM-1）表达水平，促进视网膜神经元退行性病变及血 - 视网膜屏障的破坏。以上研究提示小胶质细胞的活化与糖网病的发生和进展在时间和空间的分布密切相关。小胶质细胞的上述改变在临床也有类似报道[43]，如在不同阶段糖尿病患者中，小胶质细胞数量增多、形态各异，主要聚集在视网膜血管附近，尤其是扩张的静脉、微动脉瘤、视网膜内出血斑等；在黄斑囊样水肿患者的视网膜中，小胶质细胞则浸润到外层视网膜和视网膜下腔。上述临床现象提示活化的小胶质细胞可能参与或促进视网膜神经元损伤以及血 - 视网膜屏障的破坏。

4．三种胶质细胞在糖网病中的相互作用 胶质细胞除了参与视网膜神经 - 血管单位调控外，胶质细胞间也互相影响。如星形胶质细胞分泌的神经营养因子（如 GDNF）作用于Müller 细胞促进其分泌多种营养因子，GDNF、碱性成纤维细胞生长因子（bFGF）和脑源神经营养因子（BDNF）等共同对视网膜神经元起营养 / 保护作用[38]。糖网病时，星形胶质细胞、Müller 细胞和小胶质细胞分泌炎性因子，如 IL-1、TNF-α、TGF-β、VEGF 等，加重视网膜

"神经血管单元"的损伤。

当前对胶质细胞在糖网病中的认识主要集中在如下几个方面：首先，三种胶质细胞在糖网病中的生物表现是细胞特异的，如糖尿病时视网膜星形胶质细胞数量减少，而小胶质细胞和 Müller 细胞活化并增生。其次，三种胶质细胞的反应也有明确的共性，如炎性因子释放增多，神经营养因子分泌（如 GDNF、BDNF）减少等。但是不同胶质细胞分泌的炎性因子和神经营养因子的表达谱（profile）和量又有很大差异[44]。可以认为，视网膜内各种胶质细胞协同参与并破坏了视网膜血管 - 神经单位的稳态，形成病理性胶质化，导致神经血管单元的破坏。至于三种胶质细胞在糖网病条件下生物行为异同的分子机制尚无全面的研究，例如导致星形胶质细胞数量减少、小胶质细胞活化、Müller 细胞胶质化的信号通路分别有哪些；这些信号通路间是否有相互联系；能否针对胶质细胞特异性改变的信号通路筛选相应的小分子化合物来维持三种胶质细胞的稳定、减少炎性因子的释放并促进神经营养因子的分泌，从而恢复胶质细胞对神经元和血管细胞的支持与营养作用等。因此，调控胶质细胞会为治疗早、中期糖网病开辟新的途径。

四、视网膜神经元凋亡

随着糖尿病视网膜病变研究的进展，对糖网病有了新的认识：除了微血管病变外，糖尿病视网膜病变还是神经元病变和低度的炎症反应[1, 45, 46]。在出现临床上可见的微血管病变之前，糖尿病视网膜病变早期表现为视网膜电流图的损害，继之出现神经元及神经胶质异常，最终神经元凋亡[46]。

大量临床电生理学研究表明，在糖尿病视网膜病变早期（即视网膜微血管病理性改变之前），神经网膜神经细胞的功能已发生改变。糖尿病患者在发病早期出现视功能损害，如色觉改变、视觉对比敏感度下降、视野和视觉电生理降低等，表明视网膜神经元功能异常。组织病理学已经证实，糖尿病可导致视网膜神经元凋亡及视网膜厚度变薄。

糖尿病患者视网膜节细胞萎缩及内核层退行性变早在 1961 年就有相关报道，并且该病变要早于微血管病变[47, 48]。事实上，糖尿病影响视网膜内所有的神经元，包括光感受器细胞、双极细胞、节细胞、水平细胞和无长突细胞等[46]。近期的临床研究表明，非增殖性的糖尿病视网膜病变患者，通过对比敏感度、倍频视野检查计（frequency doubling technology perimetry）、视力检测、暗适应、暗适应视敏度等检测手段发现患者视功能受损，表现为节细胞的敏感性、光感受器细胞暗适应均下降等，以上研究提示早期视网膜神经元病变已经发生[49]。采用光学相干断层成像术检测早期糖尿病患者发现视网膜神经纤维层、节细胞层加内网层及内核层等均变薄[50, 51]，说明早期糖尿病视网膜病变神经元退行性改变。Barber[52]等首次报道采用链脲霉素（STZ）诱导的糖尿病大鼠患病 7.5 个月后，大鼠视网膜内丛状层和内核层厚度分别下降 22% 和 14%，残留的神经节细胞也减少 10%，末端脱氧核苷酸转移酶介导的 dUTP 缺口末端标记测定法（terminal dexynucleotidyl transferase（TdT）-mediated dUTP nick end labeling，TUNEL）也证实了在早期糖尿病视网膜病变视网膜内神经元的凋亡。无长突细胞在早期糖尿病大鼠视网膜中也丢失[53]。在我们的研究中，采用 STZ 诱导的 1 周的糖尿病大鼠中，电镜检测到大鼠视网膜光感受器细胞出现了凋亡以及光感受器外节的紊乱[54]，提示神经元细胞凋亡发生在糖尿病早期。近期的研究表明，STZ 诱导的糖尿病大鼠，视网膜光感受器细胞外节的紊乱 / 退行性变以及色素上皮细胞厚度变薄、RPE65 表达减弱,均早于光感受器细胞的丢失或凋亡[55]。

视网膜节细胞的凋亡与 c-Fos、p-c-Jun、转录因子激活蛋白 1(transcriptional factor activator protein 1,AP-1)及 p-JNK 的升高相关[56]。而且,在早期糖尿病视网膜病变中,节细胞内与凋亡相关基因,如 Bax、活性 caspase 3、caspase 9 等表达上调[57]。视网膜神经元的凋亡也与糖尿病状态下视网膜内氧化应激(oxidative stress)状态有关[58,59]。糖尿病视网膜中,氧化应激水平升高,产生过量的氧自由基(reactive oxygen species,ROS),导致线粒体损伤和功能失调,进一步加重氧化应激,从而导致细胞凋亡。视网膜神经元的凋亡还与 ERK、AKT 等通路有关,在采用末端糖基化产物乙二醛处理的视网膜混合神经元(R28)的体外实验中发现 R28 细胞中 ERK 及 AKT 通路下调,促凋亡因子 Bax 表达上调、而抗凋亡因子 Bcl-xL 及磷酸化的 BAD 表达下调,从而引起细胞凋亡、加重细胞损伤[60]。

五、周细胞和内皮细胞凋亡

从病理生理角度出发,可以认为周细胞与血管平滑肌相似,具有收缩功能,可调节视网膜毛细血管局部的血流量和血管通透性,对内皮细胞起支持作用,还可通过接触抑制对内皮细胞的增殖起抑制作用。而内皮细胞之间的紧密连接构成了血-视网膜内屏障。周细胞和内皮细胞的功能完整对维持视网膜毛细血管的稳定性十分重要。视网膜毛细血管周细胞位于毛细血管外周,覆盖毛细血管内皮细胞,且两者共享基底膜。当周细胞与内皮细胞之间的相互作用失衡时,就会导致严重的血管损伤。

根据经典眼科教科书,"选择性周细胞消失是糖网病最早期的病理改变之一"。1997年,我们与其他实验室同期独立发现:第一,患糖尿病但没有糖网病的供体人视网膜毛细血管周细胞消亡的病理学机制是细胞凋亡,一种程序性细胞死亡;第二,不仅仅是视网膜毛细血管周细胞而且内皮细胞也发生凋亡,其关键是凋亡的内皮细胞可被血流带走,并具有一定再生能力,所以在毛细血管环境下内皮细胞数目多于周细胞,而被认为周细胞选择性地死亡[61]。嗣后,在研究周细胞凋亡的分子生物学机制时发现糖尿病视网膜周细胞的多种抗氧化酶("清道夫"酶)mRNA 表达发生改变,包括上调谷胱甘肽过氧化物酶(glutathione peroxidase),下调谷胱甘肽还原酶(glutathione reductase)和铜-锌超氧化物歧化酶(CuZn superoxide dismutase),而锰-超氧化物歧化酶(Mn superoxide dismutase)和过氧化氢酶(catalase)无改变,提示此时周细胞抗氧化功能已经低下。同时,周细胞过高表达半胱氨酸-天冬氨酸蛋白酶-3(caspase 3),一种细胞死亡蛋白水解酶(cell death protease),提示视网膜周细胞在糖尿病条件下处于准凋亡状态(pre-apoptosis)[62]。可以预见,处于准凋亡状态的周细胞接收到细胞外"促死亡信号"后就可能走向凋亡的归宿[63]。

从周细胞凋亡的分子生物学机制出发,周细胞凋亡与多种因素有关。如上述,糖尿病患者视网膜毛细血管周细胞内抗氧化物酶表达下降,抗氧化能力下降,从而导致周细胞凋亡[61]。研究还发现,糖尿病视网膜病变患者血液循环中存在抗视网膜毛细血管周细胞自身抗体,提示自身免疫系统可能参与了周细胞的丧失[64];高糖状态下,周细胞内 NF-κB 被激活,使促凋亡因子 Bax 表达过度而抑凋亡因子如 Bcl-2 表达下降,从而加重周细胞凋亡[65];高糖诱导下,磷酸肌醇酶活性被抑制,进而抑制周细胞内肌醇的转运,使细胞内肌醇含量下降,从而抑制周细胞的有丝分裂和生长速度,抑制周细胞的增殖[1]。此外,在长期高糖条件下，培养的牛视网膜毛细血管周细胞和内皮细胞内蛋白质发生非酶糖化以及多元醇通路激活均可导致周细胞凋亡[64, 65]。

视网膜内皮细胞在早期糖网病时已发生凋亡，导致微血管损伤。最初内皮细胞尚可再生和修复（生理性血管生成），到了晚期病理性新生血管形成起主导作用。视网膜血管内皮细胞不仅参与构成 BRB，而且具有内分泌功能，如分泌血管内皮细胞生长因子（VEGF）。此外，视网膜血管周细胞、内皮细胞、Müller 细胞及其他一些细胞也可分泌 VEGF。各种与血管生成相关的因素都是通过直接或间接诱导 VEGF 及其受体的表达来促进视网膜的血管生成。VEGF 促使微血管内皮细胞增生肥大及通透性增强，导致视网膜微血管的闭塞[66]。白介素（IL）-1β 通过激活 NF-κB 增加视网膜内皮细胞的凋亡和视网膜微血管内环境的炎症反应[67]。

深入对周细胞和内皮细胞凋亡的分子生物学研究，将发现在通往凋亡通路中的众多靶分子。利用生物化学、药理学和分子生物学手段调控这些靶分子，应该在减缓、阻止糖网病的发生发展中起到治疗性作用。

第二节　增殖性糖尿病视网膜病变的病理生理学和分子生物学基础

增殖性视网膜病变的病理表现是新生血管形成及纤维化。新生血管易出血，会破坏玻璃体的完整性，形成机化条索，引发牵拉性视网膜脱离，损害视功能。视网膜缺血、缺氧诱发释放多种促血管生成因子参与增殖性视网膜病变的发生、发展，包括：血管内皮生长因子（VEGF）、胎盘生长因子（placental growth factor，PlGH）、血管生成素 -2（angiopoietin-2）、基质细胞衍生因子（stromal-derived factor-1，SDF-1）、促红细胞生成素（erythropoietin，EPO）、成纤维细胞生长因子（fibroblast growth factor，FGF）、胰岛素样生长因子 -1（insulin-like growth factor-1，IGF-1）、内皮素（endothelin，ET）及转化生长因子 -β（transforming growth factor-β，TGF-β）等。

一、生理性新生血管形成

所有血管都由两种不同的细胞类型组成：血管内皮细胞（endothelial cells）和壁细胞（mural cells）。血管内皮细胞形成管腔的内壁，而壁细胞与内皮细胞紧密相连并且覆盖在内皮细胞表面。依据壁细胞在组织中的密度、形态、位置以及特异性的表面分子标记，壁细胞又分为血管平滑肌细胞（smooth muscle cell，SMC）和周细胞（pericyte）。血管平滑肌细胞主要覆盖在动脉和静脉的表面，以向心的方式形成多层结构；而周细胞主要覆盖在管径最小的血管（小动脉、毛细血管和小静脉）表面，并与内皮细胞共用基底膜[68~70]。周细胞的异质性较大，形态各异，存在于不同的组织和器官的毛细血管中，如骨骼肌、心肌、大脑、视网膜、肾脏、肺、肝脏等[71~73]；周细胞表达多种细胞表面分子标记物（marker）[74, 75]，如平滑肌 α- 肌动蛋白（smooth muscle alpha-actin，α-SMA）、肌间线蛋白；（desmin）、神经胶质细胞抗原 2（neuron-glia antigen 2，NG2）、血小板源性生长因子受体 β（platelet-derived growth factor receptor β，PDGFRβ）等。但这些分子标记并非周细胞所特异的，如肌成纤维细胞也表达 SMA，骨骼肌成肌细胞、心肌细胞、施万细胞（Schwann cell）等也表达 NG2[73, 76]；周细胞的改变或退行性病变与多种疾病的微血管病变有关，如糖尿病、硬皮病、高血压等[71]；周细胞与内皮细胞关系紧密、共生存；周细胞与内皮细胞比率（the pericyte to the endothelial cell ratio）在不同的物种或同一物种的不同组织中不同，如在人类视网膜中较大鼠视网膜中比值高（1∶1 vs 1∶3）、视网膜内比值较骨骼肌内高（1∶1 vs 1∶100）、毛细血管后静脉较毛细血管高、静止期血管比值较新生血管的比值高等[72]；周细胞具有多种功能，如维持血管稳定、调节血管张力和维持局部和组织稳态、基质蛋白合成、巨噬细胞样功能、免疫防御功能、参与新生血管生成，具有间充质潜能的祖细胞（progenitor cell）生成其他周细胞、成纤维细胞、前脂肪细胞（preadipocytes）、成软骨细胞（chondroblasts）、成骨细胞（osteoblasts）、血管平滑肌（vascular smooth muscle）等[72]；近年来认识到，周细胞作为组织内的祖细胞参与了组织损伤修复过程[72, 77]。在视网膜血管发生、生成及新生血管形成过程中，血管内皮细胞和周细胞的互作机制发挥了重要作用[68, 70, 73]。

　　视网膜毛细血管由血管内皮细胞（endothelial cells）、周细胞（perictye）和基底膜（BM）组成[32]。周细胞与内皮细胞空间密切。一般而言，一个周细胞覆盖多个血管内皮细胞，主要覆盖在内皮细胞间间隙（gap），形成伞样（umbrella-like）结构，调节血管通透性[72, 78]。周细胞与内皮细胞比率在不同的物种或同一物种的不同组织中不同，如周细胞与内皮细胞比率在人视网膜比在大鼠视网膜高[79]。由于在视网膜中无自主神经系统且在视网膜中周细胞与内皮细胞的比率较高，故推测视网膜毛细血管血流的调控主要靠周细胞的收缩和舒张来调节[1]。但近期报道表明周细胞可能未参与毛细血管血流的调节[80]。研究人员采用 α-SMA 表达阴性的周细胞覆盖的大脑毛细血管（管径大于 10μm）检测到了自发血管运动和钙离子波动，与毛细血管管径改变无关[80]。因此，在体内视网膜血管的收缩或扩张是否主要由周细胞调节值得商榷[75, 80]。基底膜由两部分组成：位于内皮细胞和周细胞之间的内基底膜（inner basement membrane，IBM）和位于周细胞和 Müller 细胞之间的外基底膜（EBM）[32]。研究提示，老化和糖尿病患者视网膜基底膜，尤其是 EBM，显著增厚；电镜观察发现 Müller 细胞产生基底膜成分增多是导致视网膜毛细血管基底膜增厚的主要原因[32]。

　　在生理条件下，芽状血管（sprouting vessels）的内皮细胞具有不同的功能（图 5-2）[81]。尖端内皮细胞（endothelial tip cells）沿着与细胞外基质中与肝素结合的血管内皮细胞生长因子（vascular endothelial growth factor A，VEGF-A）所指引的血管方向生长；尖端细胞通过其伪足（filopodia）表面表达的血管内皮细胞生长因子受体 -2（VEGF receptor 2，VEGFR2）与 VEGF 结合[82]。尖端内皮细胞不能增生，相反，茎梗内皮细胞（stalk cells）能够增生。这群特化的细胞通过 Notch-Dll 系统以"侧抑制"（lateral inhibition）的方式阻止自身变成尖端内皮细胞，而它们增殖的活性依赖 VEGF 或其他生长因子，如血管生成素 -2（angiopoietin 2，Ang-2）[83]。血管内皮细胞从增殖状态转变为成熟、静止状态，即从茎梗细胞变为节状内皮细胞（phalanx cell），是由 Ang-1 以及其表面紧密覆盖的周细胞（pericyte）决定的。周细胞通过覆盖内皮细胞与内皮细胞紧密接触，调控内皮细胞生长，防止内皮细胞在生长因子刺激下所产生的内皮细胞的耗竭。在血管内皮细胞中，Ang-1 联合其他招募平滑肌细胞的生长因子，如肝细胞生长因子（hepacyte growth factor，HGF）和肝素结合上皮样生长因子（heparin-binding epidermal-like growth factor），一起激活 Tie-2，从而抑制内皮细胞的增殖并促进内皮细胞的成熟。Notch3 特异性地参与到周细胞的招募和生存中[81, 84]。尖端内皮细胞分泌血小板源性生长因子 B（platelet-derived growth factor B，PDGFB），后者形成同源二聚体，与血管内皮细胞表面或细胞外基质的硫酸乙酰蛋白多糖（heparan sulfate proteoglycans）结合，作为趋化剂与周细胞表面表达的血小板源性生长因子受体 β（platelet-derived growth factor receptor β，PDGFRβ）结合，促进周细胞的迁移[68, 81]。PDGFB 和 PDGFRβ 基因敲除的小鼠，壁细胞发育不全，导致广泛的血管渗漏和死胎；同时，由于周细胞（肾小球内称之为系膜细胞，mesangial cell）缺失，肾小球毛细血管层形成障碍。

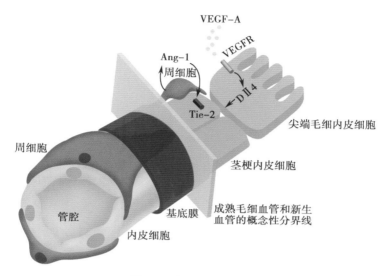

图 5-2   生理性血管生成

图 5-2   参与视网膜生理性血管生成过程的细胞包括，内皮细胞、周细胞和被激活的特化内皮细胞，如茎梗内皮细胞。这些特化内皮细胞按 VEGF-A 和 Ang-2 指引的血管方向生长。同时，在 Notch-Dll 系统"侧抑制"作用下，这群特化内皮细胞的生长得以调控。Ang-1/Tie-2 调控血管周细胞的存活和招募。如果 Ang-1/Tie-2 受到抑制周细胞就不能成熟，生理性血管生成就会发生障碍。（戴申倩绘图）

　　PDGFB 在硫酸乙酰蛋白多糖上的"滞留（retention）"主要依赖于其蛋白羧基端的滞留结构域（retention motif）[85]，PDGFB 的滞留有利于周细胞与内皮细胞的紧密结合，当将"滞留"这部分结构域基因敲除后，小鼠周细胞覆盖缺失，发生严重的视网膜病变，表现为视网膜血管异常、血管芽少、血管层形成延缓或无规则等[86]。即使该滞留结构域基因敲除小鼠能活到成年，它们也会出现肾小球动脉硬化、蛋白尿和严重的视网膜病变。因此，在血管形成初期，血管内皮细胞 - 周细胞之间的旁分泌作用（PDGFB/PDGFRβ）对周细胞的招募非常重要。此外，Notch 信号通路在调控血管平滑肌细胞表达 PDGFRβ 具有重要作用[87]。

　　在血管成熟时，周细胞 - 血管内皮细胞之间的旁分泌作用也十分重要，如血管生成素（angiopoietin, Ang）/Tie 受体（Tie receptor）系统和 1- 磷酸 - 鞘氨醇（sphigosine-1-phosphate，S1P）途径。血管生成素（Ang）是一种分泌性蛋白，主要包括 Ang-1、Ang-2，以及其同源产物 Ang-3（小鼠）和 Ang-4（人）。所有的血管生成素都是 Tie2 的配体，其中 Ang-1 是 Tie2 的主要激动剂[88]，而 Ang-2 是 Tie2 的拮抗剂[89]。另有文献报道 Ang-3 具有拮抗 Tie2 的作用，而 Ang-4 具有激动 Tie2 的作用[90]。Ang-1 与 Tie2 结合后，导致 Tie 在血管成熟时，周细胞 - 血管内皮细胞之间的旁分泌作用也十分重要，如 Ang/Tie 受体（Tie receptor）系统和 1- 磷酸 -

鞘氨醇（sphigosine-1-phosphate，S1P）途径。血管生成素（Ang）是一种分泌性蛋白，主要包括 Ang-1、Ang-2，以及其同源产物 Ang-3（小鼠）和 Ang-4（人）。目前已知的血管生成素都是 Tie2 的配体，其中 Ang-1 是 Tie2 的主要激动剂[88]，而 Ang-2 是 Tie2 的拮抗剂[89]，另有文献报道 Ang-3 具有拮抗 Tie2 的作用，而 Ang-4 具有激动 Tie2 的作用[90]。Ang-1 与 Tie2 结合后，导致 Tie2 受体磷酸化，进而磷酸化内皮型一氧化氮合成酶（eNOS），通过 Akt 及 ERK 信号通路抑制血管的生成；Ang-2 是血管生成素 1 的竞争性分子，通过与 Tie2 结合降低该受体的磷酸化水平，从而促进新生血管的生成。血管生成素受体 Tie2 除表达在胚胎期血管内皮细胞以及成年期静止血管内皮细胞以外[91,92]，还表达在骨髓来源的单核巨噬细胞、某些间充质祖细胞以及培养的视网膜周细胞中。而 Tie1 则在胚胎发育后期血管内皮细胞微量表达并维持终身[93,94]。Ang-1 主要由血管周围细胞和壁细胞表达[91,95,96]，具有旁分泌功能，而 Ang-2 主要由血管内皮细胞表达，具有自分泌功能[97]。在成体组织中，Ang-1 广泛表达，而 Ang-2 主要与血管的重建（Vascular remodeling）有关[89]。

Tie1、Tie2 和 Ang-1 对血管发育是必不可少的，而 Ang-2 缺失的小鼠能活到成年。Tie2 缺失或敲除的小鼠出现心脏缺损、水肿、出血、生长迟缓、死胎等表型，病理显示壁细胞缺如。同样，Ang-1 基因敲除小鼠也出现类似表型，表现血管内皮细胞与周围的间充质细胞以及基质联系疏松[88]。体外模型也佐证了 Ang-1 与细胞外基质结合诱导了血管内皮细胞与基质的黏附，并通过 Ang-1/Tie2 系统诱发了细胞内特异性的信号转导通路[98]。近年来的观点表明，Tie2 并非周细胞招募所必需的关键分子。在 Tie2 突变的小鼠中发现，血管内皮周围细胞的丢失是继发于心内或造血功能的缺陷以及血管内皮细胞死亡[93,99]。一个重要的证据是，在大部分血管内皮细胞 Tie2 缺陷的嵌合鼠中，早期周细胞的覆盖是正常的[93]。而 Tie2 缺失的血管内皮细胞在胚胎期 15.5 天被逐渐清除掉或凋亡，表明 Tie2 对正常心脏发育是必不可少的并且对血管内皮细胞的存活是必需的[93,99]。因此，在 Tie2 和 Ang-1 基因敲除的模型中，周细胞的缺陷可能继发于血管内皮细胞的凋亡。Tie1 基因敲除的表型较 Tie2 稍弱，小鼠于胚胎 13.5 天至出生时死亡。当前的研究表明，Tie1 与 Tie2 功能相似，不参与周细胞的招募，但在血管内皮细胞的存活方面是重要的[93,100,101]。

1- 磷酸 - 鞘氨醇（S1P）对血管的发育是必不可少的[102]。鞘脂代谢产物只在胞内发挥作用，胞外的 S1P 与 G 蛋白偶联受体（S1P$_{1\sim5}$，曾经命名为内皮细胞分化基因受体，Endothelial differentiation gene（Edg）-receptor）结合并激活受体发挥作用[103,104]。细胞内，神经酰胺（Ceramide）被神经酰胺酶（Ceramidase）降解产生鞘氨醇，鞘氨醇可被鞘氨醇激酶（Sphigosine Kinase 1/2，SphK1/2）磷酸化，磷酸化的鞘氨醇可被 S1P 特异性的磷酸酶（Sphigosine phosphatase）去磷酸化，完成鞘氨醇的循环使用；此外，S1P 可被特异性的鞘氨醇裂解酶（Sphigosine lyase）所降解[105~107]。血小板缺乏 S1P 裂解酶，被认为是其 S1P 的主要来源，一旦激活，血小板释放大量的 S1P。此外，造血细胞也分泌 S1P 入血。因此，S1P 不是周细胞 - 血管内皮细胞之间的旁分泌调节分子，但却参与这两者之间的接触[108,109]。通过 SphK1/2 双敲除的策略耗尽 S1P 导致严重的神经和血管缺陷[110]。SphK1/2 双敲除的小鼠在胚胎第 9.5 天发育正常，随后全身出血，死于胚胎期 11.5 天至 13.5 天。通过病理检查发现胚胎期 10.5 天，小鼠血管网扩张且发育异常，在胚胎期 11.5 天，壁细胞覆盖不全，提示 S1P 信号通路对壁细胞的招募和稳定是非常重要的[110]。S1P 受体中，S1P$_{1-3}$ 广泛表达，S1P$_4$ 表达在淋巴组织和肺部，S1P$_5$ 表达在中枢神经系统[111,112]。小鼠 S1P 受体单敲除、双敲除和三敲除显示，S1P₁ 和 S1P₃ 在血管发育中的功能是冗余的，但 S1P₁ 是所有 S1P 受体中在血管成熟中作用最为重要的[112]。S1P₁ 在血管内皮细胞内自主发挥作用调控血管成熟[113]。S1P₁ 在壁细胞招募以及周细胞于血管的联系中发挥了重要作用[113, 114]，提示壁细胞的缺失会导致严重的血管渗漏。在人脐静脉内皮细胞中，S1P 激活 S1P₁ 和 S1P₃，诱导了 S1P/Gi/MAPK 细胞存活通路，以及非 Gi 依赖的小 GTP 酶（GTPase Rac）Rac（S1P₁ 通路）和 Rho（S1P₃ 通路），促进血管内皮细胞钙粘蛋白（Vascular endothelial-Cadherin，VE-Cadherin）组装成黏附连接（Adherens junction）[68]。上述通路在血管内皮细胞形态生成毛细血管样结构非常重要[115]。S1P/S1P₁/Gi/Rac 信号通路可诱导神经钙粘蛋白（Neuronal Cadherin，N-Cadherin）再分布至血管内皮细胞和壁细胞的连接处[116]，并通过改变皮质 actin 和黏附连接的稳定性来降低血管通透性，调节血管屏障功能[117]。

在血管成熟过程中，转化生长因子 -β（TGF-β）信号通路在周细胞分化中发挥了重要作用[68, 81]。研究表明 TGF-β 通过其 I 型受体（TGF-β type I receptors，包括 Activin receptor-like kinase-1（Alk-1）、Alk-5）在血管内皮细胞的增殖、迁移以及成管发挥不同的作用[118]。如 Alk-5 激活后，磷酸化 Smad2/3，Smad2/3 与 Smad4 结合后入核，调节靶基因，如纤维连接蛋白（fibronectin）、结合素 37（Connexin 37，Cx37）、纤溶酶原激活物抑制因子 -1（Plasminogen activator inhibitor-1，PAI-1）等转录，从而抑制细胞迁移、降低细胞增殖、促进血管成熟以及平滑肌分化。而 Alk-1 则通过 endoglin/Smad1/5 诱导靶基因表达，如分化或 DNA 结合抑制因子 -1（Inhibitor of differentiation or DNA binding-1）、Id-2、c-myc、endoglin，Smad6/7 等，从而促进细胞的迁移、增殖并抑制血管成熟和平滑肌分化[118~120]。TGF-β 刺激后，Alk-1 和 Alk-5 的作用相反，究竟是谁在 TGF-β 的信号通路中发挥主导作用呢？有文献报道，TGF-β 通过其受体激活 Alk-1 和 Alk-5，而 Alk-5 又对 Alk-1 的活化起到了必不可少的作用；但是 Alk-1 激活后，开启的下游基因又对 Alk-5 的通路起到一定的抑制作用，最终促进了内皮细胞的增殖、迁移和管腔形成[68, 121, 122]。

小鼠基因敲除 TGF-β1，Alk-5 和 Smad5 后，表现出相似的表型，在胚胎期 9.5 天至 11.5 天死亡[68]。TGF-β1 或 TGF-βRⅡ基因敲除后，小鼠因为卵黄囊造血和血管生成障碍而死亡。Alk-5 突变小鼠也表现出卵黄囊血管发育缺陷；早期具有血管样结构形成，但管腔明显扩大、脆弱，缺少壁细胞支持。缺少 Alk-1 的胚胎在动静脉之间形成大的连接，并且 EphB2（动脉的分子标记）表达下调，而 VEGF 受体 2（VEGFR2）和 Ang-2 表达上调。影响 TGF-β 信号通路的分子很多，如 Cx43 和 Cx45[123]。结合素是缝隙连接的组成分子，在血管发育中，内皮细胞表达 Cx43，壁细胞表达 Cx43 和 Cx45。另一个分子是整合素 $\alpha_V\beta_8$（integrin $\alpha_V\beta_8$），当小鼠整合素 $\alpha_V\beta_8$ 敲除时表现出血管的表型是由于 TGF-β 激活不充分所致。

二、病理性新生血管形成

增殖型糖尿病视网膜病变意味着病理性新生血管形成。新生血管形成是糖尿病视网膜病变、新生血管性老年黄斑变性等许多增殖性眼病的中心环节，包括一系列分子活动过程。糖尿病视网膜病变时，缺血低氧以及再灌注所造成的损伤诱导了视网膜新生血管的形成。新生血管组织结构不完整，不能形成正常的血 - 视网膜屏障，因而发生渗漏、出血，并刺激周围组织增生形成增殖型视网膜病变。血管内皮生长因子（VEGF）是目前发现的最重要、最直接的刺激血管生长因子，在新生血管形成中起重要作用[124]。视网膜血管周细胞、血管内皮细胞、Müller

细胞及其他一些细胞也可分泌 VEGF。各种与血管生成相关的因素都是通过直接或间接诱导 VEGF 及其受体的表达来促进血管生成的。VEGF 促使微血管内皮细胞增生及通透性增强，进一步导致视网膜微血管的闭塞及病理性新生血管的生成。在非人灵长类动物眼球中注射 VEGF 可以导致视网膜前的新生血管形成。白细胞介素 8 也有很强的促进新生血管形成的作用。此外，上述多种生长因子也参与了病理性新生血管的生成 [125, 126]（图 5-3，图 5-4）。

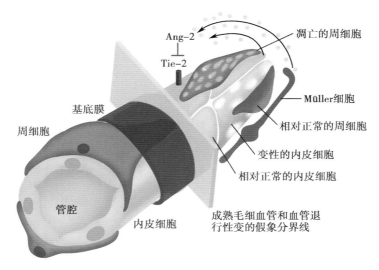

图 5-3　糖网病情况下视网膜血管细胞凋亡，从而视网膜血管退行。高血糖造成的 Ang-2 上调，抑制了 Ang-1/Tie-2 通路，引发周细胞凋亡，进而破坏血管稳定性，导致非增殖性糖网病时毛细血管闭锁、视网膜缺血等微血管性病变（戴申倩绘图）

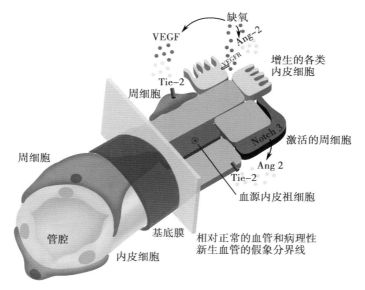

图 5-4　糖网病时病理性新生血管生成。当视网膜毛细血管非灌注区不断增大，缺血诱导的 VEGF 和 Ang-2 上调。大量的没有正常梯度的 VEGF 和居高不下的 Ang-2 破坏了血管稳定性，导致失去调控的内皮细胞增生。此时周细胞内 Notch3 通路被激活进一步上调 Ang-2。这样，Tie-2 进一步被抑制，导致内皮细胞增生。不成熟的周细胞，加剧了异常新生血管形成。同时血管内皮细胞也参与病理性新生血管的形成（戴申倩绘图）

当视网膜血管内皮细胞损伤、凋亡与丢失时，内皮祖细胞（Endothelial Progenitor Cell，EPC）会迁移到损伤处参与内皮细胞修复，替代损伤的血管内皮细胞。同时，毛细血管内皮细增生形成新的血管。EPC 是骨髓中的前体细胞，具有增生、迁移和分化为内皮的潜能，不仅参与损伤的内皮细胞的修复，也参加生理性、病理性新生血管的生成。内皮祖细胞的分子表面标记为血管内皮细胞生长因子 2（VEGFR2）、VE-cadherin（CD144）、CD31、CD105、CD146、Tie2 等，而 CD45、CD14、CD133、CD115 等表面标记为阴性[127, 128]。当视网膜血管内皮细胞处于损伤时，EPC 从骨髓中动员或者循环的 EPC 迁移到受损的血管处，分化为血管内皮细胞，对受损处进行修复。但常常因缺少周细胞覆盖，使该新生血管不完整，较脆，易破裂出血（图 5-5）。

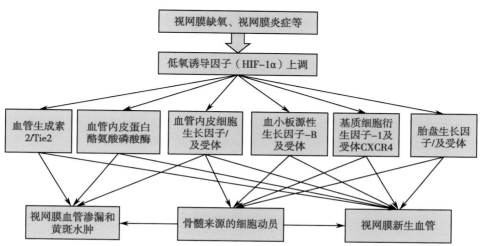

图 5-5　视网膜新生血管、视网膜血管渗漏和黄斑水肿、EPC 细胞动员。视网膜缺血、缺氧或炎症等因素会诱导视网膜内低氧诱导因子 HIF-1α 的表达上调。HIF-1α，作为转录因子[130]，会上调多种下游因子的表达[125]，如血管生成素 2（Ang-2）及其受体（Tie2）、血管内皮蛋白酪氨酸磷酸酶 1（SHP-1）、血管内皮细胞生长因子（VEGF）及其受体（VEGFR）、血小板源性生长因子 B（PDGF-B）及其受体（PDGFRβ）、基质细胞衍生因子 1（SDF-1）及其受体（CXCR4）、胎盘生长因子（PlGF）及其受体等。这些因子综合作用，共同导致视网膜新生血管、视网膜血管渗漏和黄斑水肿以及内皮祖细胞（EPC）动员等。例如，VEGF/VEGFR、Ang-2/Tie2、SHP-1 导致视网膜血管渗漏和黄斑水肿；VEGF/VEGFR、Ang-2/Tie2、SHP-1、PDGF-B/PDGFRβ、SDF-1/CXCR4 和 PlGF 等促进视网膜新生血管的生成；VEGF/VERGR、PDGF-B/PDGFRβ、SDF-1/CXCR4 和 PlGF 动员骨髓来源的 EPC；骨髓动员的 EPC 参与了视网膜血管渗漏修复和新生血管的病理过程

　　除 EPC 动员参与血管的修复外，视网膜内新生血管生成与否是血管活性因子和抑制因子之间相互作用的结果，在正常情况下，促血管生成因子和抑制血管生成因子之间处于动态平衡[126, 129]。促进血管生成的因子[125]，如 VEGF、IGF-1、ET、TGF-β、Ang-2、PDGF-B、趋化因子（C-C motif）配体（Chemokine（C-C motif）ligands，CCL13）、表皮生长因子（Epidermal growth factor，EGF）、促红细胞生成素（EPO）、基质细胞衍生因子（Stromal-derived factor-1，SDF-1）、胎盘生长因子（Placental growth factor，PlGF）等；拮抗血管生成因子包括如色素上皮衍生因子（pigment epithelium derived factor，PEDF）、Ang-1、内皮抑素（Endostatin）、血管抑素（Angiostatin）、干扰素（Interferons，IFN-α/β/γ）、白细胞介素（Interleukins，IL-4/10/12/18）、可溶性 VEGF 受体（sFlt-1）等[129]。当血管内皮细胞受损，促新生血管因子增多、

而抗血管生成因子缺乏、血管稳态失衡，骨髓中 EPC 被动员，以及血液中循环 EPC 被招募至受损处，对血管进行修复，此时为生理性新生血管生成。如果内皮细胞增殖过度，会导致病理性新生血管生成。

三、增殖性糖尿病视网膜病变的分子生物学基础

正常情况下，血管内皮细胞通过整合素（Integrin）与细胞外基质中的胶原蛋白（胶原蛋白 IV、胶原蛋白 XVIII）、层粘连蛋白（Laminin）等结合，激活局部黏附激酶（Focal adhesion kinase，FAK）及 Akt 通路维持内皮细胞的存活[125]。除细胞外基质外，其他抑制新生血管生成因子能够维持视网膜内正常的血管生成，包括 PEDF、凝血酶敏感蛋白 -1（Thrombospondin-1）、内皮抑素、血管抑素、sFlt-1 等[131~134]。血管抑素是血纤维蛋白溶酶原（Plasminogen）的降解片段，而生长抑素是胶原蛋白 IX、X 和 VIII 等降解片段，两者均为内源性的产物，具有抑制视网膜新生血管的作用。通过基因介导血管抑素和内皮抑素，能够抑制视网膜内新生血管[135,136]。可溶性 VEGFR1（sFlt1）是视网膜血管内皮细胞选择性剪接 VEGFR1 的产物，具有抑制新生血管的作用。在小鼠或灵长类动物中，腺病毒或腺相关病毒导入 sFlt1 具有抑制视网膜或脉络膜新生血管的作用[137,138]。

当促新生血管因子生成增多时，内皮细胞蛋白酶合成增多，降解细胞外基质；同时细胞合成整合素、纤维连接蛋白和玻璃体连接蛋白（Vitronectin）等，通过激活 VEGFR2 及其他酪氨酸受体促进生理性新生血管的生成[139]。

在增殖性糖尿病视网膜病变中，多种促血管生成因子均表达上调、相互作用，而抑制新生血管因子表达减少，各种因子共同促进视网膜新生血管的生成[81,129]。现就部分促血管生成因子简介如下：

1. 血管内皮细胞生长因子（VEGF）[126]。又称为血管通透性因子（Vascular permeability factor，VPF），因最早发现其可以增加微血管通透性而得名。研究发现，VEGF 能有效地促进血管内皮细胞生长，促使新生血管形成。VEGF 是目前已知的最强的促进内皮细胞有丝分裂因子和血管生成因子，能特异性的刺激血管内皮细胞增殖，参与新生血管的形成过程，被认为是与增殖性糖尿病视网膜病变新生血管形成联系最紧密的一种因子。VEGF 家族包括 VEGF-A、VEGF-B、VEGF-C、VEGF-D、VEGF-E 及胎盘生长因子（PlGF）。其中，VEGF-A 是促血管生成最强的因子，也是调节生理性及病理性血管生成的主要因子。VEGF-A 至少有 9 种亚型，其中包括 VEGF121、VEGF145、VEGF148、VEGF162、VEGF165、VEGF165b、VEGF183、VEGF189 及 VEGF206 等。VEGF-A 主要通过激活 VEGF 受体 1 和受体 2（VEGFR1/2）发挥作用。有研究表明，VEGF 是介导眼内新生血管形成的主要因子。糖尿病视网膜病变早期病理改变为视网膜周细胞丢失及内皮细胞屏障功能受损导致血管通透性增加，引起视网膜内出血、渗出以及毛细血管闭塞，出现无血管灌注区。随后，视网膜局部缺氧刺激产生 VEGF 等促血管生成因子。VEGF 通过与视网膜内皮细胞上特异表达的 VEGF 受体结合，经酪氨酸蛋白激酶途径将信号传入细胞内，可刺激血管内皮细胞的增殖、移行，并改变细胞外基质，诱导视网膜新生血管的形成。这种新生血管可长入玻璃体并引起玻璃体积血，最终引起牵拉性视网膜脱离等。同时，VEGF 具有很强的血管通透作用，它可以显著增加微血管的通透性，破坏 BRB，使细胞外液积聚于黄斑，引起黄斑水肿，导致视力减退。研究表明，在灵长类眼内注射 VEGF 蛋白后，视网膜血管内皮细胞肥大，导致管腔

变小，毛细血管闭锁[7]。

2. 胎盘生长因子（PlGF）[129]。PlGF 主要表达在胎盘、心脏和肺中，与血管内皮细胞的 VEGF 受体 1（VEGFR1）和神经纤毛蛋白（Neuropilin-1，NRP-1）结合[140]。PlGF 与 VEGFR1 结合会引起 VEGFR1 和 VEGFR2 形成复合物，增强 VEGF-A 的信号和促进血管生成[140, 141]。PlGF 能上调 VEGF-A、FGF-2、PDGF-B、MMPs 及其他促新生血管因子的表达，表明内皮细胞能通过自身产生 PlGF 增强它们对 VEGF-A 的反应[129]。此外，PlGF 可通过招募壁细胞促进血管的成熟[140, 141]。骨髓来源的细胞表面也表达 VEGFR1，因此胎盘生长因子具有动员和招募 EPC 细胞的作用。

3. Tie2 系统[125, 126]。Tie2 是表达在血管内皮细胞表面的酪氨酸受体，其配体为血管生成素 1 和 2（Angiopoietin 1/2，Ang-1/2）。Ang-1 与 Tie2 结合后，导致 Tie2 受体磷酸化，进而磷酸化内皮型一氧化氮合成酶（eNOS）、Akt 及 ERK 信号通路，从而抑制血管的生成；Ang-2 是 Ang-1 的竞争性分子，通过与 Tie2 结合降低该受体的磷酸化水平，从而促进新生血管的生成。当 VEGF 表达水平较高时，Ang-2 协同促进视网膜新生血管的生成，而当 VEGF 表达水平较低，Ang-2 反而会加快视网膜新生血管的退缩。Tie2 系统也会被血管内皮蛋白酪氨酸磷酸酶（Vascular endothelial protein tyrosine phosphatase，VE-PTP）所调控，VE-PTP 的作用与 Ang-2 类似，通过使 Tie2 去磷酸化从而使 Tie2 失活，起到促进新生血管生成的作用。采用 Ang-2 抑制剂或 VE-PTP 抑制剂能够抑制缺血性视网膜新生血管的生成。糖尿病大鼠视网膜内 Ang-2 显著升高，大鼠玻璃体腔内注射 Ang-2 重组蛋白或小鼠视网膜转基因方法过表达 Ang-2 导致视网膜周细胞的丢失，提示 Ang-2/Tie2 在糖尿病视网膜病变时周细胞丢失和血管内皮细胞凋亡中发挥了重要作用[142, 143]。

4. Notch 受体 / 配体系统（Notch/delta-like ligand）[129]。尖端内皮细胞和茎梗内皮细胞均可被 VEGF 通过 VEGFR2 所刺激，然而这两种细胞的行为完全不同。研究表明，这两种细胞接收 VEGF 刺激后，转录产物完全不同[82, 144, 145]。在尖端内皮细胞中，VEGFR-2 信号诱导 Notch 配体 delta 样配体 4（delta-like 4，DLL4）表达，DLL4 转运至细胞膜与邻近内皮细胞（亦即未来的茎梗内皮细胞）表面的 Notch 受体结合[82, 146~148]。DLL4 与 Notch 结合后，Notch 胞内结构域（Notch intracellular domain，NICD）被切割释放作为转录调节因子。在这些茎梗细胞内，Notch 的激活下调了 VEGFR-2、VEGFR-3 和 NRP-1 的表达，而诱导了 VEGFR-1 和 sVEGFR-1 的转录[146~148]。抑制 DLL4-Notch1 信号通路导致早期胚胎新生血管生成中尖端内皮细胞的增多、血管芽（sprouts）密度增加并改变血管模式；而过度激活 Notch 信号通路，降低了内皮细胞的迁移能力[82]。Notch 的其他配体，包括 Jagged1 和 DLL1，任何一种配体丢失都会导致血管缺陷。不同的是，DLL 只表达在尖端内皮细胞上，而 Jagged1 和 DLL1 表达在茎梗内皮细胞上[149]。上述研究表明，VEGF 的梯度分布以及 DLL-Notch 信号通路通过限制血管内皮细胞转变为尖端内皮细胞的数量来调节内皮细胞的新生血管行为[129]。

5. 血小板源性生长因子 -B（PDGF-B）[68, 81, 129]。PDGF 是一种重要的促有丝分裂因子，具有刺激特定细胞群分裂增殖的能力。视网膜缺氧时，内皮细胞表达 PDGF-B 增高，通过自分泌和旁分泌的方式作用于血管内皮细胞促进血管内皮细胞的增殖。同时也通过周细胞表面的 PDGFRβ 招募周细胞覆盖在内皮细胞的表面。VEGF 也具有促进血管内皮细胞分泌 PDGF-B 的作用，导致视网膜新生血管的形成。增殖性糖尿病视网膜病变（PDR）患者玻璃体和血清中 PDGF 水平升高，与 PDR 发病相关[150]。PDGF 转基因小鼠眼内注射与

PDGF-B 的结合适体（aptamer）能够减轻 PDR 的症状[151]。玻璃体腔内注射或视网膜下腔注射 PEDF 能够抑制视网膜或脉络膜新生血管，提示其抑制作用。眼内注射腺病毒介导的 PEDF 治疗新生血管性老年黄斑变性的 I 期临床实验表明，眼内注射后，患者无明显的毒副作用，约 25% 患者出现一过性的炎症反应[152]。

6. 转化生长因子 -β（TGF-β）。TGF-β 是一种双向调节功能的生长因子，有多种生物学效应，通过与血管内皮细胞和周细胞表面特异性的 I 型和 II 型丝氨酸 / 苏氨酸激酶受体结合、激活 Smad 信号通路发挥作用[129, 153]。低浓度时，TGF-β 与通过上调血管内皮细胞内促新生血管因子促进新生血管的生成，而高浓度时则对新生血管生成具有抑制作用[153]。TGF-β 家族配体刺激 II 型受体，从而磷酸化 I 型受体（如 ALK）并激活下游 Smad 信号通路。Endoglin 是 III 型受体，从协同刺激内皮细胞 ALK1/TGF-β 信号通路，ALK1/Endoglin/TGF-β 信号通路能促进内皮细胞的增殖和迁移。TGF-β 中和抗体能抑制新生血管的生成[153]。

7. 基质细胞源性因子 -1（SDF-1）。当视网膜缺血缺氧时，视网膜 SDF-1 表达增多，通过与巨噬细胞表面受体 CXCR4 结合、招募巨噬细胞至新生血管处形成套管样结构。巨噬细胞通过旁分泌作用促进视网膜内皮细胞增殖及新生血管的生成[129]。CXCR4 拮抗剂具有抑制视网膜新生血管的作用。

8. 低氧诱导因子 1（Hypoxia inducible factor 1，HIF-1）。HIF-1 是由 HIF-1α 和 HIF-1β 组成的异源二聚体。HIF-1α 由低氧诱导表达，而 HIF-1β 属于基础表达。在常氧条件下，脯氨酸羟化酶（Proline hydroxylase）使得 HIF-1α 脱羟基导致 HIF-1α 泛素化降解；低氧时，脯氨酸羟化酶失活，从而使 HIF-1α 被稳定，与 HIF-1β 结合形成异源二聚体入核，与低氧反应原件（Hypoxia response element，HRE）结合，激活下游多种因子的转录，包括 VEGF、VEGFR1、PlGF、PDGF-B、PDGFRβ、CXCR4、Ang-2 等。上述因子协同作用，促进视网膜血管的生成，改善视网膜的缺氧状态。视网膜缺血缺氧时，HIF-1α 表达水平升高，其下游基因表达也增多，视网膜新生血管生成；而 HIF-1α 抑制剂地高辛能够降低 HIF-1α 的下游基因，如 VEGF、VEGFR1、PlGF、PDGF-B、EPO 等的表达并且减轻视网膜新生血管，提示 HIF-1α 在视网膜新生血管生成中的作用。

9. 成纤维细胞生长因子（FGF）。FGF 是活性很强的血管内皮细胞促增殖剂和血管生长因子。在毛细血管基底膜中含有 FGF，当毛细血管受损后，基底膜中的 FGF 被释出，局部储备的 FGF 被激活，可通过对内皮细胞、周细胞和成纤维细胞的促有丝分裂和趋化作用，很快启动刺激新生血管形成的过程。

胰岛素样生长因子（IGF-1）。离体试验表明，IGF-1 刺激视网膜内皮细胞 DNA 合成。在糖尿病患者，IGF-1 可诱导内皮细胞组织纤溶酶原激活物（t-PA）合成增加和活性增高，纤溶酶原激活后能形成纤维蛋白溶酶，使血管基膜溶解，与新生血管形成有关。IGF-1 的大部分细胞效应是通过 IGF-1 受体实现的。缺氧会使 IGF-1 受体 mRNA 在视网膜表达增加，在糖尿病视网膜病变中 IGF-1 受体 mRNA 转录与 IGF-1 受体表达增加，使之与更多的 IGF-1 结合。IGF-1 与受体结合后，引起受体自身磷酸化，激活酪氨酸激酶，启动 IGF-1 的生物效应，另外 IGF-1 还通过磷酸激酶通路及 Ras 蛋白通路，启动 IGF-1 的效应。增殖性糖尿病视网膜病变中，玻璃体腔 IGF-1 水平较高，提示两者相关。IGF-1 可能主要由 Müller 细胞表达[154, 155]。

第三节　神经视网膜与血-视网膜内外屏障

中枢神经系统中,"神经血管单位"(Neurovascular unit,NVU)是由神经元、胶质细胞和血管等组成的精密的结构和完整的功能单位,具有多种重要的生理功能,如控制局部能量代谢、维持微环境以及细胞间的信号转导等。在视网膜中,也可以看成是众多"神经血管单元"的整合体。在正常情况下,血管内皮细胞、周细胞、星形胶质细胞、Müller 细胞、视网膜色素上皮细胞、各种神经元等紧密联系,组成血-视网膜内外屏障,调控视网膜内能量代谢、离子稳态、信号传导等,对维持视网膜的稳态和正常功能发挥重要作用[156]。从糖网病发病机制角度讲,糖网病可被看做是视网膜"神经血管单元"疾病。其中,胶质细胞作为视网膜中特殊种类细胞起到支持和营养视网膜各级神经元与血管的纽带作用。这些胶质细胞参与血-视网膜屏障的组成与调控,并与神经元有千丝万缕的联系。神经血管单元是中枢神经系统的结构和功能单位,各组分间在功能和调控上密切相关。NVU 将血管和神经细胞之间的相互作用看作一个有机的整体进行研究,其组成结构包括微血管、血管周围的星形细胞突起及由这些突起所支持的神经元以及轴突。每个组件都相互紧密联系在一起,形成一个结构和功能的整体,是一个高效的调节体系。

一、视网膜内层的特殊解剖结构

视网膜内层涵盖了神经视网膜内约 2/3 的组成,由视网膜内层的血管及相应的神经细胞和胶质细胞共同组成的。视网膜内层在层次上由外之内主要包括外网层、内核层、内网层、节细胞层、神经纤维层及内界膜;在细胞成分主要有双极细胞、Müller 细胞、水平细胞、无长突细胞、节细胞、星形胶质细胞、小胶质细胞、血管内皮细胞及周细胞等。视网膜内层的血供主要来自视网膜中央动脉,视网膜血管内皮细胞向视网膜内输送养分主要通过两种途径,即胞旁通路和胞内通路径。胞内通路为主动转运,以受体介导为主,其次还有非受体介导的囊泡运输,如 Caveolae 蛋白、动力蛋白 1/2(Dynamin 1/2)、脂筏特征蛋白 1/2(Flotillin 1/2)等。血管内皮细胞通透性的增加主要为细胞旁路的改变。细胞旁路是由紧密连接蛋白和黏附连接蛋白共同组成内皮细胞间连接复合体,是构成血-视网膜内屏障(inner BRB,iBRB)的分子基础,对维持视网膜内皮细胞屏障功能起关键作用[157~159]。研究显示 iBRB 是由视网膜内皮细胞之间的独特蛋白质装配完全闭合了血管内皮细胞之间的间隙,包括紧密连接、黏附连接、缝隙连接等。紧密连接蛋白包括 Claudin 蛋白家族、Occludin 和紧密连接蛋白 ZO-1、ZO-2、ZO-3 等。Occludin 和 Claudin 的存在限制了大分子物质在内皮细胞之间的流动,而其他蛋白质通过复杂的蛋白质结构域互相作用,装配紧密连接。黏附连接包括钙黏素家族,如上皮-钙黏素(Epithelial-Cadherin,E-Cadherin)、神经-钙黏素(Neuronal-Cadherin,N-Cadherin)、血管内皮细胞钙粘素(Vascular endothelial Cadherin,VE-Cadherin)等。研究证明,糖尿病视网膜病变时,在视网膜血管内皮细胞紧密连接处,Occludin 表达减少且分布改变。Occludin 在细胞边界连续性分布转变为间断性分布,表现为 BRB 的破坏。一些细胞因子,如 VEGF 可诱导 VE-Cadherin 磷酸化内吞,导致 BRB 屏障的破坏[160]。此外,其他生长因子和炎症因子也参与了 BRB 屏障的破坏,如 HGF、FGF、CTGF、IL-6、TNF-α、

TGF-β 等。

关于 BRB 的组成分子以及对 BRB 影响的因子见表 5-1[161]：

表 5-1   BRB 的组成以及对 BRB 影响的因子

分组	基因名称	全称	GenBank 号
紧密连接、缝隙连接	Cldn1	Claudin 1	NM_031699
	Cldn2	Claudin 2	NM_001106846
	Cldn5	Claudin 5	NM_031701
	Cldn12	Claudin 12	NM_001100813
	Ocln	Occludin	NM_031329
	Tjp1	Tight junction protein 1（Tjp1），zonula occludens 1（ZO-1）	NM_001106266
	Tjp2	Tight junction protein 2	NM_053773
	Tjp3	Tight junction protein 3	NM_001108073
	F11r	F11 receptor（Jam1）	NM_053796
	Jam2	Junctional adhesion molecule 2	NM_001034004
	Jam3	Junctional adhesion molecule 3	NM_001004269
	Pvrl1	Poliovirus receptor-related 1（nectin）	XM_236210
	Esam	Endothelial cell adhesion molecule	NM_001004245
	Vcam1	Vascular cell adhesion molecule 1	NM_012889
	Vcl	Vinculin	NM_001107248
黏附连接	Ctnnb1	catenin（cadherin associated protein），beta 1	NM_053357
	Cdh1	Cadherin 1，E-cadherin	NM_031334
	Cdh2	Cadherin 2，N-cadherin	NM_031333
	Cdh5	Cadherin 5，VE-cadherin（vascular endothelial）	NM_001107407
	Icam1	Intercellular adhesion molecule 1	NM_012967
转运泡	Cav1	Caveolae protein，transcript variant 1	NM_031556
	Dnm1	Dynamin 1	NM_080689
	Dnm2	Dynamin 2	NM_013199
	Flot1	Flotillin 1	NM_022701
	Flot2	Flotillin 2	NM_031830
	Plvap	Plasmalemma vesicle associated protein；PV1	NM_020086
	Pacsin2	Protein kinase C and casein kinase substrate in neurons 2；Syndapin-II	NM_130740
	Nsf	N-ethylmaleimide sensitive factor	NM_021748
	Snap25	Synaptosomal-associated protein 25	NM_030991
	Vamp1	Vesicle-associated membrane protein 1	NM_013090
	Vamp2	Vesicle-associated membrane protein 2	NM_012663
水通道蛋白	Aqp1	Aquaporin 1	NM_012778
	Aqp4	Aquaporin 4，transcript variant 1	NM_012825
	Aqp4	Aquaporin 4，transcript variant 2	NM_001142366
	Aqp9	Aquaporin 9	NM_022960

续表

分组	基因名称	全称	GenBank 号
金属基质蛋白酶及抑制剂	Mmp2	Matrix metallopeptidase 2	NM_031054
	Mmp3	Matrix metallopeptidase 3	NM_133523
	Mmp9	Matrix metallopeptidase 9	NM_031055
	Timp1	TIMP metallopeptidase inhibitor 1	NM_053819
	Timp2	TIMP metallopeptidase inhibitor 2	NM_021989
	Timp3	TIMP metallopeptidase inhibitor 3	NM_012886
HIF 信号通路	Hif1a	Hypoxia inducible factor 1 alpha	NM_024359
	Hif2a	Hypoxia inducible factor 2 alpha	NM_023090
	Hif3a	Hypoxia inducible factor 3，alpha subunit	NM_022528
	Epo	Erythropoietin	NM_017001
	Epor	Erythropoietin receptor	NM_017002
	Vegfa	Vascular endothelial growth factor A	NM_001110334
	Vegfb	Vascular endothelial growth factor B	NM_053549
	Vegfc	Vascular endothelial growth factor C	NM_053653
	Vegfd	Vascular endothelial growth factor D，C-fos induced growth factor（Figf）	NM_031761
	Plgf	Placental growth factor	NM_053595
	Flt1	Fms-related tyrosine kinase 1，VEGF receptor 1	NM_019306
	Kdr	Kinase insert domain receptor，VEGF receptor-2/FLK-1	NM_013062
	Flt4	Fms-related tyrosine kinase 4（Flt4），receptor tyrosine kinase VEGFR-3（Vegfr3）	NM_053652
炎症因子	Il6	Interleukin 6	NM_012589
	Il6r	Interleukin 6 receptor	NM_017020
	Tnf	Tumor necrosis factor（TNF superfamily，member 2）	NM_012675
	Tgfb1	Transforming growth factor，beta 1	NM_021578
	Tgfb2	Transforming growth factor，beta 2	NM_031131
	Tgfb3	Transforming growth factor，beta 3	NM_013174
	Nos1	Nitric oxide synthase 1，neuronal	NM_052799
	Nos2	Nitric oxide synthase 2，inducible	NM_012611
	Nos3	Nitric oxide synthase 3，endothelial cell	NM_021838
生长因子及基底膜组份	Ctgf	Connective tissue growth factor	NM_022266
	Fgf2	Fibroblast growth factor 2	NM_019305
	Hgf	Hepatocyte growth factor	NM_017017
	Serpinf1	Serpin peptidase inhibitor，clade F（alpha-2 antiplasmin，pigment epithelium derived factor），member 1	NM_177927
	Serpinf2	Serpin peptidase inhibitor，clade F（alpha-2 antiplasmin，pigment epithelium derived factor），member 2	NM_001011892
	Fn1	Fibronectin 1	NM_019143
	Col1a1	Collagen，type I，alpha 1	NM_053304
	Lama1	Laminin，alpha 1	NM_001108237

二、糖尿病视网膜病变在视网膜内层的病理生理过程

在糖尿病视网膜病变中，视网膜内层血视网膜屏障（inner BRB，iBRB）发生破坏。内层血视网膜屏障的破坏原因包括白细胞黏附所致的内皮细胞炎性损伤、周细胞及内皮细胞凋亡、脱落；内皮细胞间紧密连接蛋白减少；各种诱导血管渗漏的炎性因子如 VEGF、FGF 等表达增加；Müller 细胞增生、星形胶质细胞退缩、神经元凋亡等导致视网膜营养因子分泌减少，视网膜氧化应激损伤等，以上诸多因素共同作用导致视网膜内层神经胶质及血管的功能发生紊乱、视网膜组织渗漏增加[10, 11, 13, 14, 19, 37, 66, 162]。

三、神经视网膜内层和血 - 视网膜内屏障形成单元

视网膜生理研究的新观点认为，糖尿病导致的视网膜功能失调是视网膜神经血管单元（NVU）的改变。NVU 是指中枢神经系统中神经元、胶质细胞和特化血管之间生理及生化之间的关系以及在这些组织细胞之间紧密的依赖性[156]。神经退行性疾病如中风、阿尔茨海默症、帕金森病等都影响了 NVU 并改变了神经元功能、神经递质的代谢，导致血脑屏障丧失[163~165]。

血 - 视网膜内屏障是由视网膜内层的血管及相应的神经胶质细胞共同组成的[156]。该复合体层次上主要包括外网层、内核层、内网层、节细胞层、神经纤维层及内界膜；细胞成分主要有双极细胞、Müller 细胞、水平细胞、无长突细胞、节细胞、星形胶质细胞、小胶质细胞、血管内皮细胞及周细胞等。视网膜 NVU 的紧密偶联表现为局部代谢物水平（乳酸水平、氧分压、二氧化碳分压）和胶质细胞对视网膜血流的自主调节（autoregulation）[166]。神经视网膜 - 血内屏障复合体为维持视网膜内层内环境稳态及正常的生理活动发挥了重要作用。作为一个单元，该复合体内的血供主要由视网膜中央动脉供给。在正常条件下，血管内皮细胞和周细胞、星形胶质细胞、Müller 细胞和神经元紧密的联系，构成血 - 视网膜内屏障（iBRB）控制神经视网膜营养供给、保持能量平衡、维持视网膜内神经传递信号的离子稳态、调节突触传导等。

糖尿病时，视网膜内 NVU 中各组分均被累及[156]，如胶质异常和自由基的大量生成导致线粒体功能异常和 NADPH 氧化活动增强（如 NO 生成、蛋白及脂质氧化）、谷氨酰胺合成酶（Glutamine synthetase，GS）和支链转氨酶（branched-chain aminotransferases）代谢改变、蛋白降解等；神经元功能失调导致神经元肿胀、突触蛋白表达改变、节细胞和无长突细胞凋亡等；炎症反应，包括小胶质细胞形态改变及活化、白细胞黏附、小胶质细胞及黏附白细胞产生炎性因子（TNF-α、IL-1β、IL-6、IL-8、CCL-2）。

四、视网膜外层的特殊解剖结构

视网膜外层主要由血 - 视网膜外屏障（outer BRB）及神经视网膜外层组成，如视网膜外核层、视锥视杆层、外界膜及视网膜色素上皮细胞（Retinal pigment epithelium，RPE）构成，细胞成分主要包括光感受器细胞、RPE 细胞和 Müller 细胞[156]。该单元的血液和养分供给主要由脉络膜毛细血管供给。视网膜外层的光感受器细胞可将光刺激转变为电化学信号。由 RPE 细胞构成的外屏障对于维持视网膜外层的稳态及内环境的稳定发挥了重要作用，同时对视网膜外层起到了支持及营养作用。色素上皮衍生因子（PEDF）主要由 RPE 产生并由细

胞尖端（apical）向神经视网膜分泌，属于丝氨酸蛋白酶抑制剂超家族，具有多种生物学功能，如抑制视网膜新生血管、神经营养、神经保护、抗炎、抗氧化等功能[167~169]。此外，视网膜神经元和胶质细胞也可产生 PEDF[170]。研究表明糖尿病患者房水和玻璃体内 PEDF 水平降低，甚至 PEDF/VEGF 比率发生改变或颠倒，提示 PEDF 和 VEGF 之间的平衡对视网膜新生血管发生发展及神经胶质毒性发挥了重要作用[170, 171]。在腺相关病毒介导 PEDF 表达或 PEDF 转基因小鼠，视网膜的新生血管被显著抑制、血管渗漏减轻、炎性因子分泌减少[172, 173]。体外实验研究发现，低氧和 VEGF 通过升高金属基质蛋白酶（MMPs）的表达而降解和失活 PEDF[174]。PEDF 通过抑制还原性 NAPDH（reduced form of nicotinamide adenine dinucleotide）氧化酶介导的氧自由基的生成抑制氧化应激反应[175, 176]。

五、糖尿病视网膜病变时血 - 视网膜外屏障异常

视网膜色素上皮细胞（RPE）位于视网膜和脉络膜之间，是血 - 视网膜外屏障的重要组成部分，对于维持视网膜正常的代谢及功能起着重要作用[177]。RPE 细胞可分泌多种细胞因子，这些细胞因子具有多种生物学活性，在多种眼底疾病中发挥重要作用。它们同时也反作用于 RPE，影响其生物活性及功能，两者间形成复杂的相互作用。RPE 分泌的主要因子有 VEGF、色素上皮衍生因子（PEDF）、转化生长因子 -β（TGF-β）、碱性成纤维细胞生长因子（bFGF）、血小板源性生长因子（PDGF）、睫状神经营养因子（CNTF）、白介素 -1（IL-1）、IL-6、等，在 RPE 参与的多种疾病过程中发挥重要作用。RPE 细胞分泌的 PEDF 具有维持视网膜和脉络膜毛细血管的功能。PEDG 具有神经保护功能，能够保护视网膜神经元防止谷氨酸或低氧诱导的神经元凋亡；同时，PEDF 还有抗新生血管功能，能抑制视网膜血管内皮细胞的增生和稳定脉络膜毛细血管。色素上皮细胞分泌的 VEGF 能够维持脉络膜毛细血管的通透性，同时也具有维持血管内皮细胞生长的生理功能，以及神经营养功能。正常情况下，RPE 细胞分泌的 PEDF 和 VEGF 具有方向性。PEDF 主要在色素上皮细胞的尖端（apical）分泌，分泌至神经视网膜，而 VEGF 主要在细胞基底侧分泌，起到营养和支持脉络膜毛细血管的功能。TGF-β 可促使人 RPE 中 VEGF 的表达，这一过程是由 MAP 激酶信号系统调节的。用基质金属蛋白酶（MMP）-2 和 MMP-9 处理 RPE，发现细胞上皮的电阻降低，紧密连接功能发生改变，导致外屏障破坏。在糖尿病视网膜病变中，RPE 细胞向视网膜内分泌的 PEDF 减少，而视网膜内 VEGF 分泌大量增加，从而导致血 - 视网膜内屏障破坏增加、新生血管的形成等[178]。

（一）动物实验的提示

在糖尿病大鼠研究中发现：糖尿病时，视网膜所有类型的细胞均被累及，如周细胞的丢失和凋亡、内皮细胞的凋亡及紧密连接蛋白的减少、星形胶质细胞退行性改变、Müller 细胞增生、视网膜神经元凋亡、视网膜色素上皮细胞变性、血 - 视网膜屏障的破坏等[1, 46, 156, 178]。

在不同品系的糖尿病大鼠中，研究人员采用白蛋白渗漏的方法观察到血 - 视网膜屏障的破坏，包括外屏障的破坏[179]。在 STZ 诱导的糖尿病大鼠和小鼠模型中，采用 FITC- 右旋糖酐检测血视网膜外屏障，发现糖尿病发病 9 个月（大鼠）和 12 个月（小鼠）后，视网膜外层 FITC- 右旋糖酐的渗漏显著增加，提示血视网膜外屏障被破坏[180]。在我们的研究中，也发现 STZ 诱导的糖尿病大鼠发病 1 周后，视网膜色素上皮细胞下 Bruch 膜破坏、基底膜增厚并与视网膜色素上皮细胞间隙增宽，同时视网膜色素上皮细胞也出现了坏死样变[54]。在 2

型糖尿病视网膜病变的大鼠（Goto-Kakizaki 大鼠）中，小胶质细胞 / 巨噬细胞能够跨视网膜色素上皮细胞迁移至视网膜下腔处，加重视网膜外屏障的破坏[181]。PKCζ 的激活是导致视网膜外屏障破坏的因素之一[182]。

（二）临床实验的发现

在临床观察中，也监测到血 - 视网膜屏障的破坏，如早期糖尿病患者眼底荧光造影检查发现糖尿病患者视网膜血管渗漏增加，提示血 - 视网膜屏障破坏；部分糖尿病患者视敏度降低、色彩辨识度下降提示神经元损伤。增殖性糖尿病患者视网膜新生血管生成加重了视网膜神经血管的损伤。早期研究人员采用电镜免疫组化的方法，报道了糖尿病视网膜病变患者，视网膜内有白蛋白的渗出，分布于视网膜内层（内界膜）、视网膜外层（外界膜、视网膜色素上皮细胞与光感受器细胞外节之间）[183]，提示糖尿病时血 - 视网膜外屏障破坏。在比较研究中发现，糖尿病患者视网膜前膜（epiretinal membrane）中，VEGF/PEDF 的比值较非糖尿病患者视网膜前膜显著升高，提示 VEGF 在糖尿病视网膜病变中表达显著增高，而 PEDF 表达降低，参与了糖尿病视网膜病变的发生发展。

（三）神经视网膜外层和血 - 视网膜外屏障形成单元

神经视网膜外层 - 血 - 视网膜外屏障复合体是由视网膜外核层、外界膜、视锥视杆层、视网膜色素上皮细胞、Bruch 膜及其邻近的脉络膜毛细血管等共同构成的基本单元。该复合体的细胞成分主要包括光感受器细胞、Müller 细胞、视网膜色素上皮细胞及脉络膜毛细血管细胞[156]，血供主要由脉络膜毛细血管供给，其功能是维持神经视网膜外层正常的生理活动，如细胞代谢、感光并将光信号转变为电信号等。视网膜色素上皮细胞在整个复合体中发挥了重要的作用，其构成的血 - 视网膜外屏障对于维持视网膜外层起到了支持及营养作用，如吸收光、保护视网膜光感受器细胞防止光氧化损伤（photo-oxidative stress）、视网膜下腔离子的缓冲维持离子稳态、视黄醛 / 视黄醇循环的转变、吞噬光感受器细胞脱落的外节、细胞因子的分泌（如 VEGF、PEDF、TIMP、FGF-1、FGF-2、FGF-5、TGF-β、IGF-I、CNTF、PDGF 等）、神经递质的释放和回收等[177]。

（张敬法　李维业）

参 考 文 献

1. Gardner TW, Antonetti DA, Barber AJ, et al. Diabetic retinopathy: more than meets the eye. *Survey of ophthalmology*, 2002, 47（2）: S253-262.

2. Weale RA. Why does the human retina possess a fovea? *Nature*, 1966, 212: 255-256.

3. Foreman DM. Three dimensional analysis of the retinal vasculature using immunofluorescent staining and confocal laser scanning microscopy. *The British journal of ophthalmology*, 1996, 80: 246-251.

4. Bresnick GH. Abnormalities of the foveal avascular zone in diabetic retinopathy. *Archives of ophthalmology*, 1984, 102: 1286-1293.

5. Sakata K, Funatsu H, Harino S, et al. Relationship between macular microcirculation and progression of diabetic macular edema. *Ophthalmology*, 2006, 113: 1385-1391.

6. Freiberg FJ. Optical coherence tomography angiography of the foveal avascular zone in diabetic retinopathy. *Graefes Arch Clin Exp Ophthalmol*, 2016, 254: 1051-1058.

7. Hofman P, van Blijswijk BC, Gaillard PJ, et al. Endothelial cell hypertrophy induced by vascular

endothelial growth factor in the retina: new insights into the pathogenesis of capillary nonperfusion. *Archives of ophthalmology*, 2001, 119: 861-866.

8. Geraldes P, King GL. Activation of protein kinase C isoforms and its impact on diabetic complications. *Circulation research*, 2010, 106: 1319-1331.

9. Behl T, Kaur I, Kotwani A. Role of leukotrienes in diabetic retinopathy. *Prostaglandins & other lipid mediators*, 2015, 122: 1-9.

10. van Hecke MV. Inflammation and endothelial dysfunction are associated with retinopathy: the Hoorn Study. *Diabetologia*, 2005, 48: 1300-1306.

11. Adamis AP. Is diabetic retinopathy an inflammatory disease? *The British journal of ophthalmology*, 2002, 86: 363-365.

12. Kim SY, Johnson MA, Mcheod DS, et al. Neutrophils are associated with capillary closure in spontaneously diabetic monkey retinas. *Diabetes*, 2005, 54: 1534-1542.

13. Chibber R, Ben-Mahmud BM, Chibber S, et al. Leukocytes in diabetic retinopathy. *Curr Diabetes Rev*, 2007, 3: 3-14.

14. Tang J, Kern TS. Inflammation in diabetic retinopathy. *Progress in retinal and eye research*, 2011, 30: 343-358.

15. Joussen AM, Poulakiv V, Le ML, et al. A central role for inflammation in the pathogenesis of diabetic retinopathy. *FASEB journal: official publication of the Federation of American Societies for Experimental Biology*, 2004, 18: 1450-1452.

16. Miyamoto K. Prevention of leukostasis and vascular leakage in streptozotocin-induced diabetic retinopathy via intercellular adhesion molecule-1 inhibition. *Proceedings of the National Academy of Sciences of the United States of America*, 1999, 96: 10836-10841.

17. Barouch FC, Miyamoto K, Allpont JR, et al. Integrin-mediated neutrophil adhesion and retinal leukostasis in diabetes. *Investigative ophthalmology & visual science*, 2000, 41: 1153-1158.

18. Veenstra AA, Tang J, Kern TS. Antagonism of CD11b with neutrophil inhibitory factor (NIF) inhibits vascular lesions in diabetic retinopathy. *PloS one*, 2013, 8: e78405.

19. Joussen AM, Murata T, Tsujikawa A, et al. Leukocyte-mediated endothelial cell injury and death in the diabetic retina. *The American journal of pathology*, 2001, 158: 147-152.

20. Curtis TM, Gardiner TA, Stitt AW. Microvascular lesions of diabetic retinopathy: clues towards understanding pathogenesis? *Eye*, 2009, 23: 1496-1508.

21. Roy S, Ha J, Trudeau K, et al. Vascular basement membrane thickening in diabetic retinopathy. *Current eye research*, 2010, 35: 1045-1056.

22. Timpl R, Dziadek M, Fujiwara S, et al. Nidogen: a new, self-aggregating basement membrane protein. *Eur J Biochem*, 1983, 137: 455-465.

23. Ljubimov AV. Basement membrane abnormalities in human eyes with diabetic retinopathy. *The journal of histochemistry and cytochemistry: official journal of the Histochemistry Society*, 1996, 44: 1469-1479.

24. Nishikawa T, Giardino I, Edelstein D, et al. Changes in diabetic retinal matrix protein mRNA levels in a common transgenic mouse strain. *Current eye research*, 2000, 21: 581-587.

25. Gerhardt H, Betsholtz C. Endothelial-pericyte interactions in angiogenesis. *Cell Tissue Res*, 2003, 314:

15-23.

26. Davis GE, Senger DR. Endothelial extracellular matrix: biosynthesis, remodeling, and functions during vascular morphogenesis and neovessel stabilization. *Circulation research*, 2005, 97: 1093-1107.

27. Tucker B, Klassen H, Yang L, et al. Elevated MMP Expression in the MRL Mouse Retina Creates a Permissive Environment for Retinal Regeneration. *Investigative ophthalmology & visual science*, 2008, 49: 1686-1695.

28. De Taeye B, Gils A, Declerck PJ. The story of the serpin plasminogen activator inhibitor 1: is there any need for another mutant? *Thromb Haemost*, 2004, 92: 898-924.

29. Das A, Boyd N, Jones TR, et al. Inhibition of choroidal neovascularization by a peptide inhibitor of the urokinase plasminogen activator and receptor system in a mouse model. *Archives of ophthalmology*, 2004, 122: 1844-1849.

30. Roy S, Maiello M, Lorenzi M. Increased expression of basement membrane collagen in human diabetic retinopathy. *The Journal of clinical investigation*, 1994, 93: 438-442.

31. Roy S, Lorenzi M. Early biosynthetic changes in the diabetic-like retinopathy of galactose-fed rats. *Diabetologia*, 1996, 39: 735-738.

32. Bianchi E, Ripandelli G, Taurone S, et al. Age and diabetes related changes of the retinal capillaries: An ultrastructural and immunohistochemical study. *Int J Immunopathol Pharmacol*, 2016, 29: 40-53.

33. Igarashi Y Chiba H, Utsumi H, et al. Expression of receptors for glial cell line-derived neurotrophic factor (GDNF) and neurturin in the inner blood-retinal barrier of rats. *Cell Struct Funct*, 2000, 25: 237-241.

34. Ly A, Yee P, Vessey KA, et al. Early inner retinal astrocyte dysfunction during diabetes and development of hypoxia, retinal stress, and neuronal functional loss. *Investigative ophthalmology & visual science*, 2011, 52: 9316-9326.

35. Barber AJ, Antonetti DA, Gardner TW. Altered expression of retinal occludin and glial fibrillary acidic protein in experimental diabetes. The Penn State Retina Research Group. *Investigative ophthalmology & visual science*, 2000, 41: 3561-3568.

36. Bringmann A, Pannicke T, Grosche J, et al. Muller cells in the healthy and diseased retina. *Progress in retinal and eye research*, 2006, 25: 397-424.

37. Eberhardt C, Amann B, Feuchtinger A, et al, Differential expression of inwardly rectifying K^+ channels and aguaporins 4 and 5 in autoimmune uveitis indicates misbalance in Müller glial cell-dependent ion and water homeostasis. Glia, 2011, 59: 697-707.

38. Harada C. Potential role of glial cell line-derived neurotrophic factor receptors in Müller glial cells during light-induced retinal degeneration. *Neuroscience*, 2003, 122: 229-235.

39. Bringmann A. Role of retinal glial cells in neurotransmitter uptake and metabolism. *Neurochem Int*, 2009, 54: 143-160.

40. Rungger-Brandle E, Dosso AA, Leuenberger PM. Glial reactivity, an early feature of diabetic retinopathy. *Investigative ophthalmology & visual science*, 2000, 41: 1971-1980.

41. Yuan TF, Liang YX, Peng B, et al. Local proliferation is the main source of rod microglia after optic nerve transection. *Sci Rep*, 2015, 5: 10788.

42. Zeng XX, Ng YK, Ling EA. Neuronal and microglial response in the retina of streptozotocin-induced

diabetic rats. *Visual neuroscience*, 2000, 17: 463-471.

43. Zeng HY, Green WR, Tso MO. Microglial activation in human diabetic retinopathy. *Archives of ophthalmology*, 2008, 126: 227-232.

44. Liu Y, Biarnes Costa M, Gerhardinger C. IL-1beta is upregulated in the diabetic retina and retinal vessels: cell-specific effect of high glucose and IL-1beta autostimulation. *PloS one*, 2012, 7: e36949.

45. Eisma JH, Dulle JE, Fort PE. Current knowledge on diabetic retinopathy from human donor tissues. *World J Diabetes*, 2015, 6: 312-320.

46. Barber AJ. Diabetic retinopathy: recent advances towards understanding neurodegeneration and vision loss. *Science China. Life sciences*, 2015, 58: 541-549.

47. Wolter JR. Diabetic retinopathy. *Am J Ophthalmol*, 1961, 51: 1123-1141.

48. Wolter J.R. Diabetic capillary microaneurysms of the retina. *Archives of ophthalmology*, 1961, 65: 847-854.

49. Jackson GR, Scott IU, Quillen DA, et al. Inner retinal visual dysfunction is a sensitive marker of non-proliferative diabetic retinopathy. *The British journal of ophthalmology*, 2012, 96: 699-703.

50. van Dijk HW. Selective loss of inner retinal layer thickness in type 1 diabetic patients with minimal diabetic retinopathy. *Investigative ophthalmology & visual science*, 2009, 50: 3404-3409.

51. Peng PH, Lin HS, Lin S. Nerve fibre layer thinning in patients with preclinical retinopathy. *Can J Ophthalmol*, 2009, 44: 417-422.

52. Barber AJ. Neural apoptosis in the retina during experimental and human diabetes. Early onset and effect of insulin. *The Journal of clinical investigation*, 1998, 102: 783-791.

53. Gastinger MJ, Singh RS, Barber AJ. Loss of cholinergic and dopaminergic amacrine cells in streptozotocin-diabetic rat and Ins2Akita-diabetic mouse retinas. *Investigative ophthalmology & visual science*, 2006, 47: 3143-3150.

54. Zhang J, Wu Y, Jin Y, et al. Intravitreal injection of erythropoietin protects both retinal vascular and neuronal cells in early diabetes. *Investigative ophthalmology & visual science*, 2008, 49: 732-742.

55. Énzsöly A, Szabo A, Kantor O, et al. Pathologic alterations of the outer retina in streptozotocin-induced diabetes. *Investigative ophthalmology & visual science*, 2014, 55: 3686-3699.

56. Oshitari T, Yamamoto S, Roy S. Increased expression of c-Fos, c-Jun and c-Jun N-terminal kinase associated with neuronal cell death in retinas of diabetic patients. *Current eye research*, 2014, 39: 527-531.

57. Oshitari T, Yamamoto S, Hata N. Mitochondria-and caspase-dependent cell death pathway involved in neuronal degeneration in diabetic retinopathy. *The British journal of ophthalmology*, 2008, 92: 552-556.

58. Silva K.C, Rosales MA, Biswas SK. Diabetic retinal neurodegeneration is associated with mitochondrial oxidative stress and is improved by an angiotensin receptor blocker in a model combining hypertension and diabetes. *Diabetes*, 2009, 58: 1382-1390.

59. Kowluru RA, Abbas SN. Diabetes-induced mitochondrial dysfunction in the retina. *Investigative ophthalmology & visual science*, 2003, 44: 5327-5334.

60. Shen J, Wu Y, Xu JY, et al. ERK- and Akt-dependent neuroprotection by erythropoietin (EPO) against glyoxal-AGEs via modulation of Bcl-xL, Bax, and BAD. *Investigative ophthalmology & visual science*, 2010, 51: 35-46.

61. Li W, Yanoff M, Liu X. Retinal capillary pericyte apoptosis in early human diabetic retinopathy. *Chinese medical journal*, 1997, 110: 659-663.

62. Li W, Yanoff M, Jian B, He Z. Altered mRNA levels of antioxidant enzymes in pre-apoptotic pericytes from human diabetic retinas. *Cellular and molecular biology*, 1999, 45: 59-66.

63. Zitvogel L, Kepp O, Kroemer G. Decoding cell death signals in inflammation and immunity. *Cell*, 2010, 140: 798-804.

64. Kowluru RA. Effect of advanced glycation end products on accelerated apoptosis of retinal capillary cells under in vitro conditions. *Life Sci*, 2005, 76: 1051-1060.

65. Li W, Liu X, Yanoff M, et al. Cultured retinal capillary pericytes die by apoptosis after an abrupt fluctuation from high to low glucose levels: a comparative study with retinal capillary endothelial cells. *Diabetologia*, 1996, 39: 537-547.

66. Caldwell RB. Vascular endothelial growth factor and diabetic retinopathy: role of oxidative stress. *Current drug targets*, 2005, 6: 511-524.

67. Kowluru RA, Odenbach S. Role of interleukin-1beta in the pathogenesis of diabetic retinopathy. *The British journal of ophthalmology*, 2004, 88: 1343-1347.

68. Gaengel K, Genove G, Armulik A, et al. Endothelial-mural cell signaling in vascular development and angiogenesis. *Arterioscler Thromb Vasc Biol*, 2009, 29: 630-638.

69. Frank RN, Turczyn TJ, Das A. Pericyte coverage of retinal and cerebral capillaries. *Investigative ophthalmology & visual science*, 1990, 31: 999-1007.

70. van Dijk CG. The complex mural cell: pericyte function in health and disease. *Int J Cardiol*, 2015, 190: 75-89.

71. Sims DE. Diversity within pericytes. *Clin Exp Pharmacol Physiol*, 2000, 27: 842-846.

72. Diaz-Flores L. Pericytes. Morphofunction, interactions and pathology in a quiescent and activated mesenchymal cell niche. *Histol Histopathol*, 2009, 24: 909-969.

73. Stapor PC, Sweat RS, Dashti DC, et al. Pericyte dynamics during angiogenesis: new insights from new identities. *J Vasc Res*, 2014, 51: 163-174.

74. Armulik A, Genove G, Betsholtz C. Pericytes: developmental, physiological, and pathological perspectives, problems, and promises. *Dev Cell*, 2011, 21: 193-215.

75. Trost A. Brain and Retinal Pericytes: Origin, Function and Role. *Front Cell Neurosci*, 2016, 10: 20.

76. Kelly-Goss MR, Sweat RS, Stapor PC, et al. Targeting pericytes for angiogenic therapies. *Microcirculation*, 2014, 21: 345-357.

77. Wong SP. Pericytes, mesenchymal stem cells and their contributions to tissue repair. *Pharmacol Ther*, 2015, 151: 107-120.

78. Cogan DG, Kuwabara T. The mural cell in perspective. *Archives of ophthalmology*, 1967, 78: 133-139.

79. Tilton RG, Miller EJ, Kilo C, et al. Pericyte form and distribution in rat retinal and uveal capillaries. *Investigative ophthalmology & visual science*, 1985, 26: 68-73.

80. Hill RA. Regional Blood Flow in the Normal and Ischemic Brain Is Controlled by Arteriolar Smooth Muscle Cell Contractility and Not by Capillary Pericytes. *Neuron*, 2015, 87: 95-110.

81. Hammes HP, Feng Y, Pfister F, et al. Diabetic retinopathy: targeting vasoregression. *Diabetes*, 2011, 60:

9-16.

82. Gerhardt H. VEGF guides angiogenic sprouting utilizing endothelial tip cell filopodia. *J Cell Biol*, 2003, 161: 1163-1177.

83. Augustin HG, Koh GY, Thurston G, et al. Control of vascular morphogenesis and homeostasis through the angiopoietin-Tie system. *Nat Rev Mol Cell Biol*, 2009, 10: 165-177.

84. Liu H, Zhang W, Kennard S, et al. Notch3 is critical for proper angiogenesis and mural cell investment. *Circulation research*, 2010, 107: 860-870.

85. Ostman A, Andersson M, Betsholtz C, et al. Identification of a cell retention signal in the B-chain of platelet-derived growth factor and in the long splice version of the A-chain. *Cell Regul*, 1991, 2: 503-512.

86. Lindblom P. Endothelial PDGF-B retention is required for proper investment of pericytes in the microvessel wall. *Genes Dev*, 2003, 17: 1835-1840.

87. Jin S. Notch signaling regulates platelet-derived growth factor receptor-beta expression in vascular smooth muscle cells. *Circulation research*, 2008, 102: 1483-1491.

88. Suri C. Requisite role of angiopoietin-1, a ligand for the TIE2 receptor, during embryonic angiogenesis. *Cell*, 1996, 87: 1171-1180.

89. Maisonpierre PC. Angiopoietin-2, a natural antagonist for Tie2 that disrupts in vivo angiogenesis. *Science*, 1997, 277: 55-60.

90. Valenzuela DM. Angiopoietins 3 and 4: diverging gene counterparts in mice and humans. *Proceedings of the National Academy of Sciences of the United States of America*, 1999, 96: 1904-1909.

91. Wakui S. Localization of Ang-1, -2, Tie-2, and VEGF expression at endothelial-pericyte interdigitation in rat angiogenesis. *Lab Invest*, 2006, 86: 1172-1184.

92. Dumont DJ, Yamaguchi TP, Conlon RA, et al. tek, a novel tyrosine kinase gene located on mouse chromosome 4, is expressed in endothelial cells and their presumptive precursors. *Oncogene*, 1992, 7: 1471-1480.

93. Puri MC, Partanen J, Rossant J, et al. Interaction of the TEK and TIE receptor tyrosine kinases during cardiovascular development. *Development*, 1999, 126: 4569-4580.

94. Korhonen J, Polvi A, Partanen J, et al. The mouse tie receptor tyrosine kinase gene: expression during embryonic angiogenesis. *Oncogene*, 1994, 9: 395-403.

95. Sundberg C, Kowanetz M, Brown LF, et al. Stable expression of angiopoietin-1 and other markers by cultured pericytes: phenotypic similarities to a subpopulation of cells in maturing vessels during later stages of angiogenesis in vivo. *Lab Invest*, 2002, 82: 387-401.

96. Davis S. Isolation of angiopoietin-1, a ligand for the TIE2 receptor, by secretion-trap expression cloning. *Cell*, 1996, 87: 1161-1169.

97. Fiedler U. Angiopoietin-2 sensitizes endothelial cells to TNF-alpha and has a crucial role in the induction of inflammation. *Nat Med*, 2006, 12: 235-239.

98. Saharinen P. Angiopoietins assemble distinct Tie2 signalling complexes in endothelial cell-cell and cell-matrix contacts. *Nat Cell Biol*, 2008, 10: 527-537.

99. Jones N. Rescue of the early vascular defects in Tek/Tie2 null mice reveals an essential survival function. *EMBO Rep*, 2001, 2: 438-445.

100. Sato T.N. Distinct roles of the receptor tyrosine kinases Tie-1 and Tie-2 in blood vessel formation. *Nature*, 1995, 376: 70-74.

101. Patan S. TIE1 and TIE2 receptor tyrosine kinases inversely regulate embryonic angiogenesis by the mechanism of intussusceptive microvascular growth. *Microvasc Res*, 1998, 56: 1-21.

102. Allende ML, Proia RL. Sphingosine-1-phosphate receptors and the development of the vascular system. *Biochimica et biophysica acta*, 2002, 1582: 222-227.

103. Morozov VI, Sakuta GA, Kalinski MI. Sphingosine-1-phosphate: distribution, metabolism and role in the regulation of cellular functions. *Ukr Biokhim Zh*, 1999, 85: 5-21.

104. Mendelson K, Evans T, Hla T. Sphingosine 1-phosphate signalling. *Development*, 2014, 141: 5-9.

105. Zhou J, Saba JD. Identification of the first mammalian sphingosine phosphate lyase gene and its functional expression in yeast. *Biochem Biophys Res Commun*, 1998, 242: 502-507.

106. Mandala SM. Sphingoid base 1-phosphate phosphatase: a key regulator of sphingolipid metabolism and stress response. *Proceedings of the National Academy of Sciences of the United States of America*, 1998, 95: 150-155.

107. Melendez AJ, Carlos-Dias E, Gosink M, et al. Human sphingosine kinase: molecular cloning, functional characterization and tissue distribution. *Gene*, 2000, 251: 19-26.

108. Yatomi Y, Ozaki Y, Ohmori T, et al. Sphingosine 1-phosphate: synthesis and release. *Prostaglandins & other lipid mediators*, 2001, 64: 107-122.

109. Yatomi Y. Sphingosine 1-phosphate, a bioactive sphingolipid abundantly stored in platelets, is a normal constituent of human plasma and serum. *J Biochem*, 1997, 121: 969-973.

110. Mizugishi K. Essential role for sphingosine kinases in neural and vascular development. *Mol Cell Biol*, 2005, 25: 11113-11121.

111. Takuwa Y. Subtype-specific differential regulation of Rho family G proteins and cell migration by the Edg family sphingosine-1-phosphate receptors. *Biochimica et biophysica acta*, 2002, 1582: 112-120.

112. Kono M. The sphingosine-1-phosphate receptors S1P1, S1P2, and S1P3 function coordinately during embryonic angiogenesis. *J Biol Chem*, 2004, 279: 29367-29373.

113. Allende ML, Yamashita T, Proia RL. G-protein-coupled receptor S1P1 acts within endothelial cells to regulate vascular maturation. *Blood*, 2003, 102: 3665-3667.

114. Liu Y. Edg-1, the G protein-coupled receptor for sphingosine-1-phosphate, is essential for vascular maturation. *The Journal of clinical investigation*, 2000, 106: 951-961.

115. Lee MJ. Vascular endothelial cell adherens junction assembly and morphogenesis induced by sphingosine-1-phosphate. *Cell*, 1999, 99: 301-312.

116. Paik JH. The activation state of the endothelium via two distinct TGF-beta type I receptors. *Embo J*, 2002, 21: 1743-1753.

117. Ota T. Targets of transcriptional regulation by two distinct type I receptors for transforming growth factor-beta in human umbilical vein endothelial cells. *J Cell Physiol*, 2002, 193: 299-318.

118. Chen S, Kulik M, Lechleider RJ. Smad proteins regulate transcriptional induction of the SM22alpha gene by TGF-beta. *Nucleic Acids Res*, 2003, 31: 1302-1310.

119. Oh SP. Activin receptor-like kinase 1 modulates transforming growth factor-beta 1 signaling in the

regulation of angiogenesis. *Proceedings of the National Academy of Sciences of the United States of America*, 2000, 97: 2626-2631.

120. Goumans MJ. Activin receptor-like kinase（ALK）1 is an antagonistic mediator of lateral TGFbeta/ALK5 signaling. *Mol Cell*, 2003, 12: 817-828.

121. Kruger O. Defective vascular development in connexin 45-deficient mice. *Development*, 2000, 127: 4179-4193.

122. Crawford TN, Alfaro DV, 3rd, Kerrison JB. Diabetic retinopathy and angiogenesis. *Curr Diabetes Rev*, 2009, 5: 8-13.

123. Campochiaro PA. Molecular pathogenesis of retinal and choroidal vascular diseases. *Progress in retinal and eye research*, 2015, 49: 67-81.

124. Praidou A. Angiogenic growth factors and their inhibitors in diabetic retinopathy. *Curr Diabetes Rev*, 2010, 6: 304-312.

125. Medina RJ, O'Neill CL, Humphreys MW, et al. Outgrowth endothelial cells: characterization and their potential for reversing ischemic retinopathy. *Investigative ophthalmology & visual science*, 2010, 51: 5906-5913.

126. Basile DP, Yoder MC. Circulating and tissue resident endothelial progenitor cells. *J Cell Physiol*, 2014, 229: 10-16.

127. Siemerink MJ, Augustin AJ, Schlingemann RO. Mechanisms of ocular angiogenesis and its molecular mediators. *Dev Ophthalmol*, 2010, 46: 4-20.

128. Vadlapatla RK, Vadlapudi AD. & Mitra AK. Hypoxia-inducible factor-1（HIF-1）: a potential target for intervention in ocular neovascular diseases. *Current drug targets*, 2013, 14: 919-935.

129. Petitclerc ENew functions for non-collagenous domains of human collagen type IV. Novel integrin ligands inhibiting angiogenesis and tumor growth in vivo. *J Biol Chem*, 2000, 275: 8051-8061.

130. O'Reilly M.S. Endostatin: an endogenous inhibitor of angiogenesis and tumor growth. *Cell*, 1997, 88: 277-285.

131. Bainbridge J.W. Inhibition of retinal neovascularisation by gene transfer of soluble VEGF receptor sFlt-1. *Gene Ther*, 2002, 9: 320-326.

132. Auricchio A. Inhibition of retinal neovascularization by intraocular viral-mediated delivery of anti-angiogenic agents. *Mol Ther*, 2002, 6: 490-494.

133. Kachi S. Equine infectious anemia viral vector-mediated codelivery of endostatin and angiostatin driven by retinal pigmented epithelium-specific VMD2 promoter inhibits choroidal neovascularization. *Hum Gene Ther*, 2009, 20: 31-39.

134. Balaggan KS, *et al.* EIAV vector-mediated delivery of endostatin or angiostatin inhibits angiogenesis and vascular hyperpermeability in experimental CNV. *Gene Ther*, 2006, 13: 1153-1165.

135. Rota R. Marked inhibition of retinal neovascularization in rats following soluble-flt-1 gene transfer. *J Gene Med*, 2004, 6: 992-1002.

136. Lai CM. Long-term evaluation of AAV-mediated sFlt-1 gene therapy for ocular neovascularization in mice and monkeys. *Mol Ther*, 2005, 12: 659-668.

137. Umeda N. Suppression and regression of choroidal neovascularization by systemic administration of an

alpha5beta1 integrin antagonist. *Mol Pharmacol*, 2006, 69: 1820-1828.

138. Holmes DI, Zachary I. The vascular endothelial growth factor (VEGF) family: angiogenic factors in health and disease. *Genome Biol*, 2005, 6: 209.

139. Tammela T, Enholm B, Alitalo K, et al. The biology of vascular endothelial growth factors. *Cardiovasc Res*, 2005, 65: 550-563.

140. Feng Y. Impaired pericyte recruitment and abnormal retinal angiogenesis as a result of angiopoietin-2 overexpression. *Thromb Haemost*, 2007, 97: 99-108.

141. Hammes HP, et al. Angiopoietin-2 causes pericyte dropout in the normal retina: evidence for involvement in diabetic retinopathy. *Diabetes*, 2004, 53: 1104-1110.

142. le Noble F, Klein C, Tintu A, et al. Neural guidance molecules, tip cells, and mechanical factors in vascular development. *Cardiovasc Res*, 2008, 78: 232-241.

143. Adams RH, Alitalo K. Molecular regulation of angiogenesis and lymphangiogenesis. *Nat Rev Mol Cell Biol*, 2007, 8: 464-478.

144. Leslie J.D, et al. Endothelial signalling by the Notch ligand Delta-like 4 restricts angiogenesis. *Development*, 2007, 134: 839-844.

145. Harrington L.S, et al. Regulation of multiple angiogenic pathway147.Harrington L.S, et al. Regulation of multiple angiogenic pathways by Dll4 and Notch in human umbilical vein endothelial cells. *Microvasc Res*, 2008, 75: 144-154.

146. Hainaud P. The role of the vascular endothelial growth factor-Delta-like 4 ligand/Notch4-ephrin B2 cascade in tumor vessel remodeling and endothelial cell functions. *Cancer Res*, 2006, 66: 8501-8510.

147. Roca C, Adams RH. Regulation of vascular morphogenesis by Notch signaling. *Genes Dev*, 2007, 21: 2511-2524.

148. Praidou A. Vitreous and serum levels of platelet-derived growth factor and their correlation in patients with proliferative diabetic retinopathy. *Current eye research*, 2009, 34: 152-161.

149. Akiyama H. Intraocular injection of an aptamer that binds PDGF-B: a potential treatment for proliferative retinopathies. *J Cell Physiol*, 2006, 207: 407-412.

150. Campochiaro PA. Adenoviral vector-delivered pigment epithelium-derived factor for neovascular age-related macular degeneration: results of a phase I clinical trial. *Hum Gene Ther*, 2006, 17: 167-176.

151. Goumans MJ, Liu Z, ten Dijke P. TGF-beta signaling in vascular biology and dysfunction. *Cell Res*, 2009, 19: 116-127.

152. Boulton M. Intravitreal growth factors in proliferative diabetic retinopathy: correlation with neovascular activity and glycaemic management. *The British journal of ophthalmology*, 1997, 81: 228-233.

153. Inokuchi N. Vitreous levels of insulin-like growth factor-I in patients with proliferative diabetic retinopathy. *Current eye research*, 2001, 23: 368-371.

154. Antonetti DA, Klein R, Gardner TW. Diabetic retinopathy. *N Engl J Med*, 2012, 366: 1227-1239.

155. Runkle EA, Antonetti DA. The blood-retinal barrier: structure and functional significance. *Methods Mol Biol*, 2011, 686: 133-148.

156. Hosoya K, Tachikawa M. The inner blood-retinal barrier: molecular structure and transport biology. *Adv Exp Med Biol*, 2012, 763: 85-104.

157. Cunha-Vaz J, Bernardes R, Lobo C. Blood-retinal barrier. *Eur J Ophthalmol*, 2011, 21 Suppl 6: S3-9.

158. Esser S, Lampugnani MG, Corada M, et al. Vascular endothelial growth factor induces VE-cadherin tyrosine phosphorylation in endothelial cells. *J Cell Sci*, 1998, 111 (Pt 13): 1853-1865.

159. Klaassen I. Altered expression of genes related to blood-retina barrier disruption in streptozotocin-induced diabetes. *Exp Eye Res*, 2009, 89: 4-15.

160. Kowluru RA, Mishra M. Oxidative stress, mitochondrial damage and diabetic retinopathy. *Biochimica et biophysica acta*, 2015, 1852: 2474-2483.

161. Zlokovic BV. The blood-brain barrier in health and chronic neurodegenerative disorders. *Neuron*, 2008, 57: 178-201.

162. Nag S, Kapadia A, Stewart DJ. Review: molecular pathogenesis of blood-brain barrier breakdown in acute brain injury. *Neuropathol Appl Neurobiol*, 2011, 37: 3-23.

163. del Zoppo GJ. The neurovascular unit in the setting of stroke. *J Intern Med*, 2010, 267: 156-171.

164. Pournaras CJ, Rungger-Brandle E, Riva CE, et al. Regulation of retinal blood flow in health and disease. *Progress in retinal and eye research*, 2008, 27: 284-330.

165. Yamagishi S. Pigment epithelium-derived factor (PEDF): its potential therapeutic implication in diabetic vascular complications. *Current drug targets*, 2008, 9: 1025-1029.

166. Elahy M, Baindur-Hudson S, Cruzat VF, et al. Mechanisms of PEDF-mediated protection against reactive oxygen species damage in diabetic retinopathy and neuropathy. *J Endocrinol*, 2014, 222: R129-139.

167. He X, Cheng R, Benyajati S, Ma JX. PEDF and its roles in physiological and pathological conditions: implication in diabetic and hypoxia-induced angiogenic diseases. *Clin Sci (Lond)*, 2015, 128: 805-823.

168. Tombran-Tink J, Barnstable CJ. PEDF: a multifaceted neurotrophic factor. *Nat Rev Neurosci*, 2003, 4: 628-636.

169. Barnstable C.J. & Tom171. Barnstable C.J. & Tombran-Tink J. Neuroprotective and antiangiogenic actions of PEDF in the eye: molecular targets and therapeutic potential. *Progress in retinal and eye research*, 2004, 23: 561-577.

170. Haurigot V. Long-term retinal PEDF overexpression prevents neovascularization in a murine adult model of retinopathy. *PLoS one*, 2012, 7: e41511.

171. Park K, Jin J, Hu Y, et al. Overexpression of pigment epithelium-derived factor inhibits retinal inflammation and neovascularization. *The American journal of pathology*, 2011, 178: 688-698.

172. Becerra SP. Focus on Molecules: Pigment epithelium-derived factor (PEDF). *Exp Eye Res*, 2006, 82: 739-740.

173. Yamagishi S. Pigment epithelium-derived factor inhibits TNF-alpha-induced interleukin-6 expression in endothelial cells by suppressing NADPH oxidase-mediated reactive oxygen species generation. *J Mol Cell Cardiol*, 2004, 37: 497-506.

174. Inagaki Y, Yamagishi S, Okamoto T, . Pigment epithelium-derived factor prevents advanced glycation end products-induced monocyte chemoattractant protein-1 production in microvascular endothelial cells by suppressing intracellular reactive oxygen species generation. *Diabetologia*, 2003, 46: 284-287.

175. Strauss O. The retinal pigment epithelium in visual function. *Physiol Rev*, 2005, 85: 845-881.

176. Frank RN. Diabetic retinopathy. *N Engl J Med*, 2004, 350: 48-58.

177. Vinores SA, McGehee R, Lee A, et al. Ultrastructural localization of blood-retinal barrier breakdown in diabetic and galactosemic rats. *The journal of histochemistry and cytochemistry: official journal of the Histochemistry Society*, 1990, 38: 1341-1352.

178. Xu HZ, Le YZ. Significance of outer blood-retina barrier breakdown in diabetes and ischemia. *Investigative ophthalmology & visual science*, 2011, 52, : 2160-2164.

179. Omri S. Microglia/macrophages migrate through retinal epithelium barrier by a transcellular route in diabetic retinopathy: role of PKCzeta in the Goto Kakizaki rat model. *The American journal of pathology*, 2011, 179: 942-953.

180. Omri S. PKCzeta mediates breakdown of outer blood-retinal barriers in diabetic retinopathy. *PloS one*, 2013, 8: e81600.

181. Vinores SA, Van Niel E, Swerdloff JL, et al. Electron microscopic immunocytochemical demonstration of blood-retinal barrier breakdown in human diabetics and its association with aldose reductase in retinal vascular endothelium and retinal pigment epithelium. *The Histochemical journal*, 1993, 25: 648-663.

182. Vinores SA. Localization of blood-retinal barrier breakdown in human pathologic specimens by immunohistochemical staining for albumin. *Lab Invest*, 1990, 62: 742-750.

183. Nam DH, Oh J, Roh JH, et al. Different expression of vascular endothelial growth factor and pigment epithelium-derived factor between diabetic and non-diabetic epiretinal membranes. *Ophthalmologica*, 2009, 223: 188-191.

第六章
糖尿病视网膜病变的临床病理学

第一节　视网膜的血液供应和血-视网膜屏障

　　视网膜的血液循环具有视网膜和脉络膜循环两套系统。这是由视网膜胚胎学和解剖学的特征决定的。在视网膜发育过程中，视泡的中央区域神经外胚层内陷（invagination）形成视杯内叶，然后发育成神经视网膜，而视泡的周围区域神经外胚层形成视杯外叶，进而分化成视网膜色素上皮层。这样，神经视网膜层和视网膜色素上皮层成为解剖上相邻的内、外两层，两层之间存在潜在间隙，称为视网膜下腔。不仅如此，由于在色素上皮细胞顶侧有许多皱褶，通过这些皱褶，光感受器细胞与色素上皮细胞之间的实际接触面积很大。虽然有潜在的视网膜下腔存在，但是神经视网膜的光感受器细胞与外层的色素上皮之间在功能上的相互影响、相互作用却十分密切。如果按血液供应的分布来划分视网膜，视网膜外层包括光感受器细胞和色素上皮细胞，这两层细胞本身并无血管，其代谢需要由脉络膜循环供应。其余的神经视网膜各层属视网膜内层，血液由视网膜中央动脉系统供应。但有三处视网膜的供血方式不遵循此规律。首先，因为黄斑中心凹无血管区和极周边的神经视网膜的厚度菲薄，不需要视网膜动脉系统，只靠脉络膜血供就足够。另外，如果有睫状视网膜血管存在，该区域的视网膜内层则由来自脉络膜循环的血液供应。脉络膜循环来自眼动脉的内、外睫状后动脉分支。脉络膜毛细血管来自睫状后短动脉，与色素上皮层之间由Bruch膜相隔。从脉络膜毛细血管层到色素上皮层距离约20μm，这样的距离使得氧和其他物质极易迅速扩散。脉络膜毛细血管本身是孔窗型血管（fenestrated vessels），并不能提供屏障效应。血-视网膜屏障的外屏障的解剖和分子基础是视网膜色素上皮细胞之间的紧密连接（zonulae occludentes）。这一结构在脉络膜循环和外层视网膜组织之间形成选择性的屏障。

　　视网膜内层由视网膜中央动脉系统滋养。眼动脉是颈内动脉的直接分支，在进入眼眶后于球后1cm处穿入视神经。眼动脉在视盘水平分出视网膜中央动脉，然后进一步分成视网膜动脉的颞上、下和鼻上、下四个分支，这些视网膜分支动脉在神经纤维层内走行，一直走向周边视网膜。由于这些分支动脉在视盘附近的直径约100μm，符合典型小动脉直径的标准，所以被称为小动脉（arterioles）。视网膜分支动脉（一级小动脉）在第一、二次分支后形成二级和三级小动脉（secondary and tertiary arterioles）。视网膜动脉系统要靠二级和三级视网膜小动脉与毛细血管交通。这些小动脉与动脉（arteries）在组织学结构上不同，其管壁既没有弹性纤维层也没有连续的肌肉层。特别是终末小动脉，或称毛细血管前小动脉（pre-capillary arterioles），检眼镜下已无法看到，但具有特殊的自主调节功能。这些小动脉的收缩和扩张能有效地调节视网膜血流。视网膜小动脉向下分布有两类毛细血管系统。浅层毛细血管供应神经纤维层，而深层毛细血管根据视网膜的厚度可形成一到四层不等的血管网。这样视网膜循环就可以完成除视网膜光感受器细胞层以外的所有神经视网膜各层的血液供应[1]。从解剖学和组织学概念出发，视网膜中央动脉系统一般没有动脉与动脉或小动脉与小静脉之间的吻合，所以视网膜血管系统是终末型动脉系统（end-arterial system）。这种小动脉一旦发生血流障碍，该区域的整个毛细血管床就可能失去血供，形成毛细血管无灌注区[2]。正常情况下，所有视网膜毛细血管的血液都汇集到视网膜小静脉（venules）再进入视网膜中央静脉。视网膜中央静脉在离开视神经后进入眼静脉或直接进入海绵窦。特别应当注意的是，视网膜小静脉是液体静压很低的系统，易于受到外界压力变化的影响。

为了维持视网膜的内环境，除了血-视网膜外屏障以外，血-视网膜屏障还存在内屏障。视网膜毛细血管不是孔窗型血管，管壁本身就是血液的屏障，而且毛细血管内皮细胞之间有紧密连接的分子结构[3]。当血-视网膜内屏障覆盖全部视网膜血管时，完整的屏障效应就形成了。此外，视网膜血流量和流速的严格调控也对维持视网膜内环境至关重要。经过视网膜毛细血管床的血流在毛细血管前小动脉水平受到中心性和局部性因素的调控。中心性调控的机制包括直接性自主神经系统的支配和间接性肾上腺素与其他体液因素（如血管紧张素、血管加压素等）的作用来调节组织器官的血流分布。视网膜血管的自主调控是在局部因素影响下产生的。这些局部因素包括血流静压、氧和二氧化碳分压、酸碱度和腺苷水平等。脉络膜循环具有很强的中心性交感神经支配，只有微弱的局部性因素的调控。相比之下，视网膜血流主要靠局部性自主调控来完成。综上所述，视网膜虽有这两套血管系统，但相互间并不重叠。特别是两套血管系统的分界地带，组织氧分压最低，任何一套系统功能失常，就能使该处视网膜处于双重危险之中。

第二节　糖网病时视网膜血管系统的病理改变

一、视网膜毛细血管周细胞和内皮细胞凋亡

糖网病的病理改变微血管病变。糖网病的临床病理表现，主要指光学显微镜下的视网膜组织细胞的表现。根据传统的观点，强调视网膜血管系统的改变。糖网病血管病变在视网膜的分布并不均匀。把鼻侧视网膜和颞侧视网膜作比较，微血管囊、无细胞毛细血管（acellular capillaries）和鬼影周细胞（ghost pericytes）多集中在颞侧。而视网膜毛细血管基底膜增厚在各个方位视网膜都可以见到，并没有区域性差别。这些现象是否与区域性解剖结构相关，还有待进一步研究。

就背景性糖网病（background diabetic retinopathy）而言，最早期的病理改变之一是毛细血管周细胞消失（图6-1）。

视网膜毛细血管周细胞，顾名思义，位于血管周围。与其他组织毛细血管周细胞不同，它与内皮细胞被共同的基底膜包绕。因此，视网膜毛细血管周细胞又称为"血管管壁内周细胞"（intramural pericyte）。这种特殊的解剖结构提示视网膜毛细血管周细胞和内皮细胞是互相依存的特殊关系[4]。有关对视网膜周细胞分子生物学的新认识和各家的观点详见第五

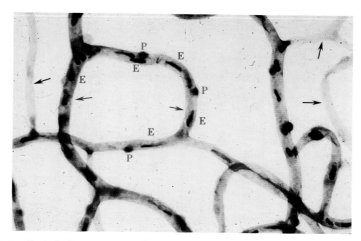

图 6-1　糖网病病人视网膜血管铺片。样本系通过尸检获得,其神经视网膜经胰蛋白酶消化之后,把留下的视网膜血管网平铺再经苏木精 - 伊红染色(hematoxylin-eosin staining)。图中,突出管壁而且红染的是周细胞核(P);位于管壁内,长形、深染的是内皮细胞核(E)。糖网病情况下,周细胞的数目明显少于内皮细胞(如蓝箭头所指的血管圈)。图中,黑箭头所指的是无细胞毛细血管

章的介绍。周细胞的存在和其正常生理功能,是视网膜毛细血管能保持完整性的先决条件,因为周细胞能调控内皮细胞的存活和增殖。同时,周细胞也从内皮细胞接受生长因子和营养成分。周细胞具有血管收缩功能,能与内皮细胞一起自主调节微血管功能,维持血流量和正常血管通透性。由于在视网膜中无自主神经系统且在视网膜中周细胞与内皮细胞的比率较高,推测视网膜毛细血管血流的调控主要靠周细胞的收缩和舒张[5]。但近期报道表明周细胞可能未参与毛细血管血流的调节[6]。研究人员采用 α-SMA 表达阴性的周细胞覆盖的大脑毛细血管(管径大于 10μm)检测到自发血管运动和钙离子波动与毛细血管管径改变无关。因此,在体内视网膜血管的收缩或扩张是否主要由周细胞调节还值得商榷[6,7]。正常视网膜毛细血管周细胞与内皮细胞之比是 1:1。而糖尿病视网膜毛细血管周细胞与内皮细胞之比小于 1:1。对于这种现象,一般病理教科书认为是由于选择性的周细胞衰亡造成的,即在糖尿病环境下主要是周细胞衰亡而非内皮细胞衰亡,至少很少见到内皮细胞衰亡。与这种传统认识不同,我们实验室首先发现:在糖尿病患者视网膜血管铺片中,毛细血管内皮细胞经历着与周细胞同步的衰亡过程[8]。导致这种认识上差异的原因可能有两个。一是视网膜毛细血管周细胞,并不直接暴露于毛细血管管腔,而内皮细胞则暴露于管腔并直接与血流接触。内皮细胞衰亡后,可以被血流带走,而周细胞即使衰亡也只能留在血管壁内。因此,用视网膜血管铺片法检查毛细血管细胞时很少见到衰亡的内皮细胞。另一个更重要的原因是周细胞与内皮细胞的再生能力不同。周细胞是终末分化细胞,在有丝分裂完成之后,正常情况下就不能再生了。然而血管内皮细胞具有一定的再生能力。这样,在糖尿病视网膜中,由于周细胞衰亡后的增生指数要比内皮细胞的增生指数低得多,导致周细胞和内皮细胞比例小于 1:1(见图 6-1)。周细胞与内皮细胞衰亡的形态学表现均为细胞核浓缩,提示染色质浓缩和 DNA 断裂。这种形式的细胞衰亡也称为细胞凋亡,可以用 TUNEL 特殊染色确定(图 6-2)。

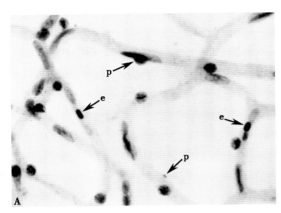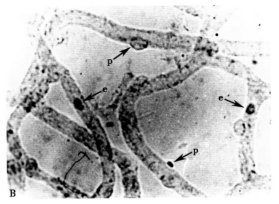

图 6-2　糖网病患者视网膜血管铺片检查。同一张视网膜血管铺片，经苏木精-伊红染色（A）后，再用 TUNEL 特殊染色（B）以确定细胞是否发生凋亡。TUNEL 深染的细胞核内见断裂的 DNA，即 TUNEL 阳性染色表明细胞已经凋亡。p 所指为凋亡的周细胞；e 所指为凋亡的内皮细胞。请注意，图中下方一个凋亡的周细胞已经只剩小 DNA 碎片，表现为上文所述的鬼影周细胞。图 A 和图 B 为镜下同一视野，但放大倍数稍有区别[8]

二、视网膜毛细血管微血管瘤形成和毛细血管基底膜增厚

　　检眼镜下微血管瘤表现为散在的小红点，这是糖网病最早期的临床表现之一。由于在橘红色眼底背景下不易辨别小红点状微血管瘤，通过荧光眼底血管造影见到的高荧光小点状微血管瘤的数目会远超过检眼镜见到的微血管瘤。微血管瘤形成是视网膜毛细血管内皮细胞在失去周细胞调控后对视网膜缺氧的病理反应。在早期糖尿病条件下，视网膜毛细血管周细胞和内皮细胞开始发生退行性变，视网膜缺氧就已经发生了。为了应对缺氧的微环境，内皮细胞试图通过增生来代偿。但是这种增生修复的过程是不完全的，往往半途而废。半途而废的内皮细胞增生产生了不健康的毛细血管内皮细胞，这种内皮细胞承受不了管腔的压力，管壁膨出呈囊状，称之为微血管瘤（microaneurysm）（图 6-3）。

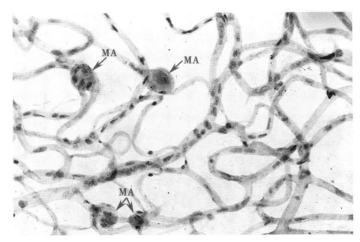

图 6-3　苏木精-伊红染色的视网膜血管网铺片。MA 所指为多个毛细血管微血管瘤

　　由此可见，微血管瘤的形成与毛细血管受损直接相关，也就是与周细胞和内皮细胞发生凋亡直接相关。按上文所释，如果把周细胞数目减少作为毛细血管损伤的标志来观察整体视网

膜时可发现，微血管瘤数目增加与周细胞数目减少成正相关。如果把毛细血管作为一个单位来看，微血管瘤随机分布在小动脉和小静脉侧。随着视网膜毛细血管退行性变的发展，内皮细胞逐渐消失，最后剩下的只是"鬼影毛细血管"（ghost capillaries）。然而在鬼影毛细血管中，一些微血管瘤依然存在，其腔隙仍然开放。在微血管瘤发生发展的过程中，增生的微血管瘤内皮细胞不断产生基底膜样物质。这些物质，一方面会最终造成微血管瘤腔隙闭锁，另一方面还构成了糖网病的另一个重要病理改变，即毛细血管基底膜增厚（图6-4）。

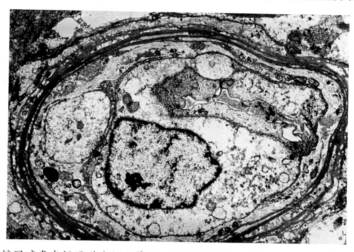

图6-4　糖网病患者视网膜毛细血管的透射电镜照片。电镜下，从尸检获得的视网膜血管的周细胞和内皮细胞共享同一基底膜（蓝箭头）。与正常毛细血管相比，此基底膜明显增厚。P所指为周细胞核；E所指为内皮细胞核；ml所指为毛细血管管腔。本图还显示视网膜毛细血管周细胞虽然位于基底膜内，并不直接暴露于毛细血管管腔

在糖网病条件下，毛细血管基底膜的增厚除了由微血管瘤的内皮细胞合成基底膜样物质外，高血糖本身刺激毛细血管内皮细胞（非微血管瘤的内皮细胞），也引起普遍的细胞外间质量的增加和细胞外间质成分的改变。这些结构与成分的变化也参与毛细血管基底膜增厚的病理改变，导致早期糖网病毛细血管通透性增加[9]。

三、渗出性视网膜病变

位于视网膜外丛状层的黄色蜡样聚集物被称作硬性渗出（hard exudate）。硬性渗出的来源是血管渗漏出来的血清样物质。为保持神经视网膜的高度透明，神经视网膜的大胶质细胞，即 Müller 细胞具有很强的吸收水分的功能。但清除某些血清物质，特别是脂蛋白类成分则需要巨噬细胞参与。清除散在的硬性渗出，巨噬细胞要花4～6个月的时间，而清除融合的硬性渗出大约要1年或更长的时间。因此，遗留下来的脂蛋白类物质与胶质细胞、神经细胞的一些代谢副产物共同聚集形成硬性渗出。由于黄斑中心区域的外丛状层纤维斜向走行，当硬性渗出分布在黄斑中心凹周围时，渗出呈星芒状。虽然黄斑水肿在糖网病情况下很常见，但黄斑星芒状渗出并不多见。而在三期或四期高血压视网膜病变时，黄斑星芒状渗出的表现却十分常见，这是高血压视网膜病变的临床标志之一。然而糖网病时黄斑硬性渗出的出现常引起临床医生的警觉，因为这往往预示着病人视力预后很差。这主要是因为当检眼镜下发现硬性渗出时，血－视网膜内屏障已有普遍性的破坏。另外，只有当黄斑

周围毛细血管缺血加重,由此引发大量血管通透因子产生之后,黄斑水肿才持续存在,导致黄斑区硬性渗出增多。应用多焦视网膜电流图追踪观察出现黄斑硬性渗出的病人发现,黄斑功能的破坏与黄斑硬性渗出的量和部位直接相关[10]。

四、棉絮样斑

棉絮样斑(cotton-wool spot),有人称之为"软性渗出"(是相对于检眼镜下"硬性渗出"的表现而言),是局部视网膜微血管阻塞的结果。眼底棉絮样斑本身并不特异,出现于很多疾病。但其共同的病理生理过程是,局部小动脉阻塞导致组织缺血缺氧,组织缺氧继而造成神经纤维轴浆流内细胞器的沉淀、轴浆流阻断,形成神经纤维轴突肿胀和神经纤维层梗塞[11],组织学表现为"细胞样小体"(cytoid body)。眼底荧光造影和检眼镜表现相互对照时发现,神经纤维层棉絮样斑往往位于微血管阻塞的边缘(图6-5),体现出棉絮样斑与局部组织缺血缺氧的密切关系。棉絮样斑常见于增殖性糖网病的前期或早期,提示糖网病正在迅速进展。因此,棉絮样斑数量增多是一个独立的糖网病进展的危险因子。棉絮样斑可在数周到数月内消失,可能是巨噬细胞清除"细胞样小体"的结果。但是微血管阻塞仍持续存在[12]。结合临床和病理的表现,大量棉絮样斑的出现预示高危性糖网病的到来。

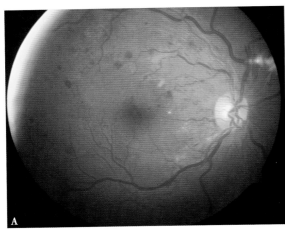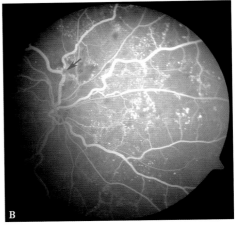

图 6-5　糖网病患者的眼底彩色照片和荧光眼底血管造影检查。眼底彩图显示棉絮样斑(蓝箭头)位于视盘鼻上方,荧光眼底血管造影显示(红星)此棉絮样斑(蓝箭头)位于微血管阻塞(无灌注区)的边缘

五、出血性视网膜病变

糖网病在非增殖期和增殖期都可以发生视网膜出血。在糖网病的增殖期,新生血管长到视网膜玻璃体界面或玻璃体腔内,脆弱的新生血管很容易引起视网膜前或玻璃体积血。对这种严重的并发症,下文"增殖性糖网病的病理改变"中将详细讨论。相比之下,非增殖期糖网病的视网膜出血是指视网膜内出血,其广泛程度,例如出血累及了几个象限,是判断非增殖期糖网病严重程度的指标。至于视网膜内出血的检眼镜下所见,由于出血处于不同层次的视网膜,而各层视网膜的解剖结构不同,从而决定了视网膜内出血的形态。如果出血位于神经纤维层,血液按神经纤维分布呈火焰状(splinter or flame-shape hemorrhage),一般范围较小。如果出血呈斑点状(dot-blot hemorrhage),出血应位于视网膜内核层(inner nuclear layer），因为该层的神经细胞排列较密集，细胞外间隙较小，血液扩散受到限制所以呈斑点状。当出血量较大时，内核层的出血可以按匍匐状形式扩散到外网层（outer plexiform layer）。外网层组织疏松，较大量的血液在外网层的空间凝集成球形（globular hemorrhage），或融合成大片状。融合性出血有时量很大，可以波及神经视网膜的各层次。有时出现视网膜下出血，但不会形成视网膜色素上皮下出血（sub-RPE hemorrhage，又称为出血性色素上皮脱离）。非常大量的视网膜内出血可以突破视网膜内界膜（internal limiting membrane），像新生血管引起的出血一样，也能形成视网膜前或玻璃体积血。但这种现象在非增殖期很少见。大量的视网膜内出血也预示视网膜增殖病变的到来。

六、黄斑水肿

本节介绍的糖尿病黄斑水肿（diabetic macular edema，DME）特指 ETDRS（early treatment diabetic retinopathy study）规定的"临床显著性黄斑水肿"（clinical significant macular edema，CSME）[13]。ETDRS 的具体规定将在第七章介绍。

临床显著性黄斑水肿（CSME）可以发生在糖尿病病程的任何阶段、任何糖网病期限，是糖尿病病人视力损害的最常见的原因。在对一组糖尿病病人的 4 年跟踪研究中，以第一次眼底检查为基线，CSME 的发病率为 3%～8%。在发病人群中 CSME 最常见于那些发病年龄较轻、第一次眼底检查就有较重的糖网病的病人。此外，糖化血红蛋白高、糖尿病病程长、高血压、高血脂以及缺少玻璃体后脱离等也是发生黄斑水肿的危险因素。对具有黄斑水肿的视网膜血管进行形态学研究发现，血管内皮细胞和周细胞确有变性，证明血 - 视网膜内屏障受到破坏。当液体从血管漏出之后，除了储留在细胞外间质形成胞外水肿，还进入 Müller 细胞，因为 Müller 细胞具有很强的水分转运功能。但是过多的血管渗漏，大量液体超过了 Müller 细胞水分转运的能力，Müller 细胞也会发生水肿。在早期阶段，这种水肿是可逆的。但过度的水肿可导致 Müller 细胞破裂和死亡，产生"袋样液体蓄积"和细胞碎片时，即形成了所谓的黄斑囊样水肿（cystoid macular edema）。如果发展到这个阶段，组织损伤往往是不可逆的。在 Müller 细胞失代偿之后，邻近的视网膜神经元细胞也随后发生类似的水肿、变性和死亡等改变。至此，视功能的损伤已成定局。图 6-6 表现了从神经元的小囊样变性发展到大囊样变性，乃至视网膜劈裂形成的不同阶段。

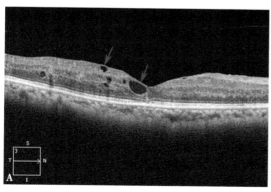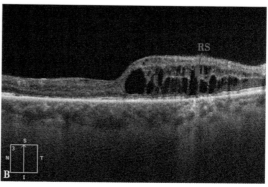

图 6-6　OCT 显示糖尿病黄斑囊样水肿时视网膜小囊样变性（A）发展到大囊样变性，以致视网膜劈裂（B 中 RS）的过程

实验室研究和临床证据都表明，除了血 - 视网膜内屏障的破坏是导致 CSME 的直接原因外，CSME 的发生也与血 - 视网膜外屏障的破坏有关（图 6-7）[14]。本章强调这个新观点的目的在于，治疗临床显著性黄斑水肿时，不仅要着眼于恢复血 - 视网膜内屏障的完整性，也要重视对血 - 视网膜外屏障进行治疗，双管齐下才能奏效。

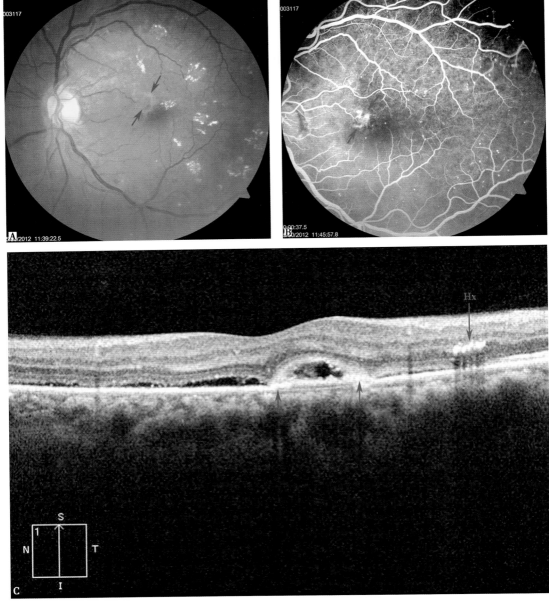

图 6-7   血 - 视网膜外屏障的破坏参与糖尿病黄斑水肿形成（病例）。病人左眼眼底彩图（A）显示黄斑硬性渗出，以及色素上皮脱色素（蓝箭头），相应荧光眼底血管造影（B）（蓝箭头）显示局部窗样缺损。SD-OCT（C）表现同样 RPE 区域（箭头）呈不规则增厚，提示血 - 视网膜外屏障的破坏。图 C 中 Hx 表示硬性渗出

七、毛细血管无灌注区、视网膜小动脉 - 小静脉分流和视网膜内微血管异常

随着糖网病的发展，视网膜组织缺氧不断加重。区域性毛细血管细胞逐渐丧失了细胞修复功能，变成了鬼影毛细血管。由于血管细胞的消失，这种类型的毛细血管失去了对血流的自主调节功能，不能对组织缺氧进行有效代偿。在这些区域，毛细血管床血流缓慢，乃至失去了血流灌注，实为病理性毛细血管闭塞。这就是临床眼底荧光造影显示的毛细血管无灌注区的病理基础。无灌注的毛细血管失去了代偿功能，只有靠组织结构的改变进行代偿，即建立该区域视网膜小动脉与小静脉之间的直接沟通，又称小动脉 - 小静脉分流或侧支循环（arteriolovenular connections 或 collaterals, shunt）（图 6-8）。

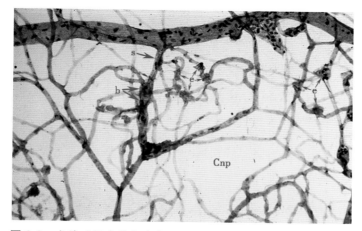

图 6-8　光镜下经胰蛋白酶消化之后糖网病病人视网膜血管铺片。许多区域已成为毛细血管无灌注区（Cnp）。在本图中央部分，内皮细胞明显增生（e），基底膜成分明显堆积（b），小动脉 - 小静脉分流呈 PAS 深染片段（s）

这种动脉 - 静脉分流在糖网病的早期阶段有可能缓解较大范围的视网膜血流淤滞，但并不能改善局部组织的缺氧缺血。值得注意的是，这种小动脉 - 小静脉侧支循环并不是真正的动 - 静脉分流。根据动 - 静脉分流的定义，由于动静脉之间的压差很大，在分流血管中血流速度很快，静脉呈动脉化。然而糖尿病视网膜小动脉 - 小静脉侧支循环中血流速度缓慢，也没有静脉转为动脉化等改变，所以并不是真正意义上的动 - 静脉分流。从病理学角度认识，这是一种"视网膜内微血管异常"（intraretinal microvascular abnormality, IRMA）（见图 6-7）[15]。继 1968 年第一次提出视网膜内微血管异常（IRMA）的概念，其组织病理学特征可小结为以下几个方面 [16]：常位于血管无灌注区附近，靠近内界膜分布，但不超过内界膜至视网膜表面。异常的微血管形成多腔隙的结构，并由增厚的血管周围组织包绕，偶尔有管壁孔状结构出现。因此，在进行临床眼底荧光造影时，IRMA 一般没有高荧光渗漏的表现。这里应当注意的是，虽然 IRMA 是指视网膜内的异常微血管，但与某些视网膜表面新生血管的病理特征常有重叠，因为在糖网病发展过程中血管病变是渐进性的，视网膜新生血管是由 IRMA 发展而来的 [17]。

八、黄斑缺血

　　毛细血管无灌注区的不断扩大，可以逐渐影响到黄斑区，使黄斑中心凹无血管拱环区的面积增大，在无灌注区的拱环周围常见微血管瘤成丛聚集（图 6-9）。微血管瘤的聚集提示微血管闭锁和内皮细胞修复功能失代偿。过度增大的中心凹无血管拱环区，例如直径增加 1000μm 以上，意味着病人视力的必然丧失。按照上文的解释，黄斑中心凹无血管拱环区只靠脉络膜循环供血。闭塞的视网膜微血管应当只能减少黄斑中心凹无血管拱环区外周的血供，为什么对视力影响如此之大呢？根据黄斑中心凹无血管拱环区的组织结构，这个区域除了光感受器细胞层外，完全没有各类视网膜内层细胞，只有内层细胞的突触向外呈离心方向走行。然而光感受器细胞的突触最终还要止于无血管拱环区外的视网膜神经细胞。因此，当无血管拱环区扩大时，原黄斑中心凹外周的神经细胞失去了来自视网膜循环的血液供应，视功能信号的传导势必已经损坏。

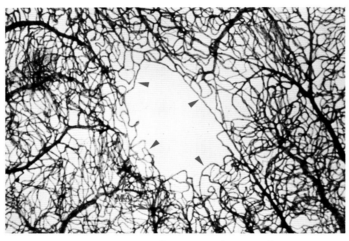

图 6-9　糖网病病人视网膜血管铺片显示黄斑无血管区拱环完整性破坏、不规则性增大；微血管囊成丛聚集（MA）；蓝箭头（▶）指示扩大的黄斑中心凹无血管拱环区

九、视网膜新生血管形成

　　视网膜生理性新生血管形成是正常的组织修复过程。血管内皮细胞按照血液流动的方向有序地、分级、分支地从小动脉、毛细血管、小静脉的顺序生长。但在病理条件下，例如增殖性糖网病时，促新生血管形成因子超过抑制新生血管形成因子。为了获得相对充足的氧和营养物质以及排除代谢产物，视网膜血液流动方向发生紊乱，视网膜血管随之发生一系列结构的异常，例如形成血管环、动 - 静脉分流或有血管瘤样扩张等 [18]。随着增殖性糖网病加重，这些视网膜血管的结构改变最终不能代偿组织缺氧、缺血的需求。在视网膜组织缺氧不断恶化的情况下，视网膜毛细血管由损伤的微血管残端，特别是从小静脉（venule）端"芽生"而出。这些新生血管生长在玻璃体 - 视网膜界面或长入玻璃体腔，是增殖性糖网病的病理标志。新生的血管如果来自视盘或视盘周围，称为"视盘新生血管"

（neovascularization on the disc，NVD）；如果来自视网膜，则称为"视盘以外的视网膜新生血管"（neovascularization elsewhere，NVE）（图 6-10）。视网膜新生血管的病理改变分三个阶段，在起始阶段纤细的血管只伴随极少量的纤维组织，然后新生血管增大变长，纤维组织成分也增加，最后阶段新生血管退形，形成与玻璃体后界膜粘连的血管纤维增生膜（图 6-11）。

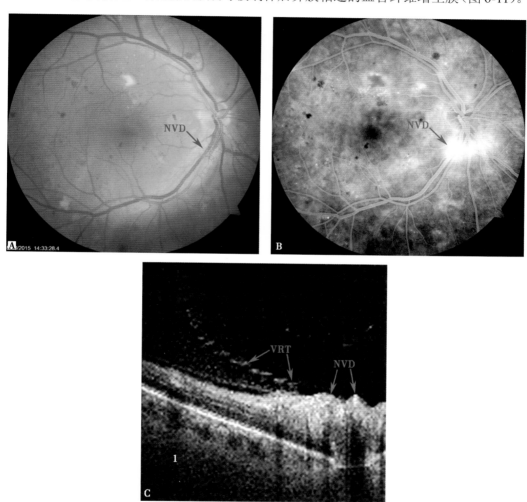

图 6-10　糖网病视盘新生血管（病例）。右眼眼底彩图（A）显示黄斑硬性渗出、斑点状出血和视盘新生血管（NVD，箭头）。相应荧光眼底血管造影（B）显示视盘新生血管（NVD，箭头）。SD-OCT 扫描经过此区域（C），新生血管（NVD，箭头）已突出内界膜，形成玻璃体 - 视网膜牵拉（VRT，箭头）

　　新生的视网膜血管在光学显微镜下表现为不规则走行、迂曲、扩张的薄壁血管（thin-walled vessels），在电镜下可见新生血管没有完整的周细胞覆盖，即周细胞的数量远少于内皮细胞。如果应用免疫组织化学技术检查，可以发现新生血管的内皮细胞间缺少正常的紧密连接结构，因此势必会成为"渗漏型血管"。糖网病视网膜新生血管形成是个渐进的过程。在非增殖性糖网病晚期，具有大片毛细血管无灌注区时，或者在增殖性糖网病早期，病理组织学检查有时发现"视网膜内新生血管"（intraretinal neovascularization）。这些血管不是上文叙述的视网膜内微血管异常（IRMA），而具有某些"视盘以外的视网膜新生血管"形

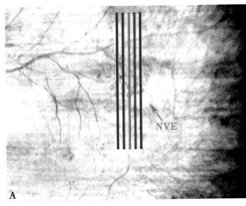
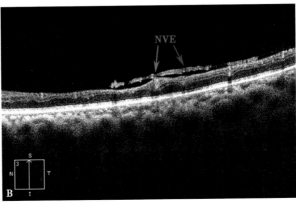
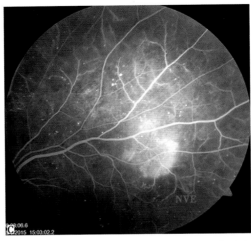

图 6-11　视网膜新生血管在无赤色光眼底照相（A）、SD-OCT（B）及眼底荧光造影（C）下所见：无赤色光下可见左眼视网膜颞上象限分支的异常血管（NVE），OCT（相当于活体光学切片）显示异常血管（NVE）从视网膜越过内界膜（红箭头）长进玻璃体（蓝箭头），眼底荧光造影显示荧光素由这些异常血管渗漏出，并进入玻璃体（NVE）

态学特征。临床眼底荧光造影可证明新生血管渗漏，只是这些新生血管还没有突破视网膜内界膜。至于为什么视网膜新生血管在糖网病条件下主要由小静脉端芽生，其机制还不明了。根据对脑和其他部位微血管的研究和上文有关视网膜小静脉系统的液体静压低、易于受到外界压力变化影响的论述[19]，我们提出以下假设：在慢性缺氧情况下，相对于小动脉而言，视网膜微血管床的小静脉扩张更为明显，小静脉更易受到血压梯度变化的影响。这些因素有可能导致小静脉端内皮细胞最易损伤、最先启动病理性新生血管形成的信息通路。关于糖网病新生血管形成的信息通路，本章只作如下简单介绍，详见第五章[20]。在周细胞凋亡的初级阶段，异常活跃的血管生成因子 2（angiopoietin，Ang2）与酪氨酸激酶 Tie 2 信息通路（简称 Ang2-Tie2 信息通路）开始促进周细胞衰亡并与内皮细胞分离。当糖网病发展到视网膜缺血、缺氧阶段，缺血的视网膜开始大量合成血管内皮生长因子（VEGF）和刻痕蛋白 3（Notch3）。而刻痕蛋白 3 能进一步激活 Ang 2-Tie2 信息通路。其结果是高水平的 VEGF 和激活的 Ang 2-Tie2 信息通路协调作用，破坏了微血管的稳定性，导致小静脉端毛细血管周细胞前体细胞激活和内皮细胞增生。然而新生血管的进程还需要其他生长因子参与，如血小板生长因子（PDGF）。在周细胞和内皮细胞互相影响中，PDGF 的作用也是非常关键的。内皮细胞分泌 PDGF，而周细胞合成的血小板生长因子受体 β（PDGFRβ）。只有在 PDGF/PDGFRβ 的共同作用下，周细胞前体细胞才能被招募，新生血管才可能稳定、成熟和重塑。在糖网病晚期，周细胞严重缺失，对内皮细胞的增生失去了控制，病理性新生血管形成的过程逐渐进展。重温糖网病新生血管形成的信息通路，使我们可以看出 VEGF 是最重要的新生血管形成因子，但绝不是唯一的因子。因此，全面控制糖网病病理性新生血管形成，还需要抗 VEGF 治疗以外的多种方法。

第三节 糖尿病脉络膜病变

由于视网膜外层主要依靠脉络膜提供氧气和营养，糖尿病脉络膜血管病变（diabetic choroidopathy）在糖网病发病机制中的作用引人关注。许多糖尿病眼组织病理学的报告显示，糖尿病脉络膜血管病变并不少见，如脉络膜毛细血管阻塞、脉络膜血管重建异常、脉络膜微血管囊形成以及少数脉络膜新生血管形成等，明显多于正常人群。然而在临床实践中如何诊断糖尿病脉络膜病变呢？脉络膜血管病变的存在与否主要靠吲哚青绿血管造影（indocyanine green angiography，ICGA）的阳性发现，同时相应部位视网膜荧光血管造影表现阴性，也就是说 ICGA 所见不是由视网膜病变造成的。例如，ICGA 显示点片状低荧光，而没有视网膜造影时的染料充盈迟缓，这就提示脉络膜毛细血管阻塞或缺失；ICGA 显示点片状高荧光但并无渗漏，面积较大的高荧光区（大于一个视盘直径），提示脉络膜结节、脉络膜毛细血管异常等[21]。虽然越来越多的研究表明糖尿病脉络膜病变是糖网病发病的危险因子，但是其潜在的分子生物学联系还不明了。这也是目前进一步研究视网膜外屏障破坏造成糖网病黄斑水肿的重要课题。本书在第十一章中介绍了"光学相干性断层血管造影"技术（OCTA）。可以预见，使用 OCTA 将会对糖尿病脉络膜血管病变有新的发现。

（李维业）

参 考 文 献

1. Snodderly DM，Weinhaus RS，Choi JC. Neural-vascular relationships in central retina of macaque monkeys（Macaca fascicularis）. J Neurosci，1992，12（4）：1169-1193.

2. Hayreh SS. Acute retinal arterial occlusive disorders. Prog Retin Eye Res，2011，30（5）：359-394.

3. Runkle EA，Antonetti DA.The blood-retinal barrier: structure and functional significance. Methods Mol Biol，2011，686：133-148.

4. Cogan DG，Kuwabara T. Comparison of retinal and cerebral vasculature in trypsin digest preparations. British Journal of Ophthalmology，1984，68：10-12.

5. Gardner TW，Antonetti DA，Barber AJ，et al. Diabetic retinopathy: more than meets the eye. Survey of ophthalmology，2002，47 Suppl 2：S253-262.

6. Hill RA，L. Tong，P. Yuan，S. et al. Regional Blood Flow in the Normal and Ischemic Brain Is Controlled by Arteriolar Smooth Muscle Cell Contractility and Not by Capillary Pericytes. Neuron，2015，87：95-110.

7. Trost A，S. Lange，F. Schroedl，D. et al. Brain and Retinal Pericytes：Origin，Function and Role. Front Cell Neurosci，2016，10：20.

8. Li W., M Yanoff, X Liu, et al. Retinal Capillary Pericyte Apoptosis in Early Human Diabetic Retinopathy. C. Med J, 1997, 110: 659.

9. Chronopoulos A, Trudeau K, Roy S, et al. High glucose-induced altered basement membrane composition and structure increases trans-endothelial permeability: implications for diabetic retinopathy. Current Eye Research, 2011, 36(8): 747-753.

10. Holm K, Ponjavic V, Lövestam-Adrian M. Using multifocal electroretinography hard exudates affect macular function in eyes with diabetic retinopathy. Graefes Arch Clin Exp Ophthalmol, 2010, 248(9): 1241-1247.

11. Mcleod D, Marshall J, Kohner EM, et al. The role of anoplasmic transport in the pathogenesis of retinal cotton-woll spots. Br J Ophthalmol, 1977, 61: 177-191.

12. Kohner EM, Dollery CT, Bulpitt CJ. Cotton-wool spots in diabetic retinopathy. Diabetes, 1969, 18(10): 691-704.

13. Early treatment diabetic retinopathy study group. ETDRS Report 19. Arch Ophthalmol, 1995, 113: 1144-1155.

14. Li W, Mansi P, Rouhani B. Contribution of breakdown of outer blood-retinal barrier to diabetic macular edema. ARVO 2013 #219.

15. Crawford TN, Alfaro DV, Kerrison IIIJB, Jablon EP. Diabetic retinopathy and angiogenesis. Current Diabetes Reviews, 2009, 5: 8-13.

16. The Airlie Classification of diabetic retinopathy// Goldberg MF, Fine SL. Symposium on the Treatment of Diabetic Retinopathy. Washington D.C.: U.S. Government Printing Office, 1968: 7-22.

17. Imesch PD, Bindley CD, Wallow IH. Clinicopathologic correlation of intraretinal microvascular abnormalities. Retina, 1997, 17(4): 321-329.

18. Saldivar E, Cabrales P, Tsai AG, et al. Microcirculatory changes during chronic adaptation to hypoxia. American Journal of Physiology-Heart & Circulatory Physiology, 2003, 285(5): H2064-2071.

19. Tucker TW. A physics link between venous stenosis and multiple sclerosis. Medical Hypotheses, 2011, 77(6): 1074-1078.

20. Felcht M, Luck R, Schering A, et al. Angiopoietin-2 differentially regulates angiogenesis through TIE2 and integrin signaling. J Clin Invest, 2012, 122(6): 1991-2005.

21. Chieko S, Fumio S, Toshihiko M, et al.Risk factors for diabetic choroidopathy in patients with diabetic retinopathy. Graefe's Arch Clin Exp Ophthalmol, 2002, 240: 436-442.

第七章

糖尿病视网膜病变临床检查、诊断和分类

第一节 临床检查方法

一、裂隙灯生物显微镜检查

裂隙灯生物显微镜（slit-lamp biomicroscopy）检查眼底，充分发挥了裂隙灯倍数放大、双目立体感的优势，可获得精细的光学切面。为了使眼底影像能进入裂隙灯显微镜焦点，常需在被检眼与显微镜间的光学径路上插入一个透镜，按其是否与角膜接触，分为前置镜与接触镜两大类[1]（表7-1），下面分别予以阐述。

表 7-1　裂隙灯显微镜检查常用透镜

	所见图像	图像放大倍数	所见眼底范围
前置镜			
Hruby 镜，−55D	正像	1×	30°～40°
+60D	倒像	1.15×	76°
+78D	倒像	0.93×	84°
+90D	倒像	0.75×	94°
接触镜			
Koeppe 接触镜，−69D	正像	0.96×	
Goldmann 三面镜（中央平凹透镜，−64D）	正像	1×	30°

（一）前置镜检查法

传统的 Hruby 前置镜（the Hruby lens）由维也纳眼科医生 Karl Hruby 于 1941～1942 年首先发明并使用，为 −55D 平凹透镜，安装于裂隙灯头架上，转动灵活，使用方便（图7-1）。检查时前置镜凹面朝向被检眼，并尽可能靠近该眼，但注意勿触及睫毛，以免镜面污染。前置镜中心应对准被检眼的瞳孔，保持前置镜的光轴与被检眼的光轴一致。其所见眼底范围小，为立体正像[2,3]。

在过去数十年中，裂隙灯前置镜检查法已经发生彻底变革，临床逐渐用 +90D、+78D 及 +60D 双凸透镜取代传统前置镜，其中又以 +90D 生物显微前置镜最为常用（图7-2）。作为眼底病诊疗工作的必备工具，可随身携带，极为方便。检查方法：①调整裂隙光带为中等窄光；②裂隙灯光源与显微前置镜置于同一轴线；③光照强度与放大倍数调至最低；④将裂隙光带于被检眼角膜中央聚焦；⑤拇指与食指夹持显微镜前置，置于被检眼前，将裂隙灯缓缓

前推，使焦点从角膜经瞳孔，朝向眼底方向移动。当从显微镜目镜中窥见视网膜时，可左右上下移动光带，检查眼底。检查右眼眼底时，嘱被检者注视检查者右耳，检查左眼则注视左耳，这样裂隙灯光恰好落在视盘上，将裂隙灯稍向鼻侧移动，就可检查黄斑及黄斑区上、下方血管弓。如需检查眼底周边部分，可嘱被检眼向相应方向转动。

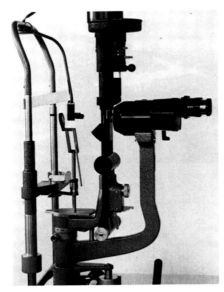

图 7-1　Hruby 前置镜 [4]

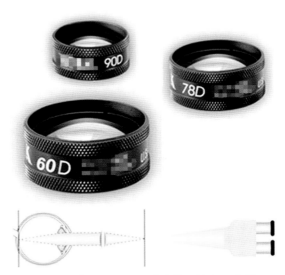

图 7-2　常用生物显微前置镜及检查示意图

　　显微前置镜检查法所见眼底清晰、立体感强、范围大，且前置镜使用方便、使用前不必消毒，被检眼不需表面麻醉，即使被检眼伤口未愈合也可进行检查。此外，正常瞳孔下也可检查眼底。该方法不足之处是所见影像倒置，需要一定实践过程才能逐渐适应并熟练掌握。现代前置镜除上述标准裂隙灯透镜外，还有 SuperField、Digital Wide Field 等新型透镜，可适应不同的临床需要 [1]。

（二）接触镜检查法

　　使用接触镜检查眼底，需于表面麻醉下进行，常用 0.4% 奥布卡因或其他眼科表面麻醉剂。接触镜镜面与角膜表面需放置 1% 甲基纤维素或生理盐水，以消除空气对观察的影响。

　　1. Koeppe 接触镜　由 Leonhard Koeppe 于 1918 年设计，为 -69.4D 平凹透镜，可检查眼球光轴上的后部玻璃体和后极部眼底，眼底呈正像 [2]。

　　2. Goldmann 三面反射接触镜（Goldmann three-mirror lens，简称三面镜）　为圆锥形接触镜，中央为一平凹透镜，四周安装三个反射镜，角度分别为 75°、67° 和 59°（图 7-3）。三面镜可被用于寻找周边部视网膜裂孔，也曾用于全视网膜光凝。三面镜中央平凹透镜（镜面 0）主要用于眼底后极部检查，包括视盘、黄斑及后极部玻璃体；75° 镜（镜面 1）可以检查后极部之外到赤道部之间的区域；67° 镜（镜面 2）用于检查周边部眼底；59° 镜（镜面 3）则可检查无晶体眼的极周边部眼底，有晶状体眼则需加用巩膜顶压器才能见到锯齿缘及睫状体平坦部，也可以用于检查房角（图 7-3）。通过中央平凹透镜所见为正像，但 3 个反射镜所见眼底像与实际眼底像呈镜面关系，即镜面位于上方时，所见为下方眼底，左右关系不变；镜面位于鼻侧时，所见为颞侧眼底，上下关系不变 [5]。临床中主要使用反射镜，检查时用中等窄裂隙光投射至反射镜,显微镜的焦点对准接触镜的前表面,并向深部推进,在反射镜中见到虹膜与瞳孔时,将显微镜的焦点通过反射镜中的瞳孔,向眼底方向推进,直至看清眼底。将三面镜顺序回旋,可逐步观看整圈眼底[5]。有些医生在用 Goldmann 三面镜找裂孔时可以和巩膜压陷器联合,主要使用 59° 的镜面,检查眼底周边部更为便利[3~5]。

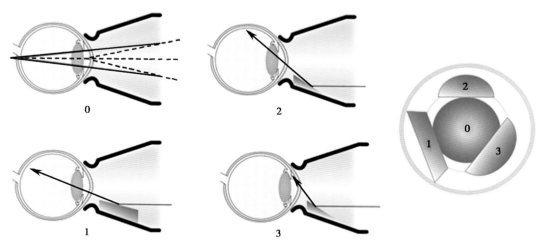

图 7-3　Goldmann 三面镜及所见眼底范围[2]

　　用 Goldmann 三面镜的反射镜检查赤道及周边眼底是在全视网膜镜问世前,缺点是缺少对视网膜的整体观察,而是把不同镜下的眼底在医生脑中拼成整体。使用三面镜进行全视网膜光凝常常误伤黄斑。接触镜必须消毒,且对术后、儿童及精神紧张者不适用。由于直接接触角膜,存在医源性角膜损伤、感染的风险。随着生物显微前置镜的使用,三面镜逐渐被其他检眼镜取代。

二、间接眼底镜检查

　　1852 年,Ruete 报告了单目间接检眼镜[5],1861 年 Giraud-Teulen 报告了双目间接检眼镜的使用(图 7-4A)。我们现在使用的间接检眼镜是 Schepen 推动的。镜子有头盔式(图 7-4B)和眼镜式两种,前者多用于手术,后者多用于门诊检查眼底。设备需要持续电源。使用时先调整好距离及反射镜的位置,开始先用较弱的光线观察,看清角膜、晶状体及玻璃体的混浊,然后将光线直接射入被检眼的瞳孔,并让被检眼注视光源。一般用 +20D/+22D 镜头,瞳孔小或眼内有气体时 +30D 镜头可以看得更清楚。镜头置于被检眼前约 5cm 处,镜头的凸面向检查者,检查者以左手持镜头,并固定于患者的眶缘,被检眼、镜头及检查者头固定不动,令患者先向前注视,当看到视盘及黄斑时可前后调整镜头到被检眼的距离至视盘及黄斑部的图像清晰,再令患者向各个方向转动眼球,手持的镜头及检查者的头也随之移动。检查眼底周边部时令患者眼球转位要大,检查者也要大幅度转动头位,以保持和镜头、被检眼处于一条直线上。眼底检查范围包括后极部和周边部,尽可能看全。

　　间接检眼镜的折光原理如图 7-4C,看到的眼底是倒像,且放大倍数小。20D 镜头的图像放大约 4 倍,可以观察到眼底 45° 的范围,30D 图像放大 3 倍,眼底观察角度为 65°。直接检眼镜放大倍数大,被观察对象的放大倍数为 15~16 倍,但观察视野小,即在高倍放大下观察小范围的眼底像。且直接检眼镜检查者用一只眼，没有立体视觉。

糖尿病患者检查中使用间接检眼镜的优点：

1．由于间接检眼镜视角广、立体感强，以及物镜为非球面镜可以中和被检者的屈光不正，使周边部眼底成像清晰而不变形，有利于糖尿病性患者周边视网膜的检查。

2．特别是玻璃体少量积血时，可以透见后面的视网膜是否脱离，判断纤维血管膜的位置。

综上，由于间接检眼镜的照明度强、视角广、成像立体清晰，在糖尿病患者的眼底检查及治疗中具有很高的应用价值。

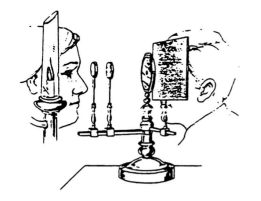

图 7-4A　1861 年的间接眼底检查镜

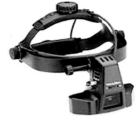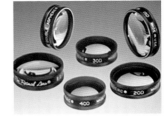

图 7-4B　头盔式间接眼底检查镜和不同屈光度的镜头

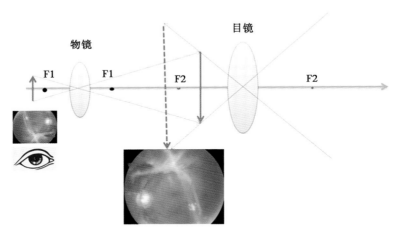

图 7-4C　间接检眼镜的成像原理

三、荧光素眼底血管造影

荧光眼底血管造影（fundus fluorescein angiography，FFA）通过静脉注入染料进入眼底被激发产生可拍摄的荧光显示不同血管，照亮眼底观察血管的形态、管壁通透性和眼底病变组织形态等，可作为对眼底情况进行动态观察的一项检查技术。自 20 世纪 60 年代以来得到了充分发展和不断改进，并被广泛应用于眼底病变的研究与诊断。特别是在评估糖尿病视网膜病变严重程度的分期、分级中，是目前不可替代的工具。下面简述 FFA 的原理和识图。

（一）原理

荧光素钠在经静脉注入人体后，约 20% 以游离状态存在于血浆中。此时，利用特定波长的激发光（如波长 456～490nm 的蓝光）即可激发荧光素钠分子，并采用滤光片（波长 520～580nm 的绿光）获取图像（图 7-5），这就是 FFA 技术的基本原理。由于视网膜及视盘血管内皮细胞间存在紧密连接即血 - 视网膜内屏障，荧光素作为一种大分子物质无法穿过血管壁，因此造影时可呈现出清晰的血管网形态。反之，脉络膜毛细血管内皮细胞间孔隙较大，荧光素分子在进入脉络膜血管后，很快就可向外渗透并进入组织间液，形成弥漫性脉络膜背景荧光。得益于血 - 视网膜外屏障的存在，荧光素分子无法继续向视网膜内渗透，造影时才能够观察到清晰的视网膜血管图像。当内屏障功能受损，视网膜血管网内的荧光素可渗漏到组织中，当外屏障功能受损，可透见脉络膜荧光，称"窗样缺损"。这些改变显示在造影图像中，有助于临床医生认识病变。

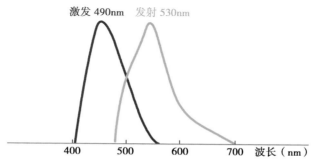

图 7-5 荧光血管造影的激发光（490nm）和发射光（530nm）。子激发峰 490nm，用滤光片确保蓝光进入眼内，荧光素被蓝光激发后发射出绿光 530nm，再用黄绿滤光片阻止蓝光，只准黄绿光到达胶片

（二）操作

1. 造影前应详细了解患者病史，尤其是严重全身疾病、肝肾病史及药物过敏史，必要时可用稀释液检查确定有无过敏。同时，对患者的眼科病史也需要进行询问和回顾，了解造影检查的目的，并参考现有的检查结果，以便对造影时需要重点关注和拍摄的病变部位及时间有所准备。造影前要向患者说明检查目的及大致流程，有利于消除患者的紧张情绪、更好地配合检查。

2. 造影前常规对患者进行视力、眼压、眼前段及散瞳后眼底检查。此步骤多于接诊临床医生处完成。

3. 核对患者信息，包括眼科相关病史。说明造影目的，排除相关禁忌并签署知情同意书。

4. 指导患者就坐并完成检查姿势，首先拍摄双眼彩色立体眼底像及无赤光眼底像，也可放入滤光片拍摄对照片以排除自发荧光及假荧光干扰。

5. 进行静脉注射前，可用稀释荧光素钠进行过敏测试，确认无明显过敏反应后经肘前静脉快速注入荧光素钠造影剂（常用 20% 的荧光素钠，单次 2.5～5ml），一般于 5 秒内注射完毕，并在注射开始的同时启动计时器。最初可自注射完毕后以每秒 1～2 张速度进行连续拍照，之后可根据病情需要调整重点拍摄部位及时间间隔，10～15 分钟后拍摄后期片。同时，应穿插拍摄对侧眼造影图像以便阅片时进行对照。

6. 拍摄过程中若患者主诉不适,应根据具体情况决定是否暂时休息或停止拍摄。若发生如严重过敏反应或呼吸循环障碍等紧急情况,应及时采用常备药品和器械进行急救处理并进一步治疗。

7. 荧光素钠无法被人体吸收,注射后可出现皮肤黄染及尿色加深等表现,一般24小时后即可完全经肝肾代谢排出,少有不良反应报告。患者检查结束后若无不适,休息半小时即可离去。

(三)分析

对任何异常眼底造影图像的准确分析,都建立在对正常眼底荧光形态的充分认识的基础之上。分析可以从脉络膜和视网膜动静脉血流,包括充盈的时间过程、血流的形态即充盈的完整性,血管的通透性,即血管的扩张、渗漏,色素上皮透光的均匀程度判定视网膜色素上皮屏障的完整,并利用视网膜和脉络膜荧光背景观察荧光的遮蔽和荧光蓄积,以及观察视盘的一些病变等。

对 FFA 图像的分析和解读,可以从血管荧光充盈时间过程认识眼底正常的表现、通过荧光强度改变包括强荧光和弱荧光,以及荧光缺损等方面认识眼底不同的病变。

1. 荧光充盈时间过程　荧光充盈时间是指自肘前静脉注射荧光素钠后,其经静脉回流至右心,经肺循环至左心,然后经体循环包括主动脉、颈总动脉、颈内动脉及眼动脉到达眼底所需的时间。在眼底造影的过程中,脉络膜血管首先充盈,然后视网膜动脉逐渐充盈、显影,继而视网膜静脉充盈。荧光完全排空需要经过数次以上体循环周期(图 7-6),此过程处在连续不断的变化中,很难对其进行清楚的划分。但为了更好地利于临床工作,目前仍按照不同阶段对造影所见进行观察和叙述。

(1)脉络膜期(视网膜动脉前期):荧光素静脉推入后染料通过眼动脉进入睫状后短动脉系统到达眼底脉络膜。眼底最先显示荧光的组织是脉络膜,正常年轻人多在10~12秒之间,也有在8秒出现的;正常老年人在12~15秒之间,双眼差别一般小于1秒。视网膜荧光比脉络膜荧光出现晚1~3秒,染料注入后10~15秒视网膜中央动脉出现荧光(图 7-7,图 7-8)。

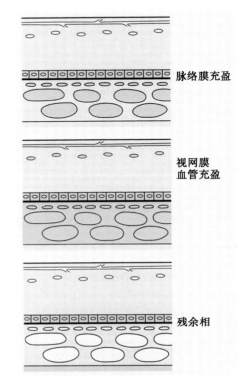

图 7-6　荧光素进入脉络膜和视网膜血管系统的过程

脉络膜充盈

视网膜血管充盈

残余相

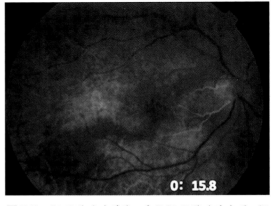

0: 15.8

图 7-7　视网膜动脉前期:睫状视网膜动脉充盈,视盘出现早期荧光及脉络膜的地图状荧光

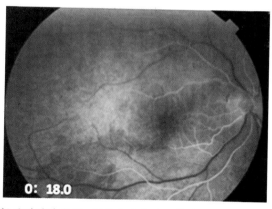

图 7-8　视网膜动脉充盈，荧光素尚未进入静脉，此期为视网膜动脉期

脉络膜充盈时，睫网动脉也充盈，因为睫网动脉也是来源于睫状后短动脉的。动脉炎性前段缺血型视盘病变（AION）可影响睫状动脉供血，可看到脉络膜充盈滞后，睫网动脉阻塞时也可看到睫网动脉充盈滞后（图 7-9，图 7-10）。

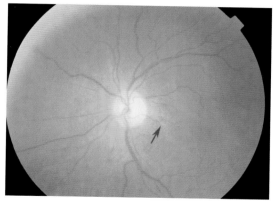

图 7-9　一 69 岁的女性患者，4 个月前曾发生头痛、突然视力丧失，图 7-9 眼底像显示视盘苍白，ESR 24mm/h，蓝色箭头在眼底像上可看到睫网动脉

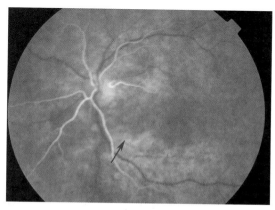

图 7-10　FFA 图像上相同的位置看不到睫网动脉的充盈（图 7-10 FFA 9 秒），此时进入视网膜动脉期，显示睫网动脉滞后

臂 - 视网膜循环时间（arm-retinal circulation time，ARCT）是染料注入到视网膜动脉出现荧光的时间（10～15 秒）。这个时间是个参考，因为 ARCT 受到注射部位、注射速度、患者血压、眼压、心功能、血液黏稠度及血管阻力等因素影响。当颈内动脉狭窄，或动脉压力不足时，臂 - 视网膜充盈时间延长。

（2）视网膜动脉期：荧光素进入视网膜中央动脉。由于动脉血流速度快，荧光素分子在 1～2 秒内即可充盈全部动脉系统，视网膜动脉清晰可辨，脉络膜继续充盈，此时为视网膜动脉期，如果动脉压力不足，黄斑区可出现部分毛细血管网充盈滞后，有时血管分支处还可观察到动脉层流现象（图 7-11）。

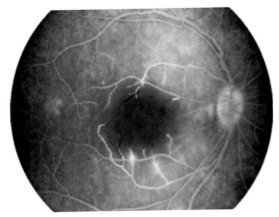

图 7-11　截自动态 FFA，荧光造影已进入动静脉期，中心小凹周围的毛细血管网尚未充盈，反映了动脉压力不足

（3）动静脉期：动脉完全充盈，荧光素经过视网膜毛细血管进入静脉系统，可见静脉层流现象，此为视网膜动静脉期（图 7-12）。当静脉主干管腔均被荧光素充盈，而层流现象消失时，进入静脉期。由于静脉血流较慢，此期可持续一段时间，脉络膜充盈仍继续，随着荧光素分子脉络膜毛细血管网和血管外组织腔，脉络膜背景荧光逐渐增强。

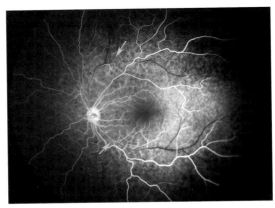

图 7-12　FFA 的动静脉期，荧光素经过视网膜毛细血管进入静脉系统，可见静脉层流现象（箭头）

视网膜循环时间（retinal circulation time，RCT）：即从视网膜中央动脉出现荧光至视网膜中央静脉出现荧光所经过的时间，文献报道为 3～5 秒，但其数值个体差异较大，仅可作

参考之用，或用于患者病情的纵向追踪。如果眼内外周阻力增大，如已行全视网膜光凝，或者发生视网膜静脉阻塞，视网膜动静脉循环时间可延长。

（4）静脉期：早期显示动脉和毛细血管完全充盈和静脉层流；中期几乎完全的静脉充盈；晚期静脉充盈完全，同时动脉的染料浓度下降。

（5）晚期（染料排除期）：随着血液不断再循环，荧光素不断被稀释和减少，荧光强度也逐渐减弱并最终完全消失。染料注入后约 30 秒，血管内最高浓度的荧光素开始排出。再次循环的荧光素浓度下降，3～5 分钟后影响变得发灰色，大约 10 分钟后荧光素在造影过程中不再显示，但完全排出体内需要几小时。晚期视盘染色是正常的。

总之，染料到达眼内之前，造影是暗的，染料注入 10～15 秒后先后看到脉络膜和视网膜的充盈，20～30 秒荧光充盈浓度最高、眼底最亮，晚期除了显示脉络膜、巩膜、视盘边缘、视杯外，眼底变暗。

2. 正常眼底的荧光像

（1）脉络膜：早期的脉络膜荧光模糊、斑驳、不规则地分散在后极部，继续的充盈呈分散岛状逐渐对接。在对接完成前脉络膜充盈和未充盈的区域非常明显，也称为脉络膜的荧光充盈"斑状充盈"。接下来的 10 秒（染料进入 20～25 秒）造影变得非常明亮，持续 5 秒。

（2）视盘：视盘边缘及周围荧光来自脉络膜血管、视网膜中央动脉的深层和浅层血管网，还有视盘表面的毛细血管也来自视网膜中央动脉分支。睫状后短动脉构成的 Zinn-Haller 环和软脑膜血管网供给视盘筛板前和筛板后，视盘较多的毛细血管使得造影过程中正常的视盘呈强荧光。

（3）黄斑：造影过程中黄斑中心凹是暗的（图 7-13），因为该部位色素上皮含有较多的色素。年轻人造影 20～25 秒时中心凹周围的血管网能够清晰显示，造影技师要抓住这一"峰时"，拍摄清晰的血管网。

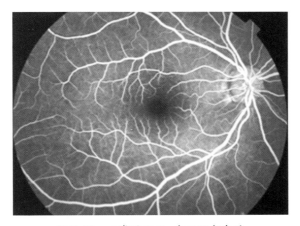

图 7-13　正常的 FFA，中心凹部色暗

大的脉络膜血管和视网膜血管不漏荧光素，而中、小脉络膜血管内皮细胞间的缝隙会渗漏荧光素分子。外渗的荧光素弥散到脉络膜组织、Bruch 膜和巩膜，渗漏的荧光保留在组织里为"染色"。造影后期如果色素少的色素上皮可以见到 Bruch 膜、脉络膜特别是巩膜，视盘和附近的组织由于染色呈现强荧光，筛板也染色呈强荧光。

3. 不正常的荧光眼底

【强荧光】

（1）渗漏（leakage）：以边界不清楚的强荧光为特征，早期显示产生漏液的异常血管形态，随造影时间延长强荧光更加明显，特别是荧光素漏到血管外。异常血管可发生在视网膜、视盘，也可发生在脉络膜。

1）视网膜毛细血管病变渗漏：视网膜毛细血管引起的渗漏较轻，造影早期可以表现毛细血管的扩张，晚期表现毛细血管周围组织有淡淡的边界不清的强荧光（图7-14～图7-16）。

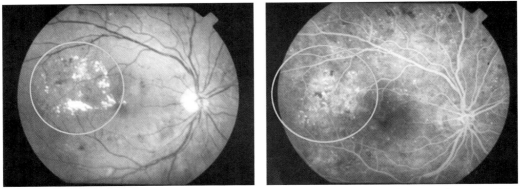

图7-14　糖尿病视网膜病变局灶型渗漏。糖尿病视网膜病变患者黄斑中心凹部局灶性渗漏，左图橘黄色环内显示环形脂类物质渗出，右图橘黄色环内显示渗出区中央有毛细血管囊样膨出（点状强荧光）

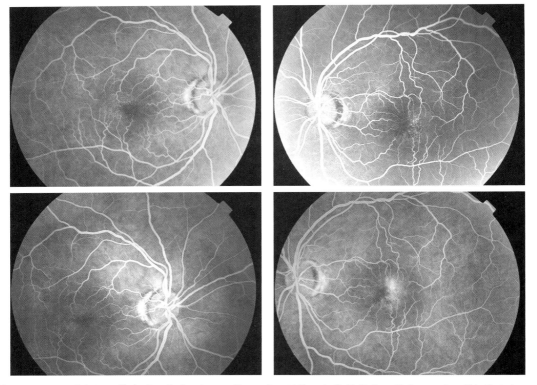

图7-15　视网膜毛细血管渗漏。患者，女，56岁，双眼2型黄斑血管扩张症，，早期FFA（40秒）显示中心凹颞侧视网膜血管扩张。图中下方的FFA显示荧光渗漏（2'）

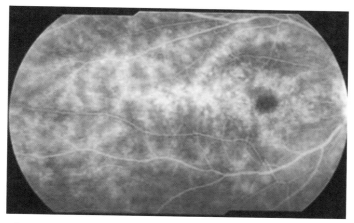

图 7-16　葡萄膜炎患者显示弥漫的视网膜毛细血管扩张和渗漏

2）视网膜 / 视盘新生血管渗漏：视网膜 / 视盘新生血管的漏出量大，造影早期可显示新生血管的轮廓，随着造影时间后延，显示强荧光范围逐渐增大。新生血管常发生在视网膜，也可发生在视盘上或视盘周围（图 7-17，图 7-18）。

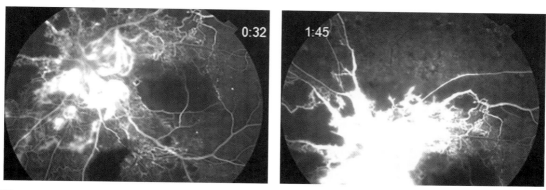

图 7-17　视网膜新生血管渗漏。患者，女，46 岁，肾上腺皮质切除术后。FFA 提示视盘型的视网膜血管炎，左图早期 FFA 显示视盘新生血管，右图随造影时间延长荧光素大面积渗漏

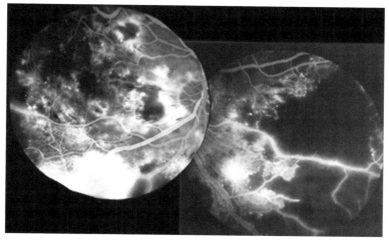

图 7-18　视网膜新生血管渗漏。糖尿病视网膜病变增殖期，强荧光为视网膜新生血管

3）脉络膜新生血管渗漏：脉络膜新生血管常常在纤维膜内，称纤维血管膜（经典型）。不像视网膜新生血管的渗漏，脉络膜新生血管渗漏的范围小，很局限，造影时纤维膜荧光染色，强荧光持续时间长（图7-19）。辨别脉络膜纤维血管膜的活动性常常需要作OCT，OCT较容易看到液体的存在。

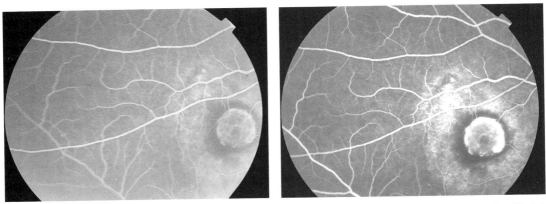

图7-19　脉络膜新生血管渗漏。患者，男，72岁，FFA左图33秒，右图45.4秒，诊为经典型新生血管性老年黄斑变性

（2）蓄积（pooling）：充满液体的地方染料集聚导致的造影下的图形。显示荧光均匀一致，病变的边界维持不变，如中心浆液性脉络膜视网膜病变（中浆），染料积聚在色素上皮和神经上皮之间，而黄斑囊变，染料蓄积在神经上皮的囊腔内（图7-20）。

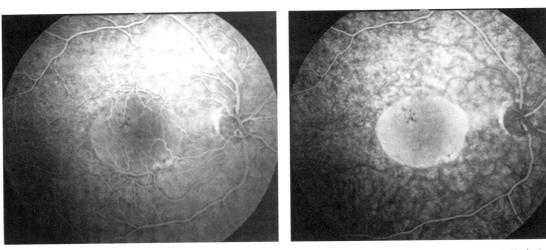

图7-20　Pooling：视网膜色素上皮脱离（retinal pigment epithelial detachment，RPED），FFA显示边界清楚、均匀一致随着造影逐渐增强的强荧光

（3）染色（staining）：染色是指染料从血管漏出后进入组织，染料排空离开眼循环时，眼内组织仍保留染料，和染料蓄积不同，蓄积是染料进入空腔和腔隙。常见的染色组织有巩膜、筛板和玻璃膜，drusen，瘢痕组织如黄斑盘变（图7-21）。

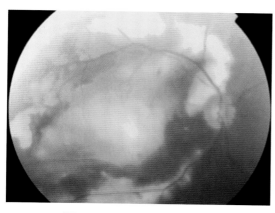
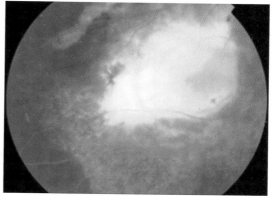

图 7-21 荧光染色。黄斑盘变,右图 FFA 视网膜染料逐渐消退,瘢痕仍显示强荧光

(4)透见(transmission):透见荧光(transmitted fluorescence)又称"窗样缺损"(window defect),是指透见脉络膜荧光,提示色素上皮的缺损,不能阻挡脉络膜的荧光。常见的原因是色素上皮萎缩。透见荧光出现在造影早期,与脉络膜荧光充盈同步,强荧光的形状和范围在造影全过程不变,最终随脉络膜荧光消退而消退(图 7-22)。

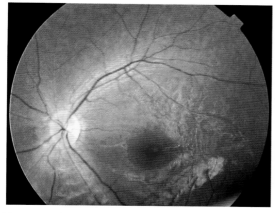
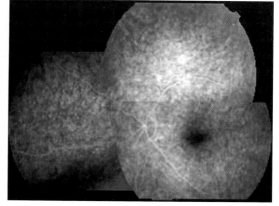

图 7-22 窗样缺损。患者为无色素性视网膜色素变性,左图眼底像,右图 FFA 显示弥漫透见荧光(点片状强荧光)

【弱荧光】

弱荧光是指正常荧光的减少或缺失,显示为不正常的暗区。有两种情况:荧光被阻挡或遮蔽和血管充盈缺失。

(1)遮蔽(blocked):荧光被遮蔽或阻滞。遮蔽荧光的物质可以是:

1)屈光间质混浊,如玻璃体积血、角膜或晶状体混浊。

2)出血斑:视网膜前、视网膜内或视网膜下的出血(图 7-23)。

3)色素堆积、异物阻挡。

4)水肿的渗出物、液体等会减弱荧光。

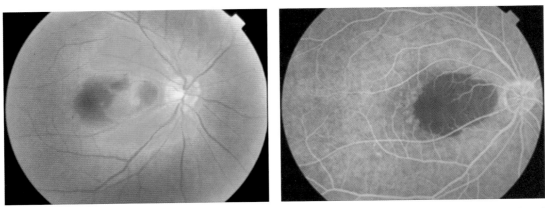

图 7-23　黄斑脉络膜出血遮蔽。一 58 岁男性患者，视网膜下出血。左图为眼底像；右图，FFA 可见出血遮蔽脉络膜背景荧光，视网膜血管未被阻挡

（2）充盈缺失：脉络膜血管层萎缩，血管消失导致脉络膜的荧光缺损（图 7-24），视网膜毛细血管网消失导致视网膜荧光的缺损，即"无灌注区"（图 7-25 和图 7-26）。

动脉、静脉或毛细血管阻塞后导致的血管组织丧失，如造影时显示的无灌注区是视网膜毛细血管的闭锁消失，脉络膜背景荧光显示的低荧光区提示脉络膜血管的闭锁消失。

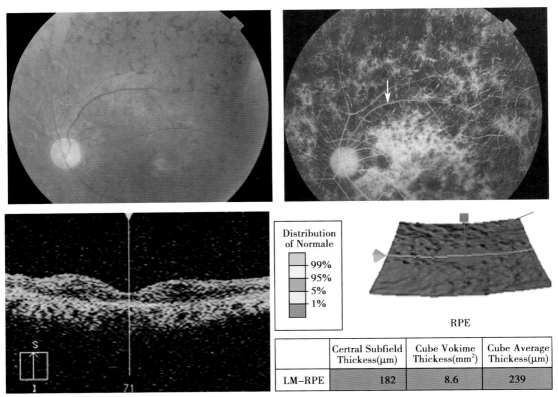

图 7-24　充盈缺损。患者，男，28 岁，视力 1/40，自幼夜盲，白色箭头指的暗区为荧光充盈缺损，提示脉络膜血管的萎缩消失，右下 OCT 显示的 PRE 层，表面较多的缺损（绿色箭头）是"窗样缺损"，荧光造影显示不规则强荧光点

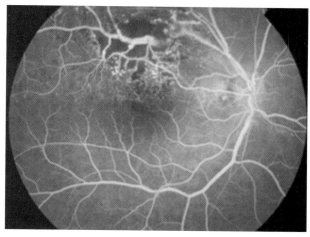

图 7-25　充盈缺损。分支静脉阻塞（BRVO）患者，FFA 显示视网膜毛细血管闭锁（无灌注区）。无灌注区内穿行的上黄斑血管弓静脉扩张，串珠样改变

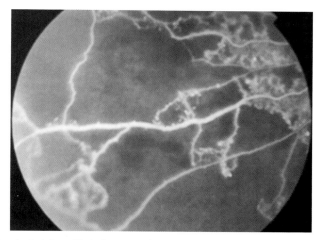

图 7-26　充盈缺损。糖尿病视网膜病变合并大面积荧光充盈缺损（无灌注区）

【假荧光】

眼底任何白色或浅色的非荧光改变，好像是被荧光染色的，称为"假荧光"（pseudofluorescence）病变。

（四）糖尿病视网膜病变的荧光血管造影特征

糖尿病视网膜病变的主要改变之一是糖尿病导致的视网膜微血管病变。其早期病理改变包括选择性的视网膜毛细血管周细胞减少、毛细血管囊（微血管瘤）样膨出形成、毛细血管壁基底膜增厚、局部毛细血管床闭锁、邻近毛细血管扩张、吻合支形成和毛细血管渗透性改变，进一步会发生小动脉关闭，大面积无灌注区形成和继而产生视网膜表层的新生血管。荧光造影容易判断上述病理改变（见第六章）。常见的改变有：

1. 视网膜毛细血管囊样膨出（microaneurism）　是糖尿病视网膜病变之微血管病变的最早期改变。表现为视网膜毛细血管周细胞减少，导致视网膜毛细血管壁呈囊状膨出，荧

光血管造影下出现点状强荧光（图 7-27）。改变可出现在视网膜任一部位，多位于黄斑区和后极部，最早发生在视网膜毛细血管床的前小静脉，周细胞消失的部位，可以孤立或呈簇状分布。检眼镜下难于和出血点鉴别，后者在 FFA 上表现为点状暗区，出血点遮蔽背景荧光。毛细血管囊样膨出是糖尿病视网膜病变特征性的改变，也是和其他视网膜病变进行鉴别的重要标志。

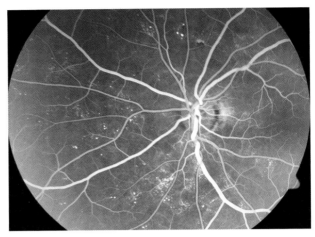

图 7-27 糖尿病视网膜病变Ⅰ期（轻度非增殖期糖尿病视网膜病变）。点状强荧光为血管囊

　　糖尿病微血管病变会进一步影响视网膜毛细血管内皮细胞和内皮细胞间的紧密连接，即导致内屏障的损伤，出现液体、血细胞的外溢和脂类物质的外溢。液体外溢导致组织水肿，红细胞漏出使视网膜呈点片状出血；脂类物质外溢导致组织硬性渗出（hard exudates），常常呈不规则的环形或三角形，尖端指向黄斑中心小凹。FFA 显示硬性渗出环内有强荧光点，提示毛细血管囊样膨出。晚期荧光轻微扩散（图 7-28，图 7-29）。

　　2. 视网膜无灌注区形成　FFA 较容易识别无灌注区的存在。本质上，无灌注区的部位看不到视网膜毛细血管，反映了局部视网膜毛细血管网的消失（见图 7-26）。当视网膜毛细血管病变进一步出现管壁基底膜的增厚和管腔狭窄，将导致血流的改变和血液黏滞度的变化，如红细胞凝聚阻塞使得视网膜毛细血管阻塞，毛细血管网消失，即视网膜无灌注区形

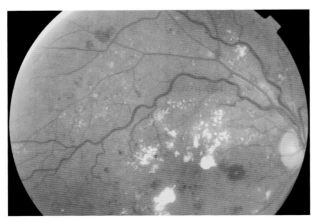

图 7-28 非增殖期糖尿病视网膜病变，黄斑区可见黄色硬性渗出

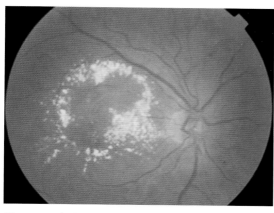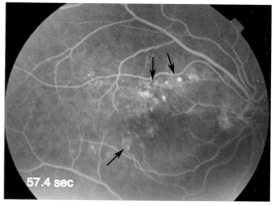

图 7-29　非增殖期糖尿病视网膜病变，左图黄斑区可见黄色硬性渗出，右图绿色箭头显示硬性渗出区内有毛细血管囊样膨出（强荧光点）

成。毛细血管床小动脉阻塞会导致大面积无灌注区形成，提示临床即将进入或者已经进入严重非增殖期。

3. 视网膜静脉扩张　视网膜静脉穿行无灌注区时扩张（图 7-30），甚至呈串珠样改变，静脉穿出无灌注区后扩张消失，推测与无灌注区的缺血、低氧有关。检眼镜下看到扩张的静脉，提示视网膜存在大面积的无灌注区。

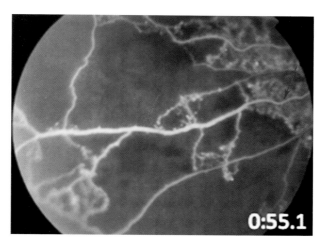

图 7-30　绿色箭头指向的静脉在穿行无灌注区时表现扩张，紫色箭头指向该静脉未穿行无灌注区时的状态

4. 视网膜内微血管异常（图 7-31）　视网膜内微血管异常（IRMA）是发生在无灌注区周围的毛细血管代偿性扩张，也可能是早期的新生血管芽。检眼镜下显示为视网膜内微血管的异常。出现 IRMA 标志着视网膜进入严重非增殖期，或者称为增殖前期。进入增殖前期的患者约 50% 在 15 个月内进入增殖期[6]。

5. 视网膜新生血管（retinal neovascularization）（图 7-32，图 7-33）　视网膜新生血管出现标志着糖尿病视网膜病变进入增殖期，FFA 较容易显示新生血管，早期视网膜新生血管（neovascularization，NV）呈网状，视盘新生血管可呈环状。随着造影时间后延，强荧光

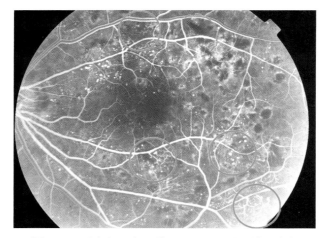

图 7-31　图中绿环内无灌注区周围的树墩样强荧光

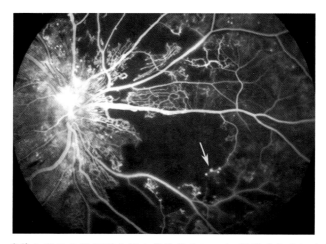

图 7-32　黄箭头所示为视网膜内微血管异常（IRMA），绿箭头指向视盘新生血管

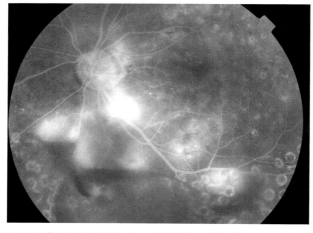

图 7-33　视网膜型新生血管，图中强荧光显示造影晚期的荧光渗漏，视盘下方合并视网膜前出血

呈片状逐渐扩大，显示了荧光素的漏出。糖尿病视网膜病变导致的新生血管常常在 45°范围内，可以发生在视盘上（neovascularization of disk，NVD），也可发生在视网膜其他部位（neovascularization elsewhere，NVE）。视盘新生血管生长扩大向视盘周围的视网膜蔓延。视网膜新生血管常发生在黄斑周围。

（黎晓新）

参 考 文 献

1. American Academy of Ophthalmology: Basic and Clinical Science Course Sec 12 Retina and vitreous LEO，San Francisco CA，2011-2012：19-20.

2. Gellrich M. The Slit Lamp[M]. Springer Berlin Heidelberg，2014：53-56，199-200.

3. 刘家琦，李凤鸣. 实用眼科学. 第 3 版. 北京：人民卫生出版社，2010：136-137.

4. Theodor A. F. Schmidt M.D. On slit-lamp microscopy. Documenta Ophthalmologica 1975，39（1）：146.

5. Paul Riordan-Eva，John P.Whiteher. Vaughan & Asbury's General Ophthalmology. New York：The MaGraw-Hill Companies，Inc，2007.

6. 中华医学会眼科学会眼底病学组. 我国糖尿病视网膜病变临床诊疗指南 2014. 中华眼科杂志，2014，50（11）：851-865

四、相干光断层扫描成像

光学相干断层扫描成像（optical coherence tomography，OCT）是近十余年迅速发展起来的一种成像技术，是继 X 射线 CT、MRI、超声诊断之后的又一种新的医学层析成像分析方法。它集成了半导体激光技术、光学技术和计算机图像处理技术等，实现了对人体进行非接触性、非损伤性的活体形态学检测，获得生物组织内部微结构的横断面图像。OCT 提供了迄今为止对活体视网膜结构成像最好的技术[1]。目前已广泛用于视网膜、青光眼及眼前段疾病的诊断与研究，对黄斑病变的揭示和分析更显示了其独具的临床应用价值[2,3]。

（一）基本原理

OCT 基于弱（低）相干光干涉测量法的基本原理[4]，对生物组织不同深度入射弱相干光背向反射或散射信号，通过扫描得到二维或三维的图像。其工作原理类似于超声扫描，只是用光波代替声波。OCT 系统由低相干光源和 Michelson 光纤干涉仪组成。从低相干光源发出的连续、相干、波长为 810nm 的近红外光，被光纤偶联器平均分成两束，一束为探测光路，直接入射患者眼内的探测光经屈光间质达视网膜，被眼内不同组织的界面反射，这种反射光包括多次类似 A 型超声波的纵向扫描的"回声"[5]，可以提供各种眼内组织厚度与距离的信息；另一束送入干涉仪的参照光路，参照光束由已知空间距离的参照镜反射回来，两个光路中的反射或反向散射的光线在光纤偶联器被重新整合为一束，当两束光重叠时，产生干涉现象，被光敏测量仪探测到。只有发射到参照镜光束来回的距离与发射到眼内给定结构来回距离精确匹配时，从参照镜反射回来的光束与从患者眼内某结构反射回来的光束同时到达，两束光才能产生相干叠加，形成光的干涉现象。新一代的频域 OCT（spectral domain OCT，SD-OCT）分辨率更高，扫描和分析程序不断改进，尤其超高分辨率的 OCT 系统问世，图像质量和软件运算功能显著完善，轴向分辨率对视网膜各层解剖结构都能清楚观察，可以测量视细胞感光层厚度，甚至能揭示黄斑裂孔各期演变过程中及手术后感光器细胞内、外节解剖位置及形态微观的精细变化[3,6]，使活体视网膜黄斑病变检测接近组织病理学检查水平。

（二）正常黄斑OCT图像

在 OCT 图像上可以清楚显示黄斑的形态学特征、视网膜的层间结构和神经纤维层厚度。OCT 扫描正常黄斑区的横断面图像特征与黄斑的解剖结构极为类似，黄斑中心凹处因只有光感受器细胞层而视网膜极薄，中心微凹呈斜坡状，为较低的光反射，很易辨认（图7-34，图7-35）。频域OCT下的黄斑已非常接近黄斑的活体病理。

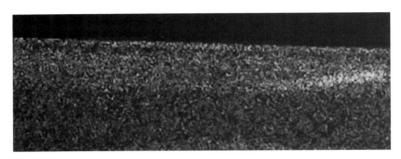

图7-34 正常黄斑区OCT图像（频域OCT）

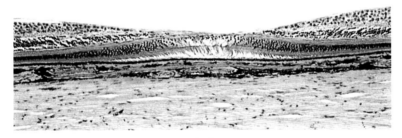

图7-35 正常黄斑组织结构

时域 OCT 的图像用伪彩色显示，频域 OCT 既可以用伪彩色又可以用灰度表示（图7-37）。伪彩色图中视网膜前、后界为红色高反射层，分别代表神经纤维层和视网膜色素上皮及脉络膜毛细血管层。玻璃体视网膜交界面是无反射性的玻璃体暗区，与高反射性的视网膜表面形成鲜明对比，界限分明，视网膜色素上皮和脉络膜毛细血管层均为红色高反射，两层反射接近，不能区分。视网膜前后红色高反射层之间是中等和低反射交替的蓝黄色层，中等反射来自内、外丛状层，而内外核层和光感受器（感光细胞，photoreceptor）内、外节为最低反射。视网膜大血管表现为视网膜深层的暗影。入射信号经过视网膜后显著衰减，脉络膜毛细血管层之后的深层脉络膜和巩膜返回相对较弱的散射，表现为蓝色和黑色低反射区，大的脉络膜血管呈暗的管腔。

频域 OCT 使得视网膜黄斑区的可视性增强，经常用灰度表示，从视网膜内界膜到色素上皮层的暗区分别是神经节细胞层、内核层、外核层和视细胞内段。高反射区为神经纤维层和 RPE 带，其次为视网膜内的内丛状层、外丛状层。RPE 带的三条强放射带目前的实验显示（自内向外）第一条带为内界膜，第二条带为感光细胞内段和外段的结合部堆叠的盘膜结构（IS/PR），第三条带为 RPE 层、Bruch 膜及其外层的脉络膜毛细血管层复合体（图 7-37）。

正常的黄斑位于视盘颞侧上下黄斑血管弓之间，黄斑包括一个边缘、斜坡和底，整个黄斑由凹部、中央小凹、中央凹、旁中心凹和中心凹周围区组成，又称中央区。凹部（umbo）是黄斑中心凹陷的底，150～200μm。底对应的中心小凹（foveola），是黄斑的精确中心，约 350μm，这个地方引起的视力最好。旁中心凹（parafovea）是环绕黄斑边缘的一条宽 0.5mm 的条带。此处视网膜各层结构如常，包括 4～6 层神经节细胞层和 7～11 层双极细胞。中心凹周围区（the perifovea）是围绕旁中央凹的一条宽 1.5mm 的条带。OCT 相对应的黄斑区解剖见图 7-36。

正常 OCT 的神经视网膜有三个强反射带（图 7-38）：神经纤维层、内丛状层和外丛状层；有三个低反射带（图 7-39）：神经节细胞层、双极细胞层和感光细胞层；RPE 复合体有四条强反射线（图 7-40）：从内向外依次是外界膜（ELM）、感光细胞内段/外段交界部（椭圆体带）、视锥细胞尖端和 RPE 带[7]。

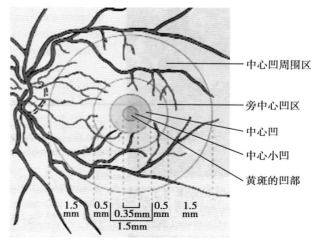

图 7-36　黄斑区的平面解剖

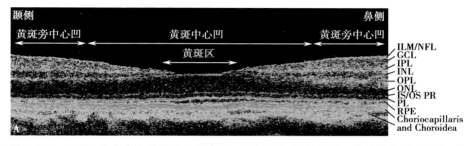

图 7-37A　OCT 对应黄斑横断面的彩色图。ILM：内界膜；NFL：神经纤维层；GCL：节细胞层；IPL：内丛状层；INL：内核层；OPL：外丛状层；ONL：外核层；PR/IS：感光细胞内段；PR/OS：感光细胞外段；RPE：视网膜色素上皮层

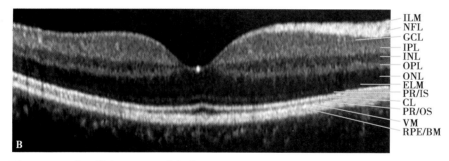

图 7-37B   黄斑横断面 OCT 的灰度图。ILM：内界膜；NFL：神经纤维层；GCL：节细胞层；IPL：内丛状层；INL：内核层；OPL：外丛状层；ONL：外核层；ELM：外界膜；PR/IS：感光细胞内段；CL：连接纤毛；PR/OS：感光细胞外段；VM：Verhoeff 膜；RPE：视网膜色素上皮层；BM：Bruch 膜。取自频域 OCT

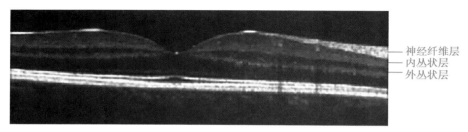

图 7-38   正常 OCT 灰度图的 3 个强反射带分别是神经纤维层、内丛状层和外丛状层

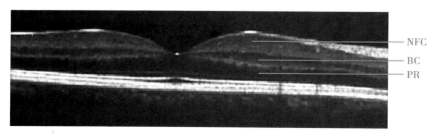

图 7-39   视网膜神经上皮的三个低反射带，分别是神经节细胞（NFC）层、双极细胞（bipolar cell，BC）层和感光细胞层（photoreceptor，PR）

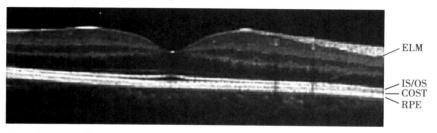

图 7-40   色素上皮带包括外界膜（ELM）、感光细胞椭圆体带 / 内段外段交界部（IS/OS）、视锥细胞尖端（COST）、视网膜色素上皮（RPE）

（三）视网膜的动脉和静脉（retianl artery and vein）

视网膜的主要动脉和静脉位于神经纤维层，位于视网膜神经纤维层的动脉和静脉在 OCT 上显示不出来，但可以看到后部的影缺（shadow effect）现象（图 7-41）。视盘边缘的静脉直径 120μm，中周部的动脉直径大约 50μm，静脉直径大约 60μm，视网膜毛细血管直径 5～10μm。

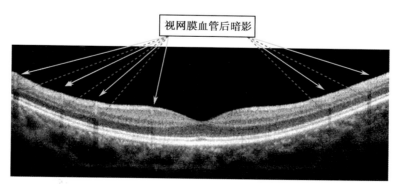

图 7-41　正常内层视网膜血管（黄色实线箭头），其后的影缺现象（红色虚线箭头）

（四）黄斑区的厚度和容积测量（measurement of the thickness and volumn）

中央黄斑厚度（central macular thickness，CMT）：时域高分辨 OCT 报告为 156μm，频域 OCT 报告为 165～205μm（表 7-2），从内界膜到色素上皮最后的部位（中心凹鼻侧）厚度为 275μm。当水平向扫描窗在 6mm 时，在时域 OCT 中视网膜内段（inner retina，IR）、视网膜外层（outer retina，OR）、视细胞外段（photoreceptor outer segment，OS）的厚度分别报告为 16 142μm、8113μm 和 472μm。

黄斑区的测量可以测量中心小凹和任一部位的厚度。在不同设备、不同象限的视网膜厚度参考值，正常黄斑区厚度测量见表 7-2，容积测量见图 7-42[8]。

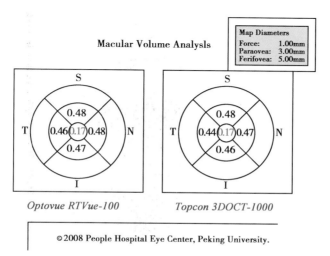

图 7-42　正常黄斑区容积测量。黄斑区的容积测量被划分为 3 个区，中心凹 1mm 区、3mm 区和 5mm 区

表 7-2 OCT 测量的黄斑厚度（单位：μm）

部位	OCT-1 代（Zeiss）	OCT（Optovue）	OCT-1000（Topcon）
中央黄斑厚度（CMT）	156.57±24.13	186.48±18.61	183.63±18.35
中心凹外 4 个象限			
上方	270.27±1824	307.35±17.51	302.06±18.08
下方	276.27±26.43	299.71±22.29	290.73±17.61
鼻侧	270.07±23.91	306.89±16.72	298.34±17.17
颞侧	257.27±20.03	292.11±18.11	280.92±13.43

（数据引自北京大学人民医院眼科中心）

参 考 文 献

1. Youngquist RC，Carr S，Davies DEN. Optical coherence-domain reflectometry：A new optical evaluation technique. Opt Lett，1987，12：158.

2. Huang D，Swanson EA，Lin CP，et al. Optical coherence tomography. Science. 1991 Nov 22；254（5035）：1178-81.

3. Hitzenberger CK. Optical measurement of the axial eye length by laser Doppler interferometry. Invest Ophthalmol Vis Sci，1991，32：616.

4. Ko TH，Fujimoto JG，et al. Ultrahigh-resolution ophthalmic optical coherence tomography，Nat Med，2001，7：502-507.

5. Hee MR，Izatt JA，Swanson EA et al. Optical coherence tomography of the human retina. Arch Ophthalmol，1995，113：325.

6. Jaffe GJ，Caprioli J. Optical coherence tomography to detect and manage retinal disease and glaucoma. Am J Ophthalmol，2004，137：156-169.

7. Ishikawa H，Duker JS，Chan A. et al. Quantification of photoreceptor layer thickness in normal eyes using Optical coherence tomography. Retina，2006，26：655-659.

8. Diabetic Retinopathy Study Research Group. Photocoagulation treatment of proliferative diabetic retinopathy：the second report of diabetic retinopathy study findings. Ophthalmology 1978；85：82-106.

（五）OCT 解读原则
【黄斑形态】
1. 黄斑整体轮廓可以显示剖面图，也可以显示地形图（图 7-43）。
2. 黄斑增厚（图 7-44）。
3. 黄斑变薄（图 7-45）。

Macular Thickness：Macular Cube 512×128 OD ⬤ ◇ OS

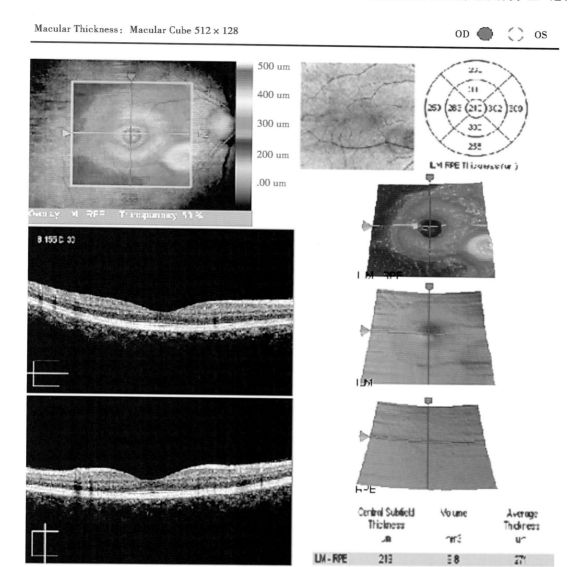

图 7-43 患者的 OCT 左面剖面图未显示异常，而右上地形图显示局限的视网膜增厚，提示需要进一步检查判断（采自 Carl Zeiss Cirrus OCT）

【病变部位】

1. 视网膜前 玻璃体液化袋（图 7-46），黄斑部视网膜前膜（图 7-47，图 7-48）。

2. 视网膜内 视网膜劈裂（图 7-49），视网膜硬性渗出（图 7-50）。

3. 视细胞层 视细胞的内段/外段（IS/OS）结合部断裂常合并视力下降，如黄斑孔患者裂孔周围已发生 IS/OS 带的消失（图 7-51）。

4. 视网膜神经上皮脱离（retinal neuroepithelial detachment） 视网膜神经上皮脱离合并色素上皮脱离，常见于中心性浆液性脉络膜视网膜病变（图 7-52）。

5. 视网膜色素上皮脱离（retinal pigment epithelial detachment）

（图 7-53 出血性视网膜脱离）

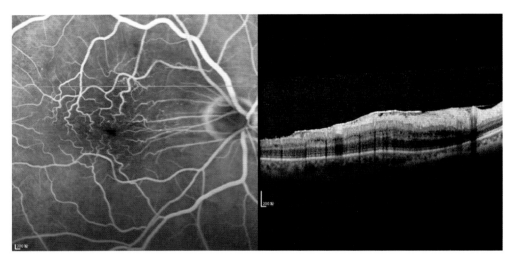

图 7-44 左图是患者的 FFA，显示前膜牵引视网膜血管变形。右图是 OCT，显示视网膜前膜位于视网膜前，呈线状

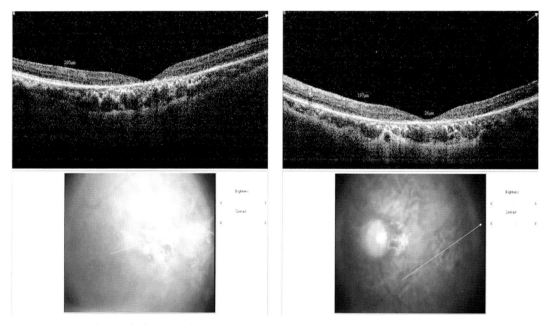

图 7-45 一 35 岁男性患者双眼视杆细胞、视锥细胞变性，OCT 显示中心凹部变薄，视网膜神经上皮层消失

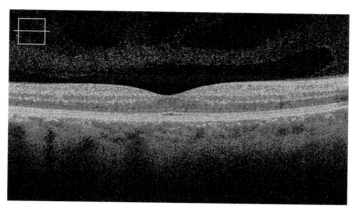

图 7-46　视网膜前可以看到玻璃体与视网膜之间的液化玻璃体囊袋,属正常年龄性改变

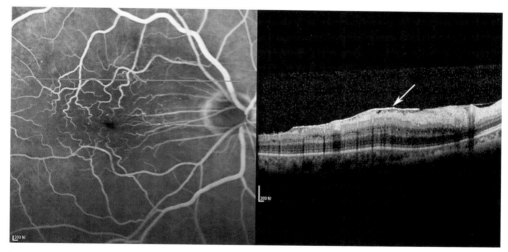

图 7-47　视网膜前膜:左图为 FFA,显示视网膜前膜使得视网膜血管变形,右图显示视网膜增厚,表面线状前膜

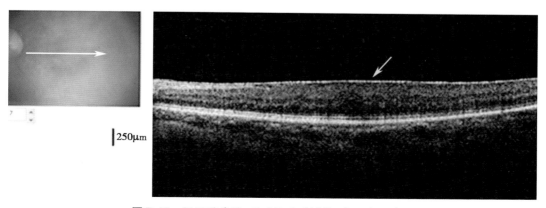

图 7-48　视网膜前膜,显示视网膜增厚,表面线状前膜

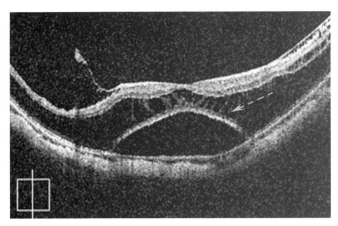

图7-49　视网膜内显示劈裂（黄色虚线箭头）和限局的视网膜神经上皮脱离，患者为病理性近视（pathologic myopia）

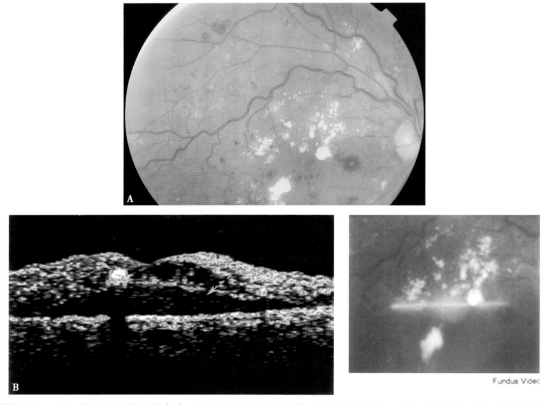

图7-50　糖尿病视网膜病变患者黄斑区视网膜内的硬性渗出（黄色实线箭头）和视网膜神经上皮脱离（黄色虚线箭头）

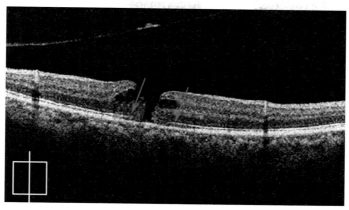

图 7-51 黄斑孔患者,箭头所示为 IS/OS 带消失

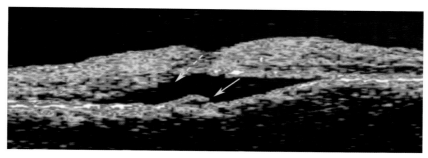

图 7-52 中心性浆液性脉络膜视网膜病变患者,黄色虚线箭头示视网膜神经上皮脱离,黄色实线箭头示视网膜色素上皮连续性中断

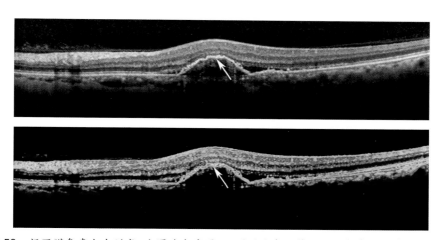

图 7-53 视网膜色素上皮脱离,上图为灰度图,下图伪彩色。箭头显示色素上皮带呈弧形隆起

【反射性】

反射性(reflectivity)是 OCT 利用不同组织对光的吸收和反射特点的不同,再塑了组织结构。

1. 强反射

(1)正常视网膜组织的强反射:神经纤维层和 RPE 层,伪彩色 OCT 中用红色和白色表示,灰度 OCT 中用白色表示。

（2）强反射的病变：

视网膜前膜（retinal epithelial membrane）

出血：视网膜表层和视网膜内的出血可以导致影蔽效应（shadow effect）。

硬性渗出：脂类物质导致高反射（图 7-54，图 7-55）。

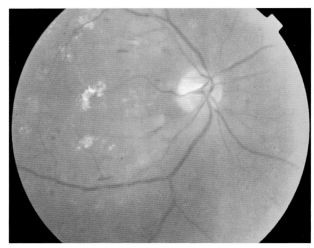

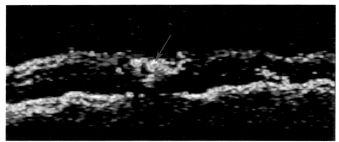

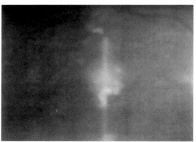

图 7-54 视网膜内硬性渗出的图例。患者为 68 岁女性，2 型糖尿病伴糖尿病视网膜病变，OCT 近中心凹部视网膜内有一点状高反射（蓝色箭头），与近中心凹的硬性渗出相对应，视力 0.3 Jr 7。高反射深部出现"光影屏蔽"

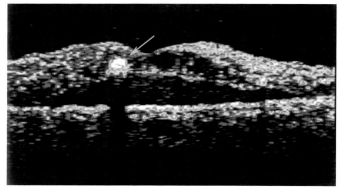

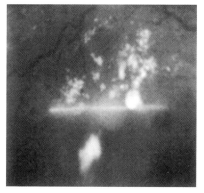

图 7-55 女性患者，2 型糖尿病伴糖尿病视网膜病变，视力 2/40。OCT 显示视网膜内的强反射对应于眼底的硬性渗出。高反射深部出现"光影屏蔽"

玻璃膜疣：小的玻璃膜疣（drusen）。

色素上皮肥大（RPE hyperplasia）、脉络膜痣（navus）和视网膜萎缩变薄都会增强反射性。

新生血管膜（Neovascular membrane）和纤维组织显示强反射（图 7-56），有时会产生影屏蔽效应（图 7-56），瘢痕组织显示强反射（图 7-57）。

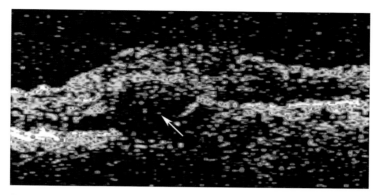

图 7-56　视网膜内出血图例：73 岁男性患者，视力左眼 0.3 Jr 6，眼底像和 FFA 显示患者左眼视网膜内出血，OCT 显示视网膜内的线状强反射。线状强反射深部出现"光影屏蔽"

2. 中反射

（1）正常视网膜内的中反射：内丛状层和外丛状层。

（2）中反射的视网膜病变：玻璃膜疣（图 7-59）、出血性色素上皮脱离腔内有液体和血细胞。

3. 弱反射

（1）正常视网膜组织的弱反射：神经节细胞层、双极细胞层和视细胞层。

（2）弱反射的视网膜病变

1）液体：视网膜内的液体如黄斑囊性水肿，视网膜下的液体如视网膜神经上皮脱离，色素上皮下的液体如 RPE 脱离（图 7-60）和出血性色素上皮脱离（图 7-61）。

2）光影屏蔽区：致密高反射的组织的深部产生一影像缺损区（shadow effect）（图 7-62）。

3）软的玻璃膜疣（图 7-63）。

（六）黄斑水肿 OCT

黄斑水肿（macular edema，ME）不是独立的眼病，是多种眼底疾病在黄斑区的表现。常见于糖尿病性视网膜病变、视网膜静脉阻塞、视网膜血管炎、老年黄斑变性、葡萄膜炎等。OCT 图像上神经上皮层的视细胞层表现典型的弱反射，神经上皮层与色素上皮和脉络膜毛细血管层鲜明的反射差异，提供了一个测量视网膜厚度的很好的界面。因此，OCT 对黄斑水肿显示非常敏感、准确。可以发现眼底检查难以确定，尚无 FFA 渗漏的早期黄斑水肿，显示黄斑中心凹轻微形态改变，精确测量视网膜细微厚度的变化。视网膜厚度测量部位通常选择黄斑中心凹，视网膜内表面至视网膜色素上皮的垂直距离为视网膜厚度[10]。正常人黄斑中心凹视网膜厚度，因采用不同 OCT 的仪器而定，以往文献报道，多在 130～150μm 之间，Hee 等学者检测正常黄斑中心凹视网膜厚度为（147+17）μm，提出采用 OCT 测量黄斑中

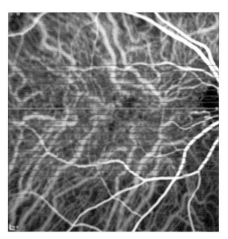

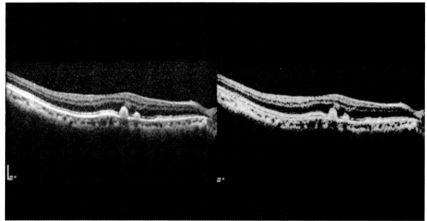

图 7-57 左图显示箭头穿过软玻璃膜疣的部位，中图和右图显示灰色和伪彩色 OCT，玻璃膜疣内为中反射，RPE 带为强反射

心凹厚度大于 185μm 为异常[10]。除早期黄斑水肿外，在 OCT 扫描将黄斑水肿分为弥漫性黄斑水肿和囊样黄斑水肿（图 7-58，图 7-59）。

1. 弥漫性黄斑水肿特点　黄斑中心凹形态改变；轮廓消失；从黄斑中心凹至黄斑周围，视网膜神经上皮层不同程度增厚，神经上皮层层状结构改变；层间积液显示不规则的低反射区，常见视网膜弥漫性光反射减弱；视网膜神经上皮层呈海绵样肿胀。

2. 囊样黄斑水肿的特点　较长时间的黄斑水肿导致黄斑区组织产生囊性改变。OCT 扫描更具有特征性改变，黄斑中心凹变平甚至隆起，黄斑部视网膜明显隆起增厚，在外丛状层和内核层中出现数个囊样间隙，囊腔内为积液。随着病程进展，小的囊腔可变成单个或数个大的囊腔，中心大囊腔可延伸到内界膜下。

在 OCT 图像上，不同疾病所致黄斑水肿早期可能有差异，但最终均可以发展为以上形态改变。视网膜静脉阻塞的黄斑水肿，最初主要表现黄斑中心凹局部视网膜增厚或神经上皮隆起，中心凹下可见囊样暗区。色素上皮与脉络膜毛细血管层正常。一旦病情进展，同样可以发生囊样水肿或弥漫水肿；继发于渗出性 AMD 病例，常伴视网膜神经上皮或色素上皮脱离，以及 CNV 病灶处色素上皮与脉络膜毛细血管层增厚、断裂；糖尿病性黄斑水肿。

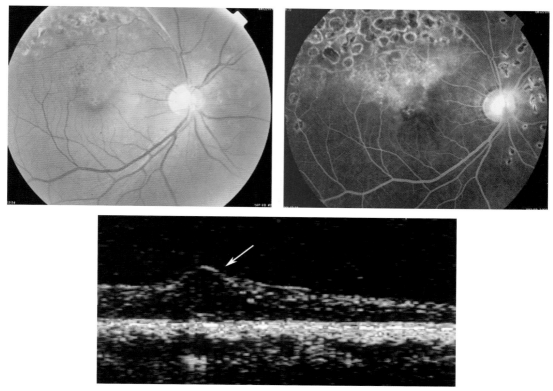

图 7-58　右眼颞上分支静脉阻塞激光治疗后，黄斑中心凹隆起，中心凹下方为无反射暗区，色素上皮与脉络膜毛细血管层正常，黄斑中心凹上方视网膜毛细血管扩张

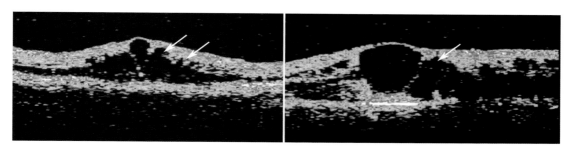

图 7-59　在外丛状层和内核层中出现数个囊样间隙，囊腔内为积液，随着病程进展，小的囊腔可变成单个或数个大的囊腔，中心大囊腔可延伸到内界膜下

OCT 扫描多分为弥漫水肿、囊样水肿或及浆液性神经上皮脱离三种类型[2, 10-11]。视网膜呈海绵样肿胀最常见；占 88%；囊样水肿占 47%；浆液性神经上皮脱离为黄斑中心凹局部神经上皮层隆起，神经上皮层与色素上皮层之间为液性暗区，仅为 15%[11]。以上三种类型黄斑水肿可单独发生，亦可两种或三种黄斑结构形态改变共存。而 Kang[10] 根据 OCT 图像特征将糖尿病性黄斑水肿分为四种类型。与前者的主要不同是根据有无玻璃体中心凹牵引，把中心凹视网膜脱离分成两型。这样分类可能更有利于黄斑水肿的鉴别及玻璃体切割手术的选择。传统观点认为黄斑水肿是各种原因使视网膜毛细血管内皮功能障碍，渗漏的液体积

聚在视网膜神经上皮细胞外间隙。当渗出的液体较多或 RPE 也受到损害，渗漏的液体可能积聚在视网膜下，发生小的限局性浆液性视网膜脱离。这种情况下用常规检测手段很难对中心凹下微量液体积聚准确界定，OCT 断层扫描则能精确揭示液体积聚层次位置，充分显示其高分辨率的特点及独特的应用价值。视网膜中央动脉阻塞造成视网膜水肿，为黄斑中心凹周围的视网膜弥漫的细胞内水肿，与上述黄斑水肿发病机制不同，OCT 图像也完全不同。早期表现神经上皮各层厚度增加，反射增强，光感受器层光带增宽，有的患者可出现黄斑中心凹呈囊样改变。病程中，随着视网膜神经细胞坏死萎缩，神经上皮层厚度也逐渐变薄，反射减弱。

目前，临床上主要依据 FFA 和 OCT 显示的黄斑水肿的组织形态学特征及视网膜厚度，选择治疗方案。通过连续定量的追踪观察，可了解视网膜内和视网膜下液潴留和吸收情况，对疗效进行评估。

3. 区域性黄斑水肿 水肿累及 1 个或 2 个象限，常发生在糖尿病性局灶性黄斑水肿和视网膜分支静脉阻塞。OCT 表现不对称的黄斑水肿。

（七）黄斑交界区疾病的 OCT 图像

黄斑交界区病变能够通过 OCT 很好地显示，这部分病变有黄斑前膜、黄斑孔、玻璃体黄斑粘连和玻璃体黄斑牵引。糖尿病患者常常伴随黄斑水肿，可继发产生上述病变。

【玻璃体黄斑牵引综合征】

玻璃体黄斑牵引综合征（vitreomacular traction syndrome，VMTS）是因玻璃体不完全后脱离，部分玻璃体皮质未与内界膜完全分离，与黄斑粘连对其持续牵引起的一系列病变。牵引范围可累及整个黄斑及视盘周围。中心凹没有脱离时称为玻璃体黄斑粘连（vitreous macular adherence，VMA），如图 7-68，中心凹如果发生脱离称玻璃体黄斑牵引（vitreous macular traction，VMT），如图 7-60，和黄斑孔前期改变（图 7-61）。玻璃体黄斑牵引综合征的玻璃体视网膜粘连有三种类型[7]：Ⅰ型最为常见，为玻璃体与黄斑部和视盘的粘连，其余四个象限玻璃体后脱离；Ⅱ型除玻璃体对黄斑部和视盘的粘连外，仍然存在一个或多个象限不同程度的玻璃体视网膜粘连；Ⅲ型最为少见，仅有一细的前后方向的条索与黄斑中心相连，其余玻璃体形成完全后脱离。OCT 扫描可显示黄斑病变的组织学特征，展现玻璃体视网膜粘连部位和具有特征性形态的图像，并能同时发现玻璃体黄斑牵引所致的黄斑囊样水肿、黄斑裂孔、黄斑视网膜前膜等各种黄斑病变。时域 OCT 也能很好地显现黄斑交界区的病变。玻璃体黄斑牵引综合征在 OCT 图像上有多种表现[8,9]。

1. 在视网膜内界膜上方显示玻璃体不完全后脱离的 V 形线状光带，表明残留的玻璃体皮质仍与黄斑中心凹粘连或伴视盘的粘连，其余部位玻璃体后脱离（见图 7-66）。玻璃体黄斑中心凹粘连者因强力的前后方向牵拉导致中心凹视网膜脱离，脱离的视网膜常有囊样改变，有或无黄斑囊样水肿。手术解除对黄斑牵引，黄斑中心凹形态恢复，视力将有一定程度改善。上述第Ⅲ型粘连的手术，视力预后最好。

2. 玻璃体皮质与黄斑及视盘的粘连，黄斑部的玻璃体后皮质呈较强的反射带并向内层视网膜表面延伸，邻近部玻璃体后脱离。玻璃体黄斑广泛粘连，病程长者黄斑将发生多种病理改变。Yamada 采用 OCT 水平扫描发现[8]，颞侧至黄斑中心凹玻璃体后脱离，而中心凹鼻侧斑盘束部位玻璃体视网膜仍粘连者，较少发生中心凹脱离，更容易造成玻璃体对视网膜慢性持续牵拉，使视网膜结构损伤更为严重，导致黄斑囊样病变，囊肿形成，视网膜弥漫增厚，通常在视网膜间层出现低反射间隙或囊腔，以及周围神经上皮脱离，常见于特发性黄斑孔前期改变。

3. OCT 图像上另一种表现是多灶性玻璃体视网膜粘连[9]，多处从玻璃体腔伸展到的内层视网膜的线形光带，与内层视网膜粘连，牵拉引起上述并发改变。长期持续牵引造成视网膜内界膜的损伤，病变的修复过程和炎症反应，常常继发黄斑前膜形成。多灶的玻璃体视网膜粘连，经常与黄斑视网膜前膜同时存在[10]。

4. 玻璃体对视网膜慢性牵拉，视网膜结构受到严重损伤，将引起视网膜毛细血管渗漏而导致黄斑囊样水肿（见图 7-67），日久可能形成黄斑囊样病变，玻璃体对黄斑持续牵引，可能使囊肿内壁破裂，发生黄斑裂孔，后极部视网膜脱离，黄斑部视网膜劈裂。采用 OCT 继续追踪观察，少数不完全后脱离病例，在自然病程中玻璃体发生完全后脱离。病变可停止发展，黄斑中心凹部轮廓恢复（见图 7-68）[11]。

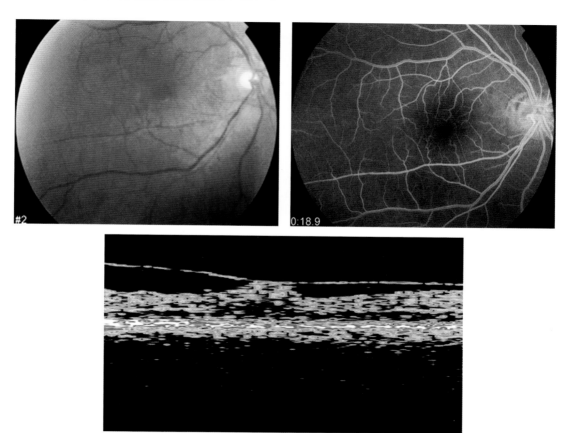

图 7-60　玻璃体黄斑牵引患者的眼底，FFA 显示黄斑水肿，时域 OCT 显示中心凹部的玻璃体与视网膜紧密粘连、牵拉，中心凹隆起

【黄斑视网膜前膜】

黄斑视网膜前膜（macular epiretinal membrane，ERM）为黄斑视网膜内表面细胞增生形成的一层纤维增殖膜。原因不明者称特发性黄斑视网膜前膜，为无血管的纤维增殖膜；各种视网膜血管病变，视网膜光凝术后、眼外伤后继发的黄斑前膜，常为血管性纤维增殖膜。OCT

图像上视网膜前膜较玻璃体后脱离光带厚,反射强。其反射率也高于其下面视网膜组织的反射,呈一高反射光带紧密贴附视网膜内表面或部分与视网膜内层分离(图 7-61A)。视网膜前膜较厚时,其反射光带亦增厚、增强,甚至呈斑块状凸向玻璃体腔(图 7-61B)。OCT 可以早期发现视网膜前膜的存在,了解视网膜前膜与视网膜相互粘连关系,尤其一部分与视网膜内层分离者,不仅清晰可辨,还可以对其厚度、与视网膜内表面的距离进行定量测量。OCT扫描的优越性在于能同时揭示视网膜前膜引起诸多视网膜病变。常见视网膜前膜牵拉引起黄斑水肿,表现为黄斑中心凹变浅或消失,神经上皮层下出现一无反射间隙或囊腔;围绕黄斑中心凹的视网膜前膜收缩,使黄斑中心凹轮廓呈陡峭状改变,形成假性黄斑裂孔;视网膜前膜收缩牵拉可造成黄斑囊肿,持续牵拉使黄斑囊肿破裂,发生板层黄斑裂孔等。

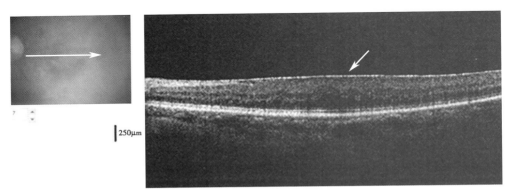

图 7-61A 视网膜前膜,显示视网膜增厚,表面线状前膜

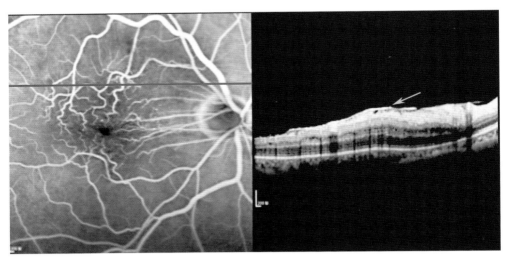

图 7-61B 较厚的视网膜前膜:左图为 FFA,显示视网膜前膜使得视网膜血管变形,右图显示视网膜增厚,表面线状前膜

【黄斑裂孔】

黄斑裂孔有全层孔和板层孔,可以合并黄斑前膜或黄斑水肿。可以是原发性黄斑裂孔,也可以因外伤或继发于视网膜血管性疾病,如糖尿病视网膜病变。

1. 黄斑视网膜全层孔 原发性黄斑裂孔(primary macular hole)又称老年特发性老年黄斑

裂孔（idiopathic macular hole），是黄斑中心凹的全层孔，视网膜神经上皮全层裂开，主要发生在60岁以上屈光正常的老人，妇女多见。大多认为，在玻璃体发生液化后脱离的年龄性改变过程中，后部玻璃体皮层与视盘和黄斑的粘连比较紧。中心凹部玻璃体对视网膜产生垂直向的牵引导致最初像马蹄孔样的裂孔形态，由于孔周围视网膜内界膜对孔的平行向牵引力致使裂孔继续扩大。按病变发展过程分为四期（Gass）：1期又称孔前期（impending hole），中心凹消失变平，即将发生裂孔，中心凹部出现黄色小点或环，无玻璃体后脱离（图7-62显示双眼1a和1b期改变）。2期：早期孔形成，呈新月形裂孔（图7-63）[12]，裂孔瓣被玻璃体牵引，视力逐渐下降出现视物变形。常常孔径<400μm，约75%进入3期或4期。3期：完全的黄斑孔合并中心凹部的玻璃体后脱离，常在3～6个月内发生。多数患者裂孔继续扩大，一般为500μm。可持续数月或数年。孔缘的视网膜前膜收缩使内界膜起皱，以及孔缘的视网膜脱离（图7-64）。4期：玻璃体不仅和黄斑区分离，而且和视盘分离（图7-65）[13]。患者通常主诉视物变形和中央区的视力下降，随病程进展逐渐出现中央暗点，视物变形加重。多数患者在形成全层孔后视力下降到0.1，少数病例继续下降到0.05。激光黄斑孔周围可以导致视力的继续破坏。玻璃体手术的干预目的是封闭裂孔，阻止病变的进展。手术后裂孔封闭率高达90%，视力改善率50%～70%，视力改善的程度受到术前病程和视力水平的影响（图7-66）[14]。手术适应证选择2～4期的黄斑裂孔，视力标准尽可能选择视力低于0.5的患者。但也要根据术者的经验和患者的要求。

　　黄斑裂孔术后视力的恢复与术前病程相关，与术后黄斑厚度相关。病程较长、术后黄斑中心凹明显变薄者视力较差[15]。Wakabayashi T分析了黄斑孔术后3个月和12个月的组织结构与视力的相关性，发现术后早期视网膜外界膜（ELM）的迅速修复预示较好的视力潜力。

（黎晓新　李立新）

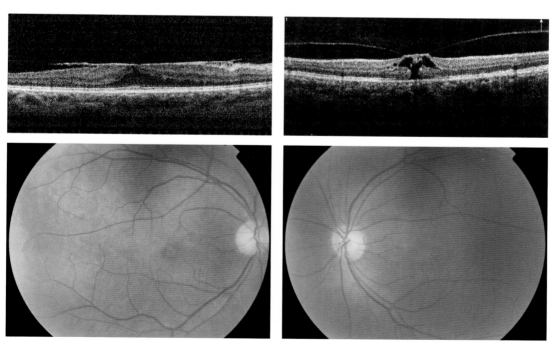

图7-62　左上图为孔前期改变（Gass分类：黄斑孔1a期），中心凹变平。右上图为孔前期出现囊性改变（Gass分类：黄斑孔1b期）。下图为该双眼黄斑孔患者OCT与对应的双眼彩色眼底像。

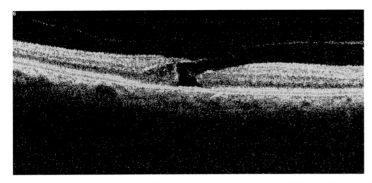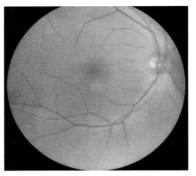

图 7-63 2 期孔中心小凹边缘,呈月牙形或圆形瓣盖

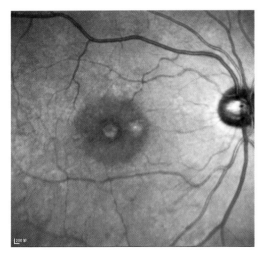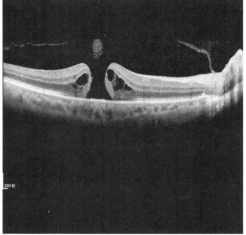

图 7-64 3 期黄斑裂孔,裂孔部出现小盖,孔缘有黄色 drusen 样沉积物,中心凹旁囊变

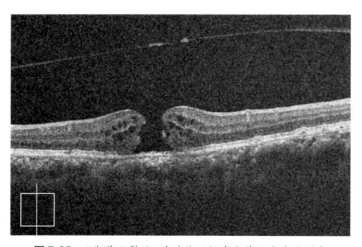

图 7-65 4 期黄斑裂孔,玻璃体从视盘和黄斑发生后脱离

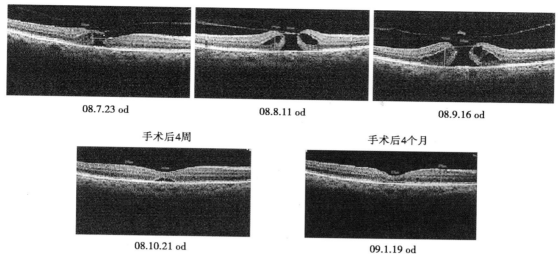

08.7.23 od　　　　　　　08.8.11 od　　　　　　　08.9.16 od

手术后4周　　　　　　　　　　　　　　手术后4个月

08.10.21 od　　　　　　　　　　　　　09.1.19 od

图 7-66　一老年特发黄斑裂孔患者从 2 期发展到 3 期,手术后 4 周和手术后 4 个月的黄斑中央区的改变

2. 黄斑视网膜板层孔　OCT 是判断视网膜板层孔的最好的诊断方法。视网膜神经上皮未发生全层裂开,孔底部未暴露色素上皮,而是仍覆盖部分神经上皮(图 7-67,图 7-68)。常常合并视网膜前膜。眼底像上有时较难发现孔,或较难判断是否为全层孔。板层孔的临床症状较轻,视力下降缓慢,视物变形不明显。板层孔也可以发展为全层孔(图 7-69)。

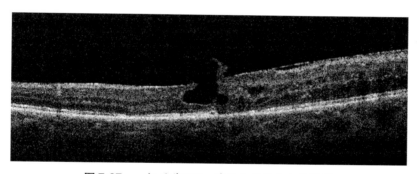

图 7-67　一板层黄斑孔,神经上皮层未全层裂开

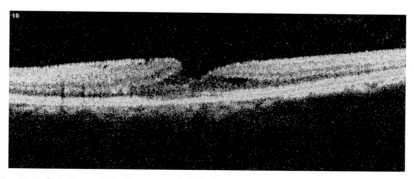

图 7-68　板层黄斑孔,一个与图 7-75 不同的患者,OCT 均可见孔底仍有视网膜神经上皮组织

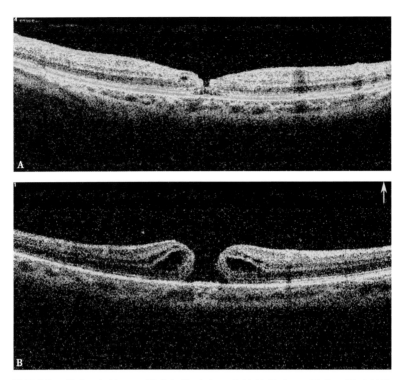

图 7-69 患者，女性。A 图为初诊时为一小的板层孔，B 图为 3 周后随诊时的变化，发展为全层孔，视力 0.25

参 考 文 献

1. Hee MR，Izatt JA，Swanson EA et al. Optical coherence tomography of the human retina. Arch Ophthalmol，1995，113：325.

2. Jaffe GJ，Caprioli J. Optical coherence tomography to detect and manage retinal disease and glaucoma. Am J Ophthalmol，2004，137：156-169.

3. Ishikawa H，Duker JS，Chan A. 3 et al. Quantification of photoreceptor layer thickness in normal eyes using Optical coherence tomography. Retina，26：655-659.

4. Youngquist RC，Carr S，Davies DEN. Optical coherence-domain reflectometry：A new optical evaluation technique. Opt Lett，1987，12：158.

5. Hitzenberger CK. Optical measurement of the axial eye length by laser Doppler interferometry. Invest Ophthalmol Vis Sci，1991，32：616.

6. Ko TH，Fujimoto JG，Duker JS，et al. Comparision of ultrahigh and standard-tesolution Optical coherence tomography for imaging macular hole pathology and repair. Ophthalmology，2004，111：2033-2043.

7. Smiddy WE，Michels RG，Glaser BM. Vitrectomy for macular traction caused by incompleted vitreous separation. Arch Ophthalmol，1988，106：624-8.

8. Yamada N，Kishi S. Tomography Features and surgical Outcomes of vitreomacular tration syndrome. Am J

Ophthalmol，2005；139：112-117.

9. Gallemre RP，JumperJM，McCuen BW Jaffe GJ et al.Diagnosis of vitreoretinal adhesions in macular disease with Optical coherence tomography. Retina 2000；20：115-120.

10. Trefford S，Patricia H. Optical coherence tomographyAn introduction to the technique and its use. Ovid Hrynchak Optom Vis Sci 2000，77：347-356.

11. Jalali S，Parra SL Majji AB et al. Ultrasonographic characteristics and treatment Outcomes of surgery for vitreous hemorrhage in polypoidal choroidal vasculopathy. Am J Ophthalmol，2006；142：608-620.

12. Iijima H，Lmai M. Optical coherence tomography of orange-red subretinal lesions in eyes with idiopathic polypoidal choroidal vasculopathy. Am J Ophthalmol，2000；129：21-26.

13. Iijima H，Lmai M，Gohodo T.Optical coherence tomography of idiopathic polypoidal choroidal vasculopathy. Am J Ophthalmol，1999；127：301-305.

14. Villate N，Lee JE，Venkatraman A，Smiddy WE. Photoreceptor layer features in eyes with closed macular holes：optical coherence tomography findings and correlation with visual outcomes. Am J Ophthalmol. 2005；139（2）：280-289.

15. Wakabayashi T，Fujiwara M，Sakaguchi H，Kusaka S，Oshima Y. Foveal microstructure and visual acuity in surgically closed macular holes：spectral-domain optical coherence tomographic analysis. Ophthalmology. 2010；117（9）：1815-1824.

五、眼底自发荧光照相

自发荧光成像（fundus autofluorescence，FAF）是一种眼底的功能成像，通过光激发眼底自然存在的荧光物质获得影像。

（一）原理

视网膜色素上皮内主要有两种色素：黑色素和脂褐质。黑色素存在于细胞质中黑素体的颗粒中。在发育过程中，视网膜色素上皮是身体中首先出现色素沉着的组织。另外一种主要色素是脂褐素，随年龄增长在视网膜色素上皮细胞中逐渐积累起来。脂褐素在整个神经系统都是一种老化的色素，是光感受器外节的脂类被视网膜色素上皮细胞吞噬消化后形成的，可能代表膜盘被光和氧化作用的损伤，如玻璃膜疣（drusen）的形成。

眼科应用的眼底自发荧光技术是利用 RPE 细胞中脂褐质（lipofusein，LF）的特性设计的。脂褐质内发出荧光的物质主要是视黄基醇胺（N-retinylidene-N-retinylethanolamine，A2E）荧光基团。含有 A2E 荧光团的视细胞盘膜生理性脱落后被 RPE 细胞吞噬、消化、代谢，使脂褐素在 RPE 细胞内的积聚与清除达到动态平衡。脂褐素在胎儿和新生儿的 RPE 是缺失的，它在 RPE 的蓄积是由于脱落的视细胞外段盘膜不完全消化的结果。年龄增加或 RPE 细胞功能异常可导致脂褐素过量积聚。由于脂褐素本身结构的独特性，无法再被降解，长期存在于吞噬溶酶体内，可引起 RPE 细胞代谢和功能紊乱。RPE 细胞中 A2E 含量的升高被认为是眼衰老的生物学标志。实际上，在 70 岁以上的老年人的 RPE 细胞中，脂褐素以及黑脂褐素的含量占了 1/4。过量的脂褐素沉积与视力下降有显著关系。大量研究都表明脂褐素的累积可导致细胞功能的丧失。脂褐素的蓄积除了见于衰老性疾病，还见于遗传性变性性眼病，如 Best 病、Stargardt 病等变性性疾病的活动期，脂褐素水平异常增高。脂褐素的沉积是许多眼底疾病发生发展的共同表现。由此，眼底自发荧光可间接反映活体 RPE 及感光细胞代谢状态（图 7-70）[1]，有助于对影响视细胞和 RPE 细胞代谢的疾病进行早期诊断、病情监控及预后评估。

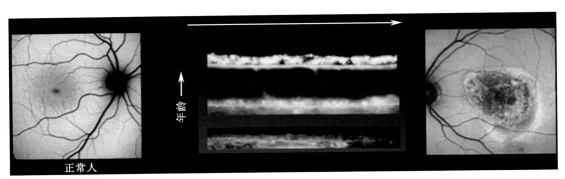

图 7-70　眼底自发荧光可间接反映活体 RPE 及感光细胞代谢状态[1]

（二）自发荧光的摄取

眼底的自发荧光可用不同型号的共焦扫描激光检眼镜（confocal scanning laser ophthalmoscopy，cSLO）检测。目前应用于临床的主要有海德堡视网膜血管造影（Heidelberg retinal angiograph 2，HRA2）-cSLO（德国）、Zeiss Prototype SM30-4024 型 ZcSLO（德国）、RcSLO（德国）、F-10 型 NcSLO（日本 Nidke 公司）。激发脂褐素颗粒的光谱为 300～750nm，不同品牌型号设备的激发光谱稍有差别。前三种机器选用的是激发光波长为 488nm 的氩激光，NcSLO 的激发光波长为 490nm 的蓝色氩激光，但发射光波要经过的滤光器屏障产生可接收的光，各型号的机器中不同，荧光物质发出的光谱在黄 - 橙色范围 500～750nm，HRA2 为 500nm。RcSLO 和 NcSLO 为 515nm，ZcSLO 为 521nm。自发荧光不仅检测方法简便，且具有良好的重复性。488nm 和 490nm 为蓝色自发荧光，其余为绿色自发荧光。

（三）正常眼底自发荧光表现

眼底自发荧光图像凭借像素灰度值反映了不同强度自发荧光信号的空间分布。低灰度值代表低的或弱的信号强度，高灰度值则代表高的或强的信号强度。对于正常眼底，自发荧光呈弥散分布，因视盘处缺乏自发荧光，血液中血红蛋白的吸收作用，中心凹视细胞内的叶黄素吸收自发荧光，故视盘、视网膜血管和中心凹的自发荧光的强度低，而后极部及其他部位的视网膜自发荧光则较强。眼底后极部的自发荧光信号随年龄增加而增强。正常的眼底自发荧光反映了 RPE 细胞和光感受器解剖结构的完整性，外节盘膜的正常周转及维生素 A 的正常代谢（图 7-71）。

（四）异常眼底自发荧光表现

【强 AF】

视细胞病变导致早期细胞死亡。视细胞死亡后，RPE 吞噬视细胞碎片。此时 AF 增强，病变进展边缘与强荧光一致。不同的病变强 AF 的形态不同，有点状、条带状和环形

（图 7-72，图 7-73）。不同形态的强 AF 也反映了病变进展的不同程度，常用于监测视网膜变性性疾病和进展期老年黄斑变性。PCV 的视网膜下液呈强 AF。

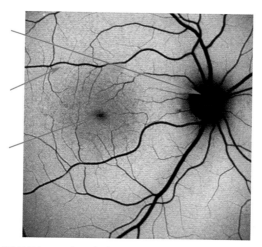

图 7-71 眼底正常自发荧光的分布。视盘、视网膜血管和中心凹（红箭头）的 AF 强度低

活动性病变表现为强 AF。如 AMD（图 7-72，图 7-73）地图样萎缩周围的强自发荧光斑点，反映随着病变发展视细胞凋亡；软玻璃膜疣（图 7-74）[2]；活动性 RP（图 7-75），Stargardt 病（图 7-76）；视网膜色素上皮下出血（图 7-77）；PCV 视网膜下液（图 7-78）；视网膜下渗出（图 7-79）。

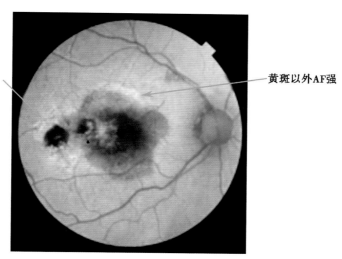

黄斑以外AF强

图 7-72 PCV 患者行玻璃体腔贝伐单抗联合热激光术后，蓝色箭头所示为弥散的点状强荧光和条带状强荧光。其中条带状强荧光提示病变将快速进展

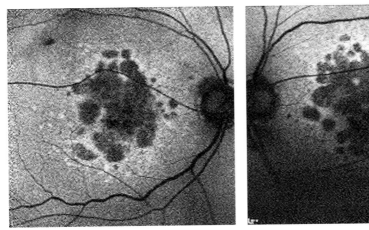

图 7-73 患者，男，87 岁，AMD。视力右 0.25 c.c.s，左眼 0.25 c.c.s。干性进展期 AMD（地图样萎缩），病变从中央向周边发展，萎缩区周边有点状强 AF。中央部弱的 AF，该部位 RPE 萎缩

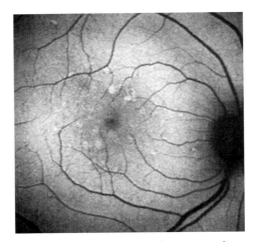

图 7-74 软的玻璃膜疣表现为强 AF[2]

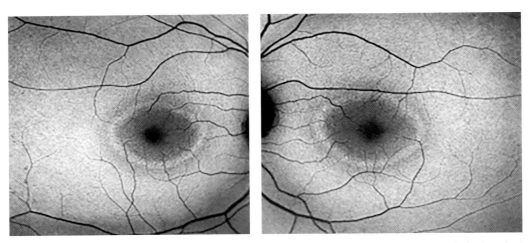

图 7-75 视网膜色素变性（常染色体显性遗传）患者，中央小凹部为 AF 暗区，周围发亮的环为强AF，反映病变在向周围扩张

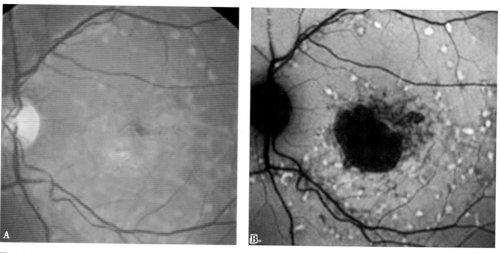

图 7-76 Stargardt 病。A 为彩色眼底图像；B 为自发荧光图像；可见黄斑区为低自发荧光区域，提示 RPE 细胞的丢失，黄斑区周围可见散在高自发荧光的斑片区域，反映活动性病变

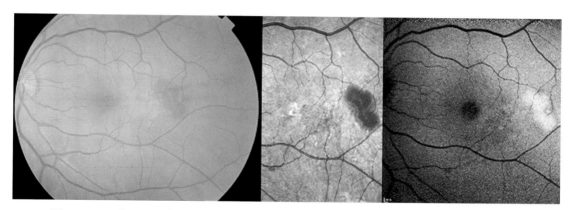

图 7-77 61 岁女性患者，左眼黄斑旁视网膜色素上皮下出血（左图和中图），右图显示强 AF

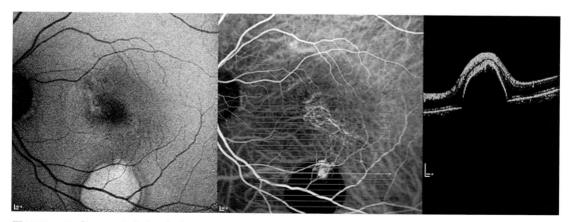

图 7-78 59 岁 PCV 女患者，左图 AF 显示为强 AF，中间图 ICG 发现有脉络膜息肉样改变，右图 OCT 显示视网膜色素上皮脱离（RPED）

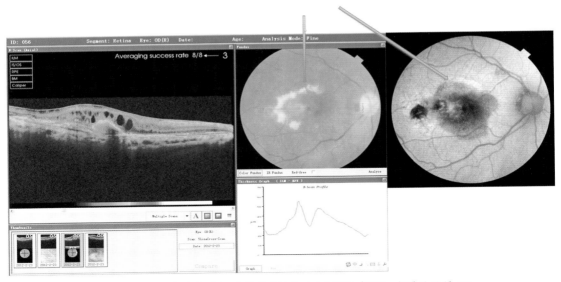

图 7-79　PCV 患者合并视网膜下硬性渗出（左图和中图），右图显示强 AF

【弱 AF】

弱 AF 反映了降低的 AF，见于：

1. AMD 萎缩型　RPE 细胞萎缩，不能产生 AF，在图像上表现为无 AF 的暗区（见 7-81），容易识别。常用于病程进展的监测，自发荧光随病变进展而减弱。

2. 硬玻璃膜疣（图 7-80）。

3. 视网膜激光的瘢痕为无 AF 的暗区　如糖尿病视网膜病变光凝术后（图 7-81），提示视细胞已死亡。

4. 视网膜下的液体（图 7-82，图 7-83）。

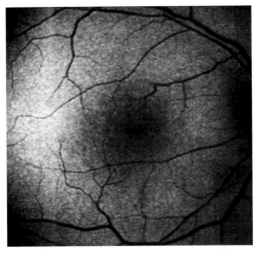

图 7-80　多点状弱 AF 相应于较多小的玻璃膜疣（drusen）

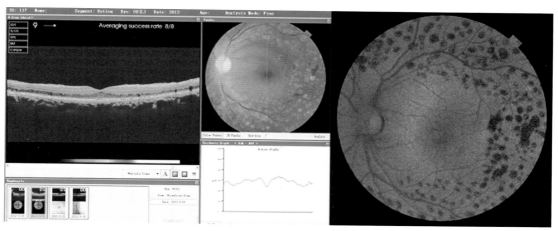

图7-81　一全视网膜光凝术后的OCT（左图）和AF（右图），光斑处显示无AF

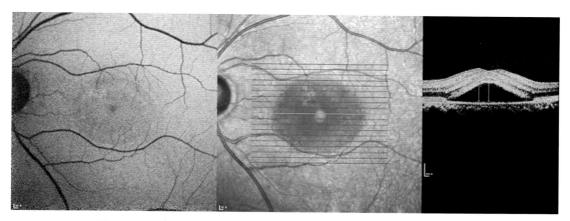

图7-82　41岁男性患者，左图显示为弱AF，右图OCT显示神经上皮脱离

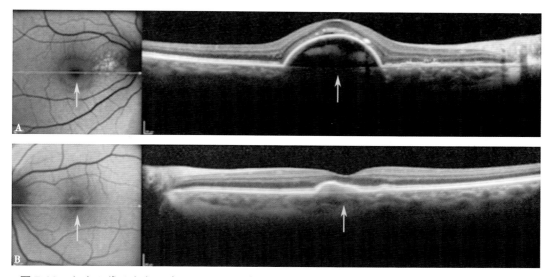

图7-83　新生血管性老年性黄斑变性，可见中心小凹周围弱AF，OCT显示为色素上皮脱离（RPED）

【AF 遮蔽】

发生在视网膜内（神经上皮内）的出血和渗出物可阻挡深部的 RPE 产生的 AF。

1. 视网膜内出血 视网膜神经上皮层内的出血斑可以遮蔽来自 RPE 的自发荧光（图 7-84）。出血吸收后，AF 暴露出来。

2. 视网膜内渗出物 密集的渗出物位于外丛状层，尚未累及 RPE 层和视细胞层，但阻挡了 RPE 的 AF（图 7-85）。

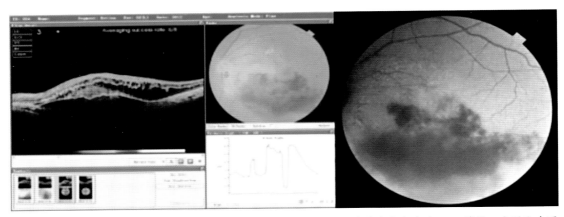

图 7-84 74 岁女患者左眼 BRVO2 个月，视网膜内出血呈暗区，但是病变尚未发生 RPE 萎缩。左图和中图是 OCT 和眼底像

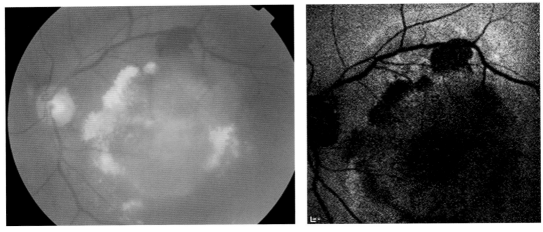

图 7-85 80 岁男性患者，渗出在视网膜内。渗出物阻挡了深部的 AF 而呈现弱 AF

【假 AF】

假 AF（pseudofluorescence）：图像上的荧光增强不是激发后产生的，而是其他的反射光，不能用滤光片排除。如脉络膜视网膜瘢痕、有髓纤维、浅色视盘和白色瘢痕（图 7-86）。

（五）眼底自发荧光在糖尿病性视网膜病变诊治中的应用

越来越多的研究开始着重眼底自发荧光技术在糖尿病性视网膜病变研究及治疗中的应用。Pece 等人描述了糖尿病视网膜病变引起的黄斑囊样水肿的三种自发荧光表现[3]：单囊样自发荧光增强、多囊样自发荧光增强、混合性自发荧光增强。StelaVujosevic 等人发现了

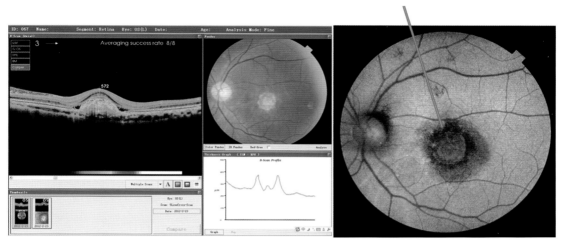

图 7-86 61 岁男性患者,视力 0.32+1,左图眼底像和 OCT 提示为盘状瘢痕。右图为强 AF,应为假 AF

异常的自发荧光表现与黄斑结构或者功能异常相关[4]。目前关于自发荧光在糖尿病视网膜病变诊断中的研究较少,脂褐素内含有脂类和蛋白质氧化后的产物,被认为是视网膜氧化应激的生物学标志。Xu 等人在小鼠中发现脂褐素在小胶质细胞更丰富[5];糖尿病视网膜病变可导致小胶质细胞激活,进而导致氧化应激产物增多,进而形成可以被自发荧光检测的脂褐素颗粒。所以,基于以上研究,在糖尿病视网膜病变的诊断中,眼底自发荧光将成为重要的成像技术。

<h2 style="text-align:center">参 考 文 献</h2>

1. Schmitz-Valkenberg S,Holz FG,Bird AC,et al. Fundus autofluorescence imaging-review. Retina. 2008;28:385-409.

2. Birdwald A,Bind AC,Dandekar SS,et al. Classification of fundus autofluorescence patterns,Invest Ophthalmol Vis Sci. 2005;46:3309-3314.

3. Pece A,Isola V,Holz F,Milani P,Brancato R. Autofluorescence imaging of cystoid macular edema in diabetic retinopathy. Ophthalmologica. 2009;224:230-235.

4. Vujosevic,S.Casciano,M.Pilotto,E.Boccassini,B.Varano,M.Midena,E.Diabetic Macular Edema:Fundus Autofluorescence and Functional Correlations.Invest Ophthalmol Vis Sci. 2011 Jan 21;52(1):442-8. doi:10.1167/iovs.10-5588.

5. Xu H et al. Age-dependent accumulation of lipofuscin in perivascular and subretinal microglia in experimental mice. Aging Cell 2008;7(1):58-68.

六、视网膜电生理检查

1877 年,Dewar J 首先记录了人眼对视刺激的电反应[1]。1941 年,Riggs 把接触镜电极引入到视网膜电图的记录中(ERG)[2];Karpe[3] 应用这种方法首次记录了视网膜色素变性中独特的 ERG 反应。计算机技术的推广和应用,促进了眼科临床视觉电生理技术的发展,使其成为许多眼科疾患诊断不可缺少的工具。常用的临床视觉电生理检查包括:视网膜电图(electroretinogram,ERG)、眼电图(electro-oculogram,EOG)和视觉诱发电位(visual evoked potential,VEP)。国际临床神经电生理学会 1984 年推荐了标准化的 VEP 检查,国际临床视觉电生理学会 1989 年制订了临床 ERG 检查的标准化方法,以便全世界不同实验室的检查结果能够相互比较。1992 年又出现了多焦点临床视觉电生理检查,包括:多焦点视网膜电图(mERG)、多焦点视觉诱发电位(mVEP)。多焦点视觉电生理技术提供了在精确的水平上评价视觉系统的一种手段,促进了视网膜功能评价的地形图化。

【视网膜电图】

视网膜电图(ERG)是短暂闪光刺激诱发的视网膜综合电位反应,是视觉电生理中有代表性的部分。根据刺激光的不同形式分为闪光 ERG 和图形 ERG。根据适应状态分暗适应 ERG、明适应 ERG 和颜色 ERG[4,5]。

(一)闪光 ERG(flash ERG)

1. 主要成分及起源　闪光 ERG 简称 ERG,主要有一个负相的 a 波和一个正相的 b 波组成一个双相波。叠加在 b 波上的一组小波为震荡电位(oscillatory potentials,OPs)。按出现的先后顺序称为 OP1、OP2、OP3、OP4 等。ERG 主要成分起源见表 7-3。

表 7-3　视网膜组织结构与相应的电生理检查

视网膜组织结构	电生理检查
色素上皮	EOG
光感受器	ERG 的 a 波
双极细胞,Müller 细胞	ERG 的 b 波
无长突细胞	ERG 的 OPs
神经节细胞	图形 ERG
视神经	VEP 和图形 ERG

2. 基本技术　闪光 ERG 必须用全视野球刺激。记录电极使用角膜接触镜电极,参考电极可装配在接触镜 - 开睑器内,接地电极必须放在无关点上接地,如额部或耳部。记录选用的标准刺激光(standard flash,SF)强度为在全视野凹面上产生 1.5～3.0cd/(s•m²)的亮度。标准化要求将 SF 按 0.25 log 梯度减弱 3 log 单位范围。明适应的背景照明要求在全视野内产生至少 17～34cd/(s•m²)(5～10fl)的照明度。放大器和前置放大器的通频带范围为 0.3～300Hz。前置放大器输入阻抗至少为 1m。放大器导线必须与患者保持一定距离。

3. 检查前准备　检查前使用托吡卡胺或去氧肾上腺素充分散大瞳孔,瞳孔应散大到 8mm 直径。然后在暗中适应至少 20 分钟后,在暗红光下放置 ERG 电极。嘱咐患者向前注视指示灯,保持眼位。

4. 检查步骤　一个完整的闪光 ERG 应包括两个状态。

(1)暗适应状态:记录视杆细胞反应(图 7-87)、最大反应(图 7-88)和 Ops(图 7-89)。视杆细胞反应:低于白色 SF2.5log 单位的弱刺激反应;最大反应由 SF 刺激产生,为视网膜视锥细胞和视杆细胞综合反应;OPs:由 SF 刺激获得,但高通(high-pass)放在 75～100Hz,低通(low-pass)选择 300Hz,刺激间隔 15 秒,取第 2 个以上的反应或叠加反应。

(2)明适应状态:记录单闪光视锥细胞反应(图 7-90)和 30Hz 闪烁反应(图 7-91)。单闪烁视锥细胞反应:背景光为 17～34cd/(s•m²)(5～10fl),可以抑制视杆细胞,经 10 分钟明适应后,用白色 SF 刺激即获得视锥细胞反应;30Hz 闪烁反应:在记录单次闪光视锥细胞反应后,使用相同的背景光和 SF 刺激光,每秒钟闪烁 30 次,弃去最初的几个反应,测量稳定状态时的振幅。30Hz 闪烁反应用于测定视锥细胞功能。

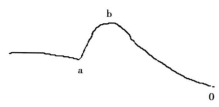

图 7-87　暗适视杆细胞反应

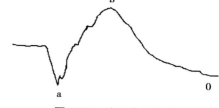

图 7-88　暗适最大反应

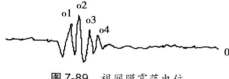

图 7-89　视网膜震荡电位

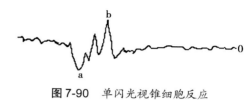

图 7-90　单闪光视锥细胞反应

5. ERG 的测量

(1) ERG 测量包括各波的振幅和峰时值

1) a 波和 b 波:a 波振幅是从基线测到 a 波波谷的垂直距离;b 波振幅是从 a 波的波谷垂直测到 b 波波峰。a、b 波的峰时值是从闪光刺激开始到波峰的时间。

2) OPs:OPs 振幅测量方法较多。目前绝大多数方法是在 ERG 的 B 波上先画出每个 OPs 小波的

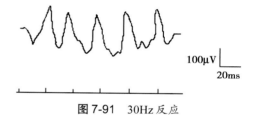

图 7-91　30Hz 反应

基线,再测量其高度,称"两脚规测量法"。较准确的测量是将 ERG 波形用傅里叶变换进行频谱分析,根据 OPs 在频域的分布,采用滤波技术去掉 a、b 波后再测量。

(2) 建立正常值:每个实验室要建立自己仪器的正常值及其界限。

6. 临床应用　ERG 用于判断:

(1) 视网膜遗传和变性疾患。

(2) 屈光间质浑浊时视网膜功能。

(3) 视网膜药物中毒性反应。

(4) 视网膜铁锈症的损害程度。

(5) 视网膜血管性、炎症性和外伤性等疾患造成的功能损害。

7. 诊断指导

(1) 熄灭型 ERG:使用各种光刺激强度记录不到 a、b 波振幅,见于:

1) Leber 先天性黑矇。

2) 视网膜发育不全。

3) 视网膜色素变性。

4) 全视网膜脱离。

5) 药物中毒:如氯喹、吩噻嗪。

6) 铁锈症、铜锈症。

（2）ERG 的 a、b 波下降：反映视网膜内层和外层均有损害，但严重程度未达到"熄灭型"，见于：

1）视网膜色素变性的某些类型：① ERG 视杆细胞反应 a、b 波下降幅度超过视锥细胞反应称视杆、视锥细胞变性（性连锁隐性型、常染色体隐性型、常染色体显性型），先天性静止性夜盲症 I 型和白点状眼底；② ERG 视锥细胞反应 a、b 波下降幅度超过杆体反应称视椎视杆细胞变性（性连锁隐性型、常染色体隐性型、常染色体显性型）。

2）玻璃体积血。

3）脉络膜视网膜炎。

4）全视网膜光凝后。

5）部分视网膜脱离。

6）铁锈症、铜锈症。

7）药物中毒：吩噻嗪。

（3）ERG 的 b 波下降，a 波正常，提示视网膜内层功能障碍，见于：

1）先天性静止性夜盲症Ⅱ型。

2）小口（Oguchi）病：延长暗适应时间，b 波可恢复正常。

3）青少年视网膜劈裂症。

4）视网膜中央动脉阻塞、视网膜中央静脉阻塞。

（4）ERG 视网膜视锥细胞反应异常，视杆细胞反应正常，见于：

1）全色盲。

2）进行性视锥细胞营养不良。

（5）OPs 下降或消失，见于：

1）视网膜缺血状态：如糖尿病视网膜病变、视网膜中央静脉阻塞的缺血型和视网膜静脉周围炎等。

2）先天性静止性夜盲症。

（二）图形 ERG

1．主要成分和起源　图形 ERG（pattern ERG，PERG）由光栅、棋盘格等图形翻转刺激，引发的产生于后极部的小的视网膜电图称图形视网膜电图（PERG）。此电位极小，要叠加记录。它由一个称为 P_1 或 P_{-50} 的正相波和发生在其后的称为 N_1 或 N_{-95} 的负相波组成（图 7-92）。PERG 的起源与神经节细胞的活动密切相关。它的正相波有视网膜其他结构的活动参与。

由图形翻转刺激产生，方格大小为 30′，对比度 97%，从上到下时间频率增加，最上排为每秒 2 次翻转（2rev/s），最下排为每秒 14 次翻转，此时称稳态反应。稳态反应峰谷振幅的主要成分为 N_{-95}。

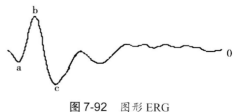

图 7-92　图形 ERG

2．基本技术　图形 ERG 的角膜电极最好选用 DTL 电极。将 DTL 电极置于下穹隆部，参考电极置于检测眼外眦部或颞部皮肤。行单眼记录，叠加次数大于 100 次，以便减少噪音干扰和伪迹。

3．检查前准备　记录图形 ERG 时瞳孔保持自然状态，将屈光矫正到看清刺激器的最佳状态。PERG 从视网膜中心凹和中心凹旁引出，刺激图形如果在视网膜上聚焦好，引出的振幅就大。检查开始前，嘱受检者全身放松，但要精力集中。

4. 测量　P_{-50} 波振幅高度的测量是从基线或从一个负相波谷（N_{-95}）向上到波峰。N_{-95} 波振幅高度可从基线或 P_{-50} 波峰向下到波谷。各波潜伏期均从光刺激开始到各波的波峰或波谷的时间，称峰时间。稳态反应测量峰谷值，或用傅里叶变换测量功率。各实验室要建立自己的正常值。

5. 临床应用

（1）开角型青光眼的早期诊断：PERG 改变早于 PVEP。

（2）黄斑病变。

（3）原发性视神经萎缩。

（4）帕金森病。

（三）眼电图

正常眼球像一个电池，前后极构成电场，存在电位差。角膜处于正电位的位置，产生的电流称静息电位。将电极置于每只眼两侧，眼球每次运动都有相应的矢量改变，引起电位差的改变。把电极和描记器相连接，电位变化转为笔的移动。眼向左运动时笔向上移，眼向右运动时笔向下移。这种由眼球运动转化的电改变称眼电图（electro-oculogram，EOG）。

1. 主要成分及其起源　EOG 电位产生于视网膜色素上皮。光线导致色素上皮基底膜去极化，使静电位发生改变。它的改变可以从 1 到几微伏，取决于视网膜周围的照明状态。暗适应后眼的静息电位下降，此时的最低值称暗谷；转入明适应后眼的静电位上升，逐渐达到最大值，称光峰（图 7-93）。

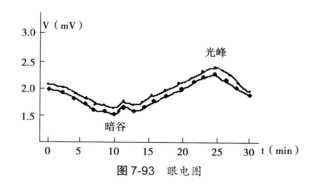

图 7-93　眼电图

2. 基本技术　EOG 检查应使用带局部光源的全视野球，水平注视点夹角为 30°。电极使用非极性物质，如氯化银或金盘皮肤电极。电极电阻小于 10k。置放皮肤电极前用酒精或导电膏清除皮肤上的油性物质，电极用后要清洗。光源要求白色，光的亮度用光度计（photometer）在眼球位置平面测量。使用交流电放大器时低频分界点（low frequency cutoff）在 0.1Hz 或更低，高频界限在 10Hz 或更高（但要低于 50Hz 或 60Hz）。放大器应和受检者隔开。记录信号时，监视器显示原始波形，以判断信号的稳定和伪迹等。

3. 检查前准备　瞳孔可以扩大或保持自然瞳孔，扩瞳状态使用不同亮度。电极置于每只眼内外眦部的皮肤，不使用过大的电极，以避免其影响和皮肤的接触。接地电极置于前额正中或其他不带电的位置。向受检者讲明检查过程，嘱咐其跟随两个固视点光的交替变换往返扫视。变换频率在 0.2~0.5Hz 之间（每 1~2.5 秒变换一次），少数不能坚持的受检者扫视可放慢到每分钟 1 次，每分钟测定一次电位的谷和峰。

4．检查步骤

（1）预适应：受检者开始暗阶段检测前，先在自然的室内光线下适应至少 15 分钟，预适应光保持在 35~70cd/m² 。检查前 30 分钟应避免日光、检眼镜或荧光血管造影灯光的照射。

（2）暗适应阶段

1）暗谷：测量暗谷电位时，关闭室灯，在暗中记录 15 分钟 EOG 值。最小的电位值为暗谷，常发生在 11 分钟和 12 分钟之间，也可稍前或稍后些。

2）暗基线：建立暗基线要求暗适应至少 40 分钟，在进入明适应前 5 分钟开始测量 EOG 值。

（3）明适应阶段：打开刺激光并记录 EOG，直到出现光峰、信号振幅开始下降。如果光峰不出现，记录应持续 20 分钟，以免丢失延迟出现的光峰。背景光照明依瞳孔状态不同而异：散瞳时，刺激光强固定在 50~100cd/m² 范围内；自然瞳孔时，刺激光强固定在 400~600cd/m² 范围内。

5．测量

（1）扫描振幅：测量 EOG 振幅波时，要识别过度注视引起过大的信号伪迹和使用交流电引起衰减的信号伪迹。建议取稳定值。

（2）光峰/暗谷比（Arden 比，Arden ratio）：明适应阶段的最高值（光峰）与暗适应阶段的最低值（暗谷）的比值，对于常发生的无规律变化值，通过对曲线"平滑"处理，确定真正的谷和峰值。

（3）光峰/暗基线比：取暗适应过程中稳定基线的平均值为暗基线值，光峰测定同上。光峰/暗基线比低于 Arden 比。

每个实验室应建立自己设备的正常值范围。

6．临床应用

（1）卵黄样黄斑变性（BEST 病）：EOG 异常而 ERG 正常。

（2）药物中毒性视网膜病变：抗疟疾药。

一般情况下 EOG 反应与 ERG 反应一致，EOG 可用于某些不接受 ERG 角膜接触镜电极的儿童；用于眼球运动检查。

（四）视觉诱发电位

视觉诱发皮层电位（visually evoked cortical potentials）简称视觉诱发电位（VEP）或视诱发反应，是视网膜受闪光或图形刺激后，在枕叶视皮层产生的电活动。由于 VEP 的振幅很小，通过叠加平均，才能得到所需信号，加以记录。临床通常使用电视屏幕上棋盘变换做刺激。视觉皮层对线条鲜明的轮廓的变换极其敏感，对单纯的闪光刺激不敏感，因而使用棋盘格刺激的结果比较可靠。图形翻转频率低于 2 次/秒称瞬态 VEP，高于 10 次/秒的反应基本达到正弦波，称稳态 VEP。视皮层外侧纤维主要来自黄斑区，因此 VEP 也是判断黄斑功能的一种方法。VEP 是一项非特异检查，从视网膜到视皮层任何部位神经纤维病变都可产生异常的 VEP[9~15]。

1．主要成分 瞬态图形 VEP 主要由 N_1、P_1、N_2、P_2 构成（图 7-94）。瞬态闪光 VEP 包括 5~7 个正相和负相反应。

2. 基本技术　电极用 EEG 盘电极。记录电极放在枕骨粗隆上方 2.5cm 处的 O_z 位，参考电极放在鼻根上 12cm 处的 F_z 位、耳垂或乳突处，接地电极放在另一侧耳垂或乳突处。如用双通道或多通道测定，记录电极也可置于 O_1 和 O_2 位（分别在 O_z 位左右各 2.5cm 处）。

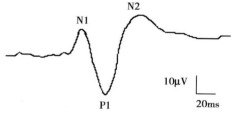

图 7-94　视觉诱发电位

3. 刺激方式

（1）图形刺激：临床常规使用瞬态翻转图形 VEP。记录系统的带通为 0.2～1.0Hz 至 200～300Hz；分析时间 250 毫秒，也可用 500 毫秒；叠加次数 100～200 次。刺激野 >20°，方格为 50′，对比度 >70%，平均亮度接近 30cd/m²，翻转间隔时间 0.5 秒。

1）方格视角计算公式：<1° 视角：$B=(3450 × W)/D$，式中 B 为视角，单位：分，W 为格子宽带，单位：mm，D 为格子到角膜的距离，单位：mm。>1° 视角：$B=(57.3 × W)/D$。

2）空间频率计算公式：$F=60/1.4W$，式中 F 为周/度，W 是图形的宽度，单位：分。

3）对比度计算公式：$C=(Lx+Lm)×100$，式中 C 为对比度，Lx 为最大亮度，Lm 为最小亮度。

4）平均亮度：取刺激屏中心和周边几个位置亮度的平均值。

（2）闪光刺激：用氙光或发射二极管作刺激光源，亮度 5cd/（s•m²），屈光间质浑浊时亮度可达 50cd/（s•m²）。背景光亮度为 3cd/（s•m²），屈光间质浑浊时亮度可达 30cd/（s•m²）。刺激间隔为 1 秒。闪光刺激用于屈光间质浑浊的患者，常选用 7.5Hz 以上的稳态反应。

4. 检查前准备　瞳孔保持自然状态。安放电极部皮肤用酒精祛脂，安放后测量皮肤电极电阻，要求电阻 <10M。检查时要矫正屈光状态。嘱咐受检查者全身肌肉放松，精神集中。

5. 测量

（1）潜伏期：从刺激开始到反应波峰的时间。临床研究的主要参数是 P_1 波潜伏期。由于正常情况 P_1 波潜伏期接近 100 毫秒，故称 P_{100} 波。

（2）振幅：即峰谷电位高度，临床主要测定 P_{100} 波振幅。

6. 临床应用

（1）协助判断视神经、视路疾患：常表现为 P_{100} 波潜伏期延长、振幅下降。在继发于脱髓鞘疾患的视神经炎时，P_{100} 波振幅常常正常而潜伏期延长。使用半视野刺激，可证实同侧偏盲。

（2）鉴别伪盲：主观视力下降而 VEP 正常，提示了非器质性损害。

（3）监测弱视治疗疗效。

（4）在合并皮质盲的神经系统病变的婴幼儿，如果 VEP 正常提示较好的视力预后。

（5）判断婴儿和无语言儿童的视力。

（6）对屈光间质浑浊患者预测手术后视功能。

（7）在视交叉部的神经外科手术中使用 VEP 监测，VEP 振幅下降提示视路系统受到手术干扰。

（8）通过多通道左右部位记录到不对称 VEP，可判断白化病视通道神经纤维的异常投射。

应注意由仪器测试条件未执行标准化、未矫正屈光不正和患者不合作等问题产生的错误结果。VEP 与视力的关联性较差，不能作为唯一的诊断工具，它是临床眼科和神经科检查中的一项辅助诊断。

（五）多焦视网膜电图

Sutter 和 Tran 在 1992 年发明了一种多焦 ERG（mERG）系统，可以同时刺激视网膜的多个部位并且通过应用多点输入系统分析技术独立采集每一处的反应情况。mERG 同时记录大量小的视网膜区域的反应（7-95），可以在短时间内发现细微的视网膜异常。多焦输入刺激技术使我们能够同时获得多区域视网膜电图，这些局部的 ERG 反应可以重新组成视网膜功能地形图（图 7-96）。

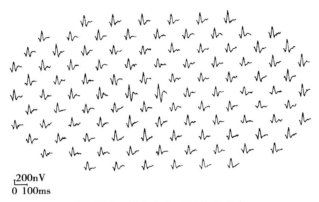

图 7-95　多焦点视网膜电图反应

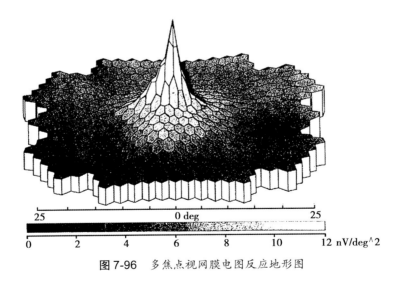

图 7-96　多焦点视网膜电图反应地形图

1. 主要成分　将 mERG 的局部反应进行平均，结果与全视野 ERG 惊人的相似。闪光 ERG 反应的 70% 主要起源于外层视网膜。尽管 mERG 的波形并不严格地与全视野 ERG 相对应，但主要的阳性和阴性反应相当于 ERG 的 a、b 波。

一阶反应（first-order kernel），是一种平均亮度反应，振幅密度（每单位视网膜面积的振幅)在中央凹处有一突出的峰,该处光感受器的密度最高,振幅最低处位于传统视野检查的生理盲点。因为在盲点处的六边形的刺激单元比生理盲点大,所以生理盲点处可以看到很小的反应。mERG 的结果显示出周边视网膜的反应明显比中央视网膜的反应降低。

一阶反应为 ERG 的主要成分,只有在散瞳和用高照度进行检测时才能分析以二阶(second-order kernel)为主的反应。一阶反应主要起源于外层视网膜,与传统脉冲反应相对应。mERG 的二阶反应也含有外层视网膜的成分,但主要起源于内层视网膜和视神经,有报道视盘附近神经纤维的反应可以从二阶反应中分离。二阶反应是对视系统的时间非线性测定,它代表连续闪光以 15 毫秒,30 毫秒,45 毫秒……出现时观察到的非线性情况。人类视觉系统显示出时间的高度非线性特点,mERG 的非线性技术分析随意变化的输入刺激对输出反应的影响。

图形 ERG(PERG)和 VEP 起源于内层视网膜,因此多焦图形 ERG(mPERG)比闪光ERG(FERG)更能反映局部神经节细胞的损伤。

2. 基本技术 用来记录 mERG 的刺激器由展示在 CRT 彩色屏幕上的一组六边形组成。所选择的六边形数目越多,单个六边形的面积越小,信号定位越准确,越能发现微小的病变。这些六边形呈离心分布,使所有地方引出的信号振幅大致相同。六边形的面积随着离心距离而增加,因此可以记录周边小的反应,与接受刺激的视网膜锥细胞密度或视觉诱发电位(VEP)记录的皮质放大作用(M-scale)相对应。每个六边形以双 m 序列的假随机顺序控制刺激图形的黑白翻转。通过计算机化的 m 序列和反应周期之间的交叉相关技术处理,得到局部反应情况。视网膜反应的密度(每单位视网膜的振幅)以视野的方式组织起来,就得到视网膜电图地形图。多焦点 ERG 信号的振幅可以像地形一样用三维视觉山来表现,而信号最强处在中心凹。

3. 检查前准备 检查前使用托吡卡胺或去氧肾上腺素充分散大瞳孔,瞳孔应散大到 8mm 直径。

4. 测量 现在 mERG 使人们不仅能够对记录进行地形图分析,而且能够检验序列闪光的影响,可以分析神经元的恢复时间。这就增加了一个前所未有的时间检测功能,可以检验反应的非线性时程[7,8]。

振幅:所选定区域 a、b 波的振幅(nV);a、b 波单位面积的平均振幅(nV/deg^2)。

所选定区域 a、b 波的潜伏期(ms)。

5. 临床应用

(1)视野改变:中心暗点在 ERG 地形图上表现为一中央凹陷的山峰,暗点扩大时 ERG地形图中央受抑制的区域也扩大。在中央刺激被阻断时,周围的 ERG 振幅增大。然而临床上视网膜色素变性或黄斑变性的患者,观察不到有功能视网膜的反应增加,可能没有视野改变部位的视网膜功能未必完全正常。视野收缩时可以观察到更宽的正波,有时出现双峰。旁中心暗点在 3° 以内时,mERG 地形图的反应密度没有异常;暗点超过 5° 时,可以观察到相应部位反应降低,周围是一个不规则的反应密度轻度增高区。mERG 不能发现视角小于 5° 并且位于中心凹旁的暗点,因此观察小暗点必须建立更小的刺激单元。

(2)青光眼:mERG 的二阶反应的非线性反应特点可能起源于视网膜内层,选择性地受到视神经萎缩和早期青光眼的影响;多焦图形 ERG(mPERG)在青光眼患者中会有改变。

（3）糖尿病视网膜病变：mERG 可以发现糖尿病患者早期的视网膜功能的异常，甚至在出现临床病变之前发现异常。病变的早期主要是二阶反应的波形和适应机制出现异常，定位在内层视网膜。在 NPDR 和个别无糖尿病视网膜病变的患者中，一阶反应潜伏期延长和振幅降低说明累及了外层视网膜。

（4）视网膜脱离：mERG 可以同时检测脱离和在位的视网膜电生理反应。尽管 mERG 的敏感度和反应密度在术后都有所恢复，但恢复程度比视野要小得多。所有患者术前不仅脱离的视网膜反应密度明显降低，在位视网膜反应也很低。

（5）中心性浆液性脉络膜视网膜病变：mERG 给出了包括后极部的视网膜功能的地形图，可以显示出全视野 ERG 测试中并不明显的局部视网膜病变。mERG 检查发现对侧眼的反应中心部降低了。

（6）分支视网膜动脉阻塞：mERG 在相应的缺血区呈现出反应下降。

（7）黄斑孔：mERG 显示出黄斑孔的相应区域振幅降低，但其他地方反应正常，形成了火山样地形图。

（8）旁中心色素性视网膜萎缩：mERG 在 Goldmann 视野的环型暗点处相应地出现了反应的降低[6]。

6. 多焦点视网膜电图的变异性　众所周知，同样刺激强度下同样年龄的受试者之间瞳孔的大小变异很大。Kondo M 等人在 15 个受试者的两个相同部位的视网膜区域进行 mERG 的测定，发现受测试者之间存在变异。生理盲点处振幅较小，在距中心 $10° \sim 15°$ 处振幅相对较大。因为鼻侧视野近中央处的反应密度较高，光反应的 ERG 地形图表现出鼻侧和颞侧视网膜具有一定程度的不对称性，中央峰明显向鼻侧加宽。视敏度随着离心度的增加下降得较快，而暗适敏感度和明视闪光敏感度随着离心度的增加而提高。不同部位之间存在着色觉的差别。

电生理的表现与外层视网膜解剖特点相对应。中央 $1°$ 以外锥细胞的密度接近 $r^{-2/3}$（r 为离心距离）；受试者之间最大的变异是在中心 $1°$ 以内的范围内；$20°$ 以外鼻侧视网膜锥细胞密度明显高于颞侧。Sutter 和 Tran 指出在光照条件下一阶反应随离心距离增加而下降，与视网膜锥细胞的密度分布大致相同。提示电生理反应的强度主要由感受器的密度决定，锥细胞的大小和感受器的其他组织学特点对信号强度的影响很小。

视网膜各层之间解剖和支持组织的不同一性在视网膜的局部变异中也起作用。视网膜的一定区域对某些疾病高度易患，成为疾病的一种特点。视网膜的功能地形图对临床医生来说非常重要。由于变异性，不能把从一个受试者那里得来的振幅参数用于另一个受试者，也不能把从不同受试者身上得来的参数进行平均用来进行局部反应的低噪音测定。因反应波形中最大的变异是离心距离的不同，临床应确立区别局部视网膜的异常反应与正常变异之间的标准，建立视网膜电生理反应的局部正常值范围。

【多焦点视觉诱发电位的测定】

多焦点视觉诱发电位（mVEP）是用多焦点闪光刺激记录的 VEP 反应。mVEP 使用常规银 - 氯化银皮肤电极，可以进行单极记录，作用电极位于枕部，参考电极位于前额，接地电极位于耳垂；也可以进行双极记录，正极、地极和负极在枕部皮肤沿中线分布。视网膜反应信号的采样与显示器的场扫描同步，受试者需固视刺激图形的中心，整个记录过程分成若干段，每段之间让受试者休息。为消除瞬目和眼球运动的影响，可以用伪迹剔除程序剔除或重新记录该段。

VEP 有巨细胞旁路（M 细胞的粗大纤维传导很快）和小细胞旁路（P 细胞具有慢传导的细纤维）两种起源。两种不同的机制都作用于一阶 VEP 反应，一种机制主要是在低照度下起作用，另一种在高照度下起作用。而在中照度时，两种机制的作用部分中和。二阶反应与一阶反应不同，刺激对比度增加时各种成分的波形保持它们的形状和潜伏期。通过对比证明第一种机制（饱和性）通过 M 细胞旁路起作用，而第二种机制（非饱和性）通过 P 细胞旁路引起皮质兴奋。

多焦点图形 VEP（mPVEP）以皮质排列的方式刺激中心 20°～25° 范围的视网膜，双极电极（在枕骨隆突上下 2cm）与传统的单极电极不同，可以记录上下半侧视野相似大小的反应。

（黎晓新）

参 考 文 献

1. 黎晓新. 视觉电生理检查法. 刘家琦，李凤鸣. 实用眼科学. 第 2 版. 北京：人民卫生出版社，1999.

2. 吴乐正，吴德正. 视网膜电图. 北京：科学出版社，1989.

3. Dewar J. The physiologic action of light. Nature 1877；15：433-435.

4. Rigges LA. Continuous and reproducible records of the electrical activitiy of the human retina. Proc. Soc. Exp. Biol. Med. 1941；48：204-207.

5. Karp G. The basis of clinical electroretinography. Acta Ophthalmol. 1945；24：1-118.

6. Sutter EE，Tran D. The field topography of ERG compenets in man：I：The photopic luminance response. Vision Res. 1992；32：433-446.

7. Sutter EE. A deterministic approach to nonlinear systems analysis. In：Pinter RB，Nabet B，eds. Nonlinear Vision. Cleveland，OH：CRC Press；1992：171-220.

8. Kondo M，Miyake Y，eds. Clinical evaluation of multifocal electroretinogram. Invest Ophthalmol Vis Sci，1995 Sep，36：10，2146-2150.

9. Graham SL，Klistorner A. Electrophysiology：a review of signal origins and applications to investigating glaucoma. Aust N Z J Ophthalmol，1998，26：1，71-85.

10. Hood DC，Holopigian K，Greenstein VC，et al. Do the delays in the cone ERG from patients with RP indicate global retinal damage？ARVO Abstracts. Invest Ophthalmol Vis Sci. 1996；37：S341.

11. Hood DC，Seiple W，Greenstein VC，et al. A comparision of the components of the multi-focal and full-field ERGs. Vis Neurosci. 1997；14：533-544.

12. Oesterberg G. A. Topography of the layer of rods and cones in the human retina. Acta Ophthalmologica （Suppl.），1935，13（6）：1-102.

13. Masaru Yoshii，Kenji Yanashima，al et. Relationship between visual field defect and multifocal electroretinogram. Jpn J Ophthalmol，1998；42：136-141.

14. Berson EL. Electrical phenomena in the retina. In：Moses RA.ed. Adler's Physiology of the Eye. St Louis：CV Mosby CO.1981：466-481.

15. Juen S，Kieselbach GF. Electrophysiological changes in juvenile diabetics without retinopathy. Arch Ophthalmol. 1990；108：372-375.

第二节　糖尿病视网膜病变的临床分类

糖尿病视网膜病变的主要病变包括微血管病变,视网膜血管内皮细胞的损伤导致内屏障功能破坏,眼底出现视网膜的水肿、渗出和出血。荧光血管造影(FFA)帮助我们理解视网膜微血管的改变,如视网膜毛细血管囊样膨出,视网膜水肿区内的毛细血管荧光渗漏,毛细血管周细胞和内皮细胞均损伤后导致毛细血管网的塌陷。FFA还可以观察到无灌注区的形成以及表现新生血管的强荧光和荧光渗漏。根据视网膜有无新生血管糖尿病视网膜病变分为非增殖期和增殖期。前者尚未出现视网膜的新生血管。

为指导我国糖尿病视网膜病变的诊断治疗,中华眼底病学组 2014 年讨论通过了中国糖尿病视网膜病变临床指南。其中糖尿病视网膜病变分期如表 7-4:

表 7-4　中国糖尿病视网膜病变分期标准(2014 年)[1]

非增殖期(背景期) nonproliferative diabetic retinopathy(NPDR)	描述
Ⅰ期(轻度非增殖期) Mild NPDR	仅有毛细血管囊样膨出改变(对应我国 1985 年 DR 分期Ⅰ期+)
Ⅱ期(中度非增殖期) Moderate PDR	介于轻度到重度之间的视网膜病变,可合并视网膜出血、硬性渗出或 / 和棉絮斑
Ⅲ期(重度非增殖期) Severe NPDR	每象限视网膜内出血≥20 个出血点,或者至少 2 个象限已有明确的静脉串珠样改变,或者至少 1 个象限视网膜内微血管异常(IRMA),无明显特征的增殖期 DR 的眼底特征(对应我国 1985 年 DR 分期Ⅲ期++)
增殖期 proliferative diabetic retinopathy(PDR)	描述
Ⅳ期(增殖早期) Early PDR	出现视网膜新生血管(NVE)或视盘新生血管(NVD),当 NVD>1/4～1/3DA 或 NVE>1/2DA,或伴视网膜前出血或玻璃体积血时,称"高危增殖型 PDR"(High risk PDR)(对应我国 1985 年 DR 分期Ⅳ期)
Ⅴ期(纤维增殖期) Fibrous Proliferation	出现纤维膜,可伴视网膜前出血或玻璃体积血(对应我国 1985 年 DR 分期Ⅴ期)
Ⅵ期(增殖晚期) Advanced PDR	牵拉性视网膜脱离,合并纤维膜,可合并或不合并玻璃体积血,也包括虹膜和房角的新生血管(对应我国 1985 年 DR 分期Ⅵ期)

引自中华医学会眼底病学组黎晓新等《中国糖尿病视网膜病变临床指南》,中华眼科杂志 2014.12 期

国际糖尿病视网膜病变分类是为了改进与患者内科诊疗医生间的沟通,对临床视网膜病变的严重性作了下述分级(表 7-5,表 7-6):

表 7-5　国际临床糖尿病视网膜病变严重性分级 [2]

提议的疾病严重程度	散瞳检眼镜的发现
无明显视网膜病变	无异常
轻度 NPDR	仅有毛细血管囊样膨出改变
中度 NPDR	比毛细血管囊样膨出改变多,但未达到重度 NPDR
重度 NPDR	出现下列改变中的任何一种,但无 PDR 的改变: 4 个象限中的每一象限视网膜内出血点 >20 个 2 个或更多象限出现确切的静脉串珠样改变 1 个象限出现明显的静脉串珠样改变
PDR	下面一项或两项: 新生血管 玻璃体 / 视网膜前出血

表 7-6　国际临床黄斑水肿严重性标度 [2]

提议的疾病严重程度	散瞳检眼镜的发现
明显无	无明显视网膜增厚或后极部有硬性渗出
明显存在	有明显视网膜增厚或后极部有硬性渗出

如果存在黄斑水肿,按下述分类 *:

提议的疾病严重程度	散瞳检眼镜的发现
轻度黄斑水肿:	后极部有视网膜增厚或硬性渗出,但与黄斑中央有距离
中度黄斑水肿:	视网膜增厚或硬性渗出,接近黄斑中央,但未累及正中央
重度黄斑水肿:	视网膜增厚或硬性渗出累及黄斑中央

硬性渗出是存在或曾存在过黄斑水肿的体征。糖尿病黄斑水肿定义为视网膜增厚,需要一个三维的评估,最好在散瞳下用裂隙灯生物显微镜或者立体眼底相片判定。

对糖尿病视网膜病变的表现还有更细的分级,以适应药物临床试验的评估,如 ETDRS 糖尿病视网膜病变严重性分级(表 7-7):

表 7-7　EDTRS 糖尿病视网膜病变严重性量化分级 [3]

分层(level)	描述	分值(scale step)
10/10	无 DR	1
20/<20	仅有毛细血管囊样膨出改变,单眼	2
20/20	仅有毛细血管囊样膨出改变,双眼	3
35/<35	轻度 NPDR,单眼	4
35/35	轻度 NPDR,双眼	5
43/<43	中度 NPDR,单眼	6
43/43	中度 NPDR,双眼	7
47/<47	中重度的 NPDR,单眼	8

续表

分层（level）	描述	分值（scale step）
47/47	中重度的 NPDR，双眼	9
53/<53	重度或非常重度的 NPDR，单眼	10
53/53	重度或非常重度的 NPDR，双眼	11
60 或 61/<60	轻度 PDR 和/或已有光斑，单眼	12
60 或 61/60 或 61	轻度 PDR 和/或已有光斑，双眼	13
65/<65	中度 PDR，单眼	14
65/65	中度 PDR，双眼	15
71+/<71	高危 PDR，单眼	16
71+/71+	高危 PDR，双眼	17

引自 ETDRS 研究 1991

一、非增殖性糖尿病视网膜病变[1,2]

视网膜上出现出血或水肿、渗出等改变，但尚未出现视网膜或视盘的新生血管，这时称非增殖性糖尿病视网膜病变（NPDR）。特点为：

（一）点状出血和毛细血管囊（dot hemorrhage and microaneurism）

眼底显示孤立的、小球形的、不同大小的红点（图 7-97）。FFA 证实为毛细血管囊样膨出（microaneurism），反映了视网膜毛细血管周细胞破坏后，血管壁张力下降。是糖尿病视网膜病变的特征性改变；个别毛细血管囊样膨出可能发生渗漏，导致点状出血、水肿和渗出。但可在自发血栓形成后自发吸收，栓塞后的毛细血管囊样膨出通常临床不可见。

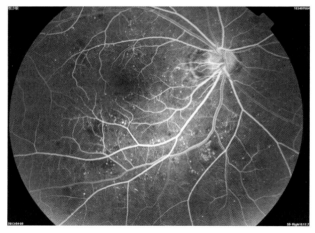

图 7-97　点状出血和毛细血管囊

（二）斑状出血（blot haemorrhage）

该区域由于成群毛细血管闭塞导致视网膜内斑状出血形成（图 7-98）。病变位于外丛状层，因此并不遮挡位于其上方的毛细血管床。这与火焰状出血不同，后者位于视网膜更表浅的位置。斑状出血提示视网膜深层梗死的存在。

如果周边部视网膜出现斑状出血，常提示低灌注视网膜病变的存在，有进一步发生新生血管性青光眼的可能。

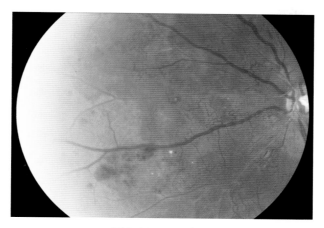

图 7-98　斑状出血

（三）棉绒斑（cotton wool spots）

神经纤维层的梗塞灶，因轴突的轴浆流中断运输物质累积，造成末端肿胀，形成了棉绒斑（图 7-99）；棉絮斑最常见于神经纤维密集区域，例如视神经鼻侧。这些特征不是 DR 所特有的，它们的出现也不会增加产生新生血管的风险。例如，棉絮斑可以在高血压或 HIV/AIDS 等其他病中出现。除非视网膜广泛发生棉絮斑，否则这一变化仍然属于 NPDR 范围。

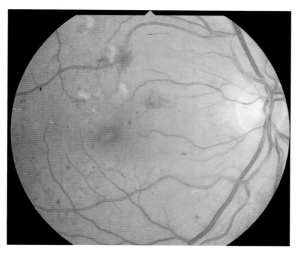

图 7-99　棉絮斑，图中的白色棉絮状斑

（四）视网膜内微血管异常（IRMA）

视网膜前小动脉和小静脉之间的毛细血管网的闭锁，常导致周围残留的毛细血管的扩张。这种发生在无灌注区旁的视网膜内毛细血管床或吻合支的扩张部分成为视网膜内毛细血管异常（IRMA）。IRMA 是增殖前期的改变，也可以是新发生的血管芽，检眼镜下呈树墩

状或末端尖形扩张,荧光血管造影下容易识别(图 7-100)。临床需要与继发的毛细血管扩张症鉴别,后者发生在静脉闭锁后,渗漏沿着血管,合并视网膜水肿和渗出,而 IRMA 的渗漏仅发生在 IRMA 的顶部,很少合并渗出。

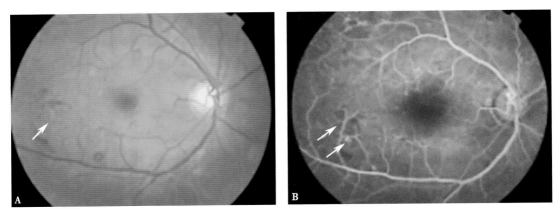

图 7-100　视网膜内微血管异常,A 是眼底像,B 是 FFA

(五)静脉串珠样改变(venous beading)

发生在静脉穿行大面积无灌注区的部位。当静脉穿出无灌注区后管径又恢复正常。静脉串珠样改变提示了大面积无灌注区的存在(图 7-101),表明视网膜病变至少已进入严重非增殖期,串珠样改变推测与静脉内皮细胞的增生有关。

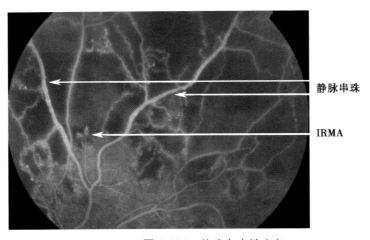

静脉串珠

IRMA

图 7-101　静脉串珠样改变

(六)视网膜静脉环(retinal venous loops)

常常因合并小静脉闭锁,侧支循环开放形成环状侧支循环。

二、增殖期糖尿病视网膜病变眼底特点[1,2,4]

大面积毛细血管无灌注区形成后刺激产生视网膜新生血管,新生血管常常发生在无灌注区周围,也可发生在视盘上和视盘周围,增殖期糖尿病视网膜病变就是以视网膜或视盘出现新生血管为标志的。

（一）增殖早期（Ⅳ期）视网膜或视盘新生血管

糖尿病视网膜病变的视网膜上出现的新生血管（图 7-102）称为视网膜新生血管（new vessels elsewhere，NVE），出现在视盘及其周围的新生血管（图 7-103）称视盘新生血管（new vessels on the（optic）disc，NVD）。新生血管常发生于视网膜正常区域和毛细血管闭塞区域的交界处（图 7-104）。不要与视网膜内微血管异常（IRMA）相混淆，后者也常发生在相同区域，但不会形成血管袢。视网膜新生血管开始呈芽状，逐渐长大成网状。FFA 显示随时间延长新生血管大面积荧光渗漏，常沿着主干血管生长。当视盘新生血管（NVD）> 1/4～1/3DA 或视网膜新生血管（NVE）> 1/2DA，或伴视网膜前出血或玻璃体积血，称"高危增殖型"。高危增殖型 PDR 应行全视网膜光凝，方法详见有关章节。

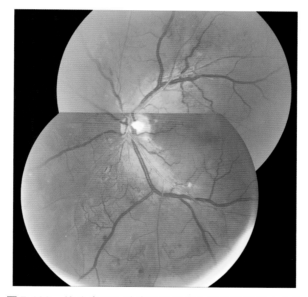

图 7-102　糖尿病视网膜病变增殖期合并视网膜新生血管

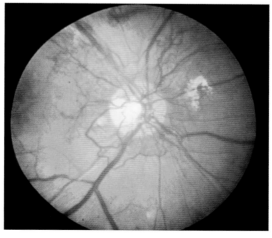

图 7-103　糖尿病视网膜病变增殖期合并视盘新生血管，新生血管网位于视盘上和视盘周围

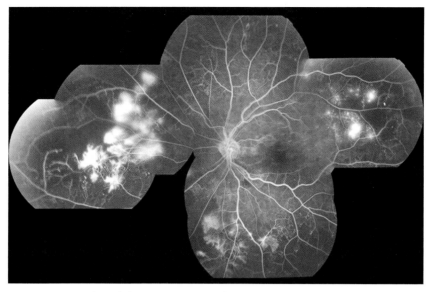

图 7-104　新生血管常发生于视网膜正常区域和毛细血管闭塞区域的交界处

（二）纤维增殖期（Ⅴ期）

以纤维增殖膜为特点（图 7-105），胶质细胞占主要成分，视网膜新生血管逐渐变细纤维化。纤维膜常沿着视盘和主干血管生长，可牵引视网膜引起局部脱离，此期应行玻璃体手术干预。

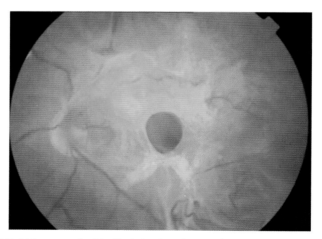

图 7-105　PDR 合并纤维增殖（广州中山大学中山眼科中心供图）

（三）增殖晚期（Ⅵ期）

由于纤维膜与视网膜血管粘连紧和不完全的玻璃体后脱离，一方面造成视网膜血管破裂引发玻璃体积血（图 7-106），另一方面牵拉视网膜导致牵引性视网膜脱离，严重者形成牵拉孔源混合性视网膜脱离（图 7-107），长时间的视网膜脱离可诱发虹膜的新生血管。增殖晚期的改变曾导致大量糖尿病患者失明，现代玻璃体手术的干预降低了增殖晚期 PDR 患者的致盲率。

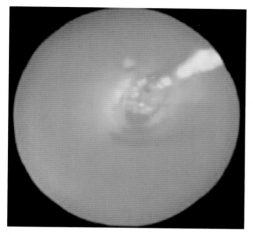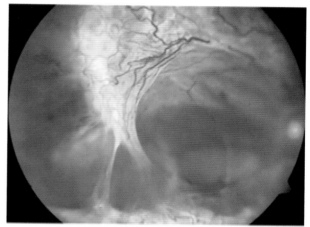

图 7-106 增殖期糖尿病视网膜病变合并玻璃体积血

图 7-107 增殖期糖尿病视网膜病变合并牵引性视网膜脱离

三、糖尿病视网膜病变黄斑水肿的眼底特点和分类

糖尿病视网膜病变患者黄斑区视网膜增厚是由于血-视网膜屏障破坏导致渗出液聚积，属细胞外水肿，黄斑区视网膜增厚。临床根据黄斑水肿的特点分为：

（一）临床有意义的黄斑水肿（CSME）

黄斑区有出血点，通常有环形或三角形硬性渗出（图 7-108），尖端指向中心凹。FFA 显示局部早期分散的强荧光点（图 7-108），为毛细血管囊样膨出；后期有荧光渗漏。光凝破坏毛细血管囊样膨出后，黄斑水肿可消退或减轻。

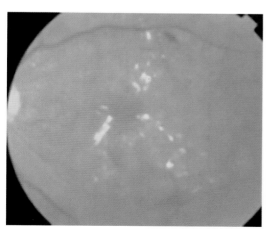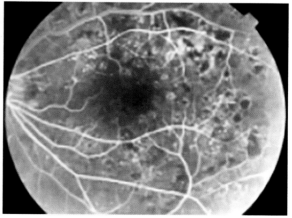

图 7-108 临床有意义的黄斑水肿，左图是彩像，右图是 FFA

（二）弥漫性黄斑水肿

黄斑区毛细血管造影晚期见广泛渗漏，通常看不到毛细血管囊样膨出，常无硬性渗出（图7-109），黄斑区视网膜弥漫性增厚（图7-111），可以有视网膜内囊性改变（图7-110）。

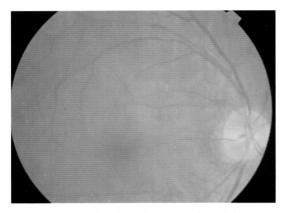 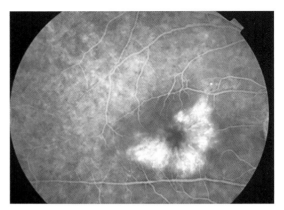

图7-109 显示一弥漫性DME患者的眼底彩照　　**图7-110** 图7-109患者的FFA

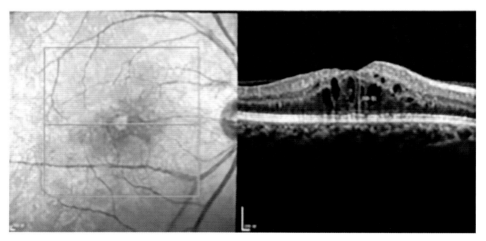

图7-111 图7-109患者的OCT

玻璃体腔抗VEGF药物和糖皮质激素的使用也可以消退和改善各种类型黄斑水肿。有关内容详见治疗部分。

（三）缺血性黄斑改变

荧光血管造影可见黄斑内拱环毛细血管网部分消失或拱环无血管区扩大。黄斑缺血可以是中心性的，中央凹无血管区域受累并扩大（图7-112，图7-113）；也可以是周围性的，累及颞侧血管弓的分水带或旁中央凹区。如果中央凹无血管区的旁中央凹毛细血管受到影响，患者的视力预后将受限。弥漫型和局限型黄斑渗漏均可合并不同程度的黄斑缺血。

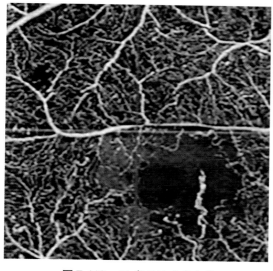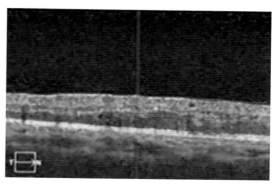

图 7-112　62 岁男性患者合并 DME，视力 0.4，血管 OCT 显示毛细血管拱环不完整

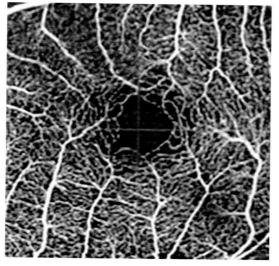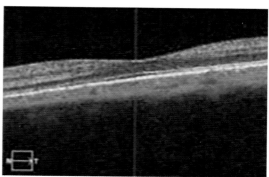

图 7-113　显示同年龄正常对照

第三节　糖尿病视网膜病变合并其他眼部并发症

一、糖尿病视网膜病变与白内障

糖尿病除可能引起视网膜损伤外，也可能会引起晶状体混浊，导致白内障，为糖尿病性白内障（diabetic cataract）。这种白内障多发于血糖失控的年轻糖尿病患者，形态呈雪花样，也称为"雪花样白内障（snowflake cataract）"。多位于晶状体囊膜下，双眼发病。为糖尿病患者中，年龄相关性白内障（age-related cataract）的发病年龄会提前，糖尿病因而被认为是白内障发生的危险因素 [5~6]，糖尿病视网膜手术治疗也可能促进白内障发展 [7,8]。因此，在白内障术前应该做好术前评估，术前 DR 稳定的情况下可以考虑白内障手术。白内障手术之前没

有视网膜病变、没有 DME 或有视网膜病变不需要行激光治疗的患者，视力恢复程度与没有视网膜病变的糖尿病患者相当，术前存在视网膜病变或做过激光治疗对白内障术后视力恢复可能有负面影响。白内障并发 PDR 时，术前应尽可能使用激光治疗。如果晶状体透光度差，应作 B 超检查，无增殖性病变可正常行白内障手术，术后尽快评估眼底病变。有增殖性视网膜病变，甚至视网膜前发现纤维膜则应行前后联合手术。

糖尿病患者行白内障手术容易发生并发症（OR 1.8，术中瞳孔难以开大，术后易发生虹膜新生血管、葡萄膜炎）[9]。此外，糖尿病患者后囊膜增生风险较高，术后感染风险增加且眼内炎风险在糖尿病患者高于非糖尿病患者，视力预后差于非糖尿病患者[7~9]。因此，术后应积极随诊，发生并发症及时处理。

白内障手术可能会在术后加重糖尿病视网膜病变病情，术后 1 年约 20% 患者的 DR 有进展，手术眼 DR 进展风险高于非手术眼[9]。治疗手段对白内障术后 DR 预后有很大影响，因此应在术后密切随访 DR 进展，以争取最佳治疗效果。白内障手术同样会加重黄斑水肿，术前已存在的黄斑水肿、DR 严重程度和血糖水平都可影响术后黄斑水肿的进展[7,8]。白内障手术前存在的 DME，尽可能先控制 DME，也可以考虑在白内障手术同时治疗黄斑水肿。对于白内障术后的黄斑水肿的治疗，类固醇药物和 NSAID 对囊样黄斑水肿有一定作用。白内障术后的囊样黄斑水肿应首选非甾体类（NSAID）滴眼液，并行荧光血管造影以排除糖尿病性黄斑水肿。IVTA 和抗 VEGF 用于人工晶状体眼的黄斑水肿患者也有疗效[10]，可于白内障手术前或术后给予。激素治疗对有晶状体眼有导致白内障的副作用，但人工晶状体眼黄斑水肿可考虑激素治疗，如长效激素植入装置，但要注意对眼压的副作用。

二、糖尿病视网膜病变与新生血管性青光眼

虹膜新生血管（NVI）又称虹膜病变（图 7-114），常提示视网膜存在严重的缺血性改变（图 7-115）。如果 FFA 发现周边视网膜广泛的无灌注区，虹膜尚未发现新生血管，还应当进行房角镜检查以排除房角存在新生血管[11,12]、NVI 和 NVA 都可发展为新生血管性青光眼。对于虹膜新生血管的处理：如果屈光间质透明的程度允许光凝，应立即行 PRP 治疗以促使虹膜新生血管退化，是促使周边缺血性新生血管退行的关键性治疗。术前给予抗 VEGF 治疗可以减少术中出血，可短期内提高新生血管消退率，但不是永久性的，一旦有房角新生血管，可以使用抗 VEGF

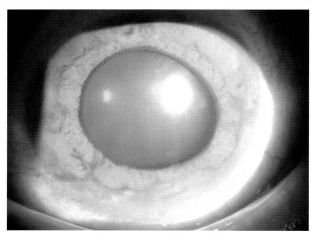

图 7-114　虹膜新生血管

药物来控制新生血管性青光眼的发生和发展。屈光间质混浊不能进行 PRP 的患者,同时还有活动性虹膜新生血管,可以考虑先行周边视网膜的冷凝,再补充光凝或者早期玻璃体切除术联合术中 PRP 治疗[13],这两种做法的优劣尚待大量循证依据来确定。如果新生血管已造成眼压升高,则应立刻使用各种全身和局部药物降低 IOP,尽快使用玻璃体腔抗 VEGF 药物,PRP 或冷凝+ 光凝,新生血管退行后的残留青光眼,可进一步使用控制眼压的手术治疗,包括引流管植入、小梁切除术等,个别病例可附加睫状体光凝。同时应邀请青光眼专科医生参与治疗视力尚可的新生血管性青光眼患者。对于青光眼绝对期患者,应以去除疼痛为主。可以使用外用激素类药物和阿托品。激素药物有增加角膜感染和穿孔的风险,因此应尽量单独使用阿托品。

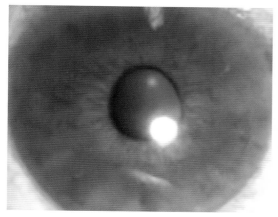
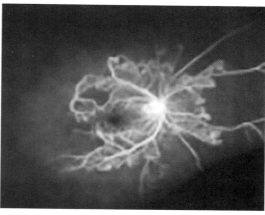

图 7-115　患者,男,42 岁,糖尿病 10 余年,血糖控制欠佳,HbA1 常年超过 8。眼前节相显示虹膜大范围的新生血管,同一患者的 FFA 显示大面积无灌注区合并视网膜的微血管囊

三、糖尿病视神经病变

糖尿病患者偶尔可见视盘水肿,又称糖尿病性视盘病变或糖尿病性视神经病变,可以是视盘炎、缺血性视神经病变或视盘新生血管等(图 7-116)。在糖尿病性视盘病变的患者,视力损伤通常不显著,一般与视网膜病变程度关联不大。糖尿病视盘病变需要与缺血性视神经病变和视盘新生血管相鉴别。患者的视野大多完整,但视力会有下降。视盘新生血管

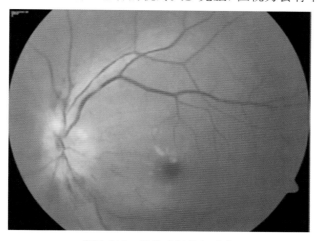

图 7-116　糖尿病视神经病变

是增殖期糖尿病视网膜病变的一种类型。

四、糖尿病视网膜病变合并低灌注视网膜病变

低灌注视网膜病变是由于颈内动脉各种病变导致的管腔狭窄，进而引起眼动脉和视网膜中央动脉供血不足[14]。2 型糖尿病患者常见的低灌注视网膜病变由颈内动脉粥样硬化引起。动脉粥样硬化被视为糖尿病的大血管病变。糖尿病患者是动脉粥样硬化的高危人群。

低灌注视网膜病变在检眼镜下可表现为出血点增多，分布在视网膜中周部，伴中周部毛细血管扩张，FFA 臂 - 视网膜时间延迟。当已存在糖尿病视网膜病变，特别是有激光斑的眼底，分辨低灌注视网膜病变是较困难的。同时存在睫状动脉供血不足时，可出现脉络膜的色素或眼前段新生血管。有些糖尿病患者视力差，糖尿病视网膜病变很轻，要警惕低灌注视网膜病变和缺血性眼病的存在。

（黎晓新）

参 考 文 献

1. 中华医学会眼科学会眼底病学组.《我国糖尿病视网膜病变临床诊疗指南》(2014 版)，中华眼科杂志. 2014，50（11）：851-865.

2. Wilkinson CP, Ferris FL III, Klein RE, et al. Proposed international clinical diabetic retinopathy and diabetic macular edema disease severity scales. Ophthalmology 2003；110：1680.

3. Early Treatment Diabetic Retinopathy Study Research Group. Grading diabetic retinopathy from stereoscopic color fundus photographs-an extension of the modified Airlie House classification. ETDRS report number 10. *Ophthalmology*，1991，98（5），786-806.

4. American Academy of Ophthalmology: Basic and Clinical Science Course Sec 12 Retina and vitreous LEO，San Francisco CA，2011-2012：19-20.

5. Rowe NG, Mitchell PG, Cumming RG, et al. Diabetes, fasting blood glucose and age-related cataract: the Blue Mountains Eye Study[J]. Ophthalmic Epidemiol，2000，7：103-114.

6. Klein BE, Klein R, Moss SE. Incidence of cataract surgery in the Wisconsin Epidemiologic Study of Diabetic Retinopathy[J]. Am J Ophthalmol，1995，119：295-300.

7. 尹红，黎晓新. 糖尿病患者白内障的手术治疗，实用眼科杂志，1993，增刊：61-63

8. 姜燕荣，黎晓新. 白内障手术对糖尿病视网膜病变的影响，实用眼科杂志，1993，11（8）：472-473

9. 李明武，黎晓新. 晶状体手术对增生型糖尿病视网膜病变患者玻璃体切割术后虹膜新生血管形成的影响，眼科研究，2000.2：60-62

10. Elman MJ, Bressler NM, Qin H, et al. Expanded 2-year follow-up of ranibizumab plus prompt or deferred laser or triamcinolone plus prompt laser for diabetic macular edema[J]. Ophthalmology，2011，118：609-614.

11. Cheng Y, Qu J, Chen Y, Zhao M, Li X. Anterior segment neovascularization in diabetic retinopathy: a masquerade. PLoS One. 2015 Jun 1；10（6）：e0123627. doi: 10.1371 /journal.pone.0123627. eCollection 2015

12. International Council of Ophthalmology. Guidelines for Diabetic Eye Care [J/OL].[2013-01-01].http://www.icoph.org/dynamic/attachments/resources/icoguidelinesfordiabeticeyecare.pdf.

13. Photocoagulation for diabetic macular edema. Early Treatment Diabetic Retinopathy Study report number 1. Early Treatment Diabetic Retinopathy Study research group[J]. Arch Ophthalmol，1985，103：1796-1806.

14. Pauleikhoff D, Engineer B, Wessing A. Cryocoagulation in therapy of proliferative diabetic retinopathy[J]. Klin Monbl Augenheilkd，1997，210：147-152.

第八章
糖尿病视网膜病变的鉴别诊断

第一节　糖网病的鉴别诊断梗概

　　视网膜微血管瘤、视网膜出血、硬性渗出、棉絮斑和视网膜内微血管异常是非增殖性糖网病的五大主要眼底临床特征。我们知道，许多视网膜-脉络膜疾病也有与之相似的临床征象。要作出正确的临床诊断，就需要对具有这五种眼底表现的患者进行鉴别诊断。在分析具有相似临床征象的视网膜-脉络膜疾病时，首先应强调病史。不言而喻，患者有没有糖尿病病史是至关重要的。如果患者有糖尿病，必须优先考虑所见临床征象是否符合糖网病。然后再根据其他病史考虑有无其他视网膜-脉络膜疾病的可能。病人罹患糖尿病病程的长短是判断所见临床表现是不是糖网病的重要依据。例如，糖尿病病史在15年以上时，80%的1型糖尿病患者将会出现糖网病；病史在19年以上时，大约84%的2型糖尿病患者将会出现糖网病。如果糖尿病病史过短，尤其是对1型糖尿病患者，发现"类似糖网病眼底改变"很有可能是其他视网膜-脉络膜疾病造成的。除了现病史，既往史和各系统温习都是十分必要的。当然，病史要与临床检查相结合。临床检查方面主要依靠眼底检查和各种影像学的检查。

第二节　高血压视网膜病变

　　糖网病常常伴随高血压视网膜病变，所以眼底表现往往是两者共同存在的结果。慢性高血压可以导致血-视网膜屏障的破坏，因此诸多眼底表现与糖网病相同。例如微血管瘤形成、视网膜神经纤维层缺血造成的棉絮样斑、视网膜浅层火焰状出血、视网膜深层出血和硬性渗出等。这些表现虽然与糖网病相同，但持续高血压导致的视网膜小动脉管径变窄、视网膜小动脉和静脉交叉压迹现象应该是高血压视网膜病变的特征性表现（图8-1、图8-2）。急性高血压发作的视网膜病变，也具有特征性表现，如黄斑星芒状硬性渗出、视网膜水肿、棉絮样斑、火焰状出血和视盘水肿等（图8-3），甚至浆液性视网膜脱离。除此之外，可以产生"局部视网膜内小动脉周漏出物"（focal intraretinal periarteriolar transudates，简称FIPTs）[1]。FIPTs位于视网膜毛细血管深层血管丛，所以表现为比棉絮样斑层次要深、形态要小的白斑。如果全身高血压得不到控制，可以导致视网膜不同层次的血管无灌注区，最终发生缺血性视网膜病变。治疗高血压视网膜病变关键是控制全身动脉高血压，以期减轻或逆转眼底的表现。在对高血压视网膜病变病人进行鉴别诊断时一定要结合临床，因为高血压视网膜病变的眼底表现是多样的。

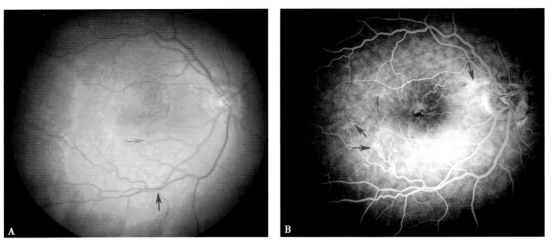

图 8-1   慢性高血压视网膜病变病人（例 1）右眼眼底彩图（图 A）可见小动脉细，反光增强（绿箭头），小动 -
静脉压迹（蓝箭头），这个病人还表现后极部小静脉迂曲扩张，提示有小分支静脉阻塞的病史。荧光眼底照
相（图 B）可见散在微血管瘤（红箭头）。到了中晚期，后极部迂曲扩张的小静脉有渗漏现象（蓝箭头）（李维
业提供）

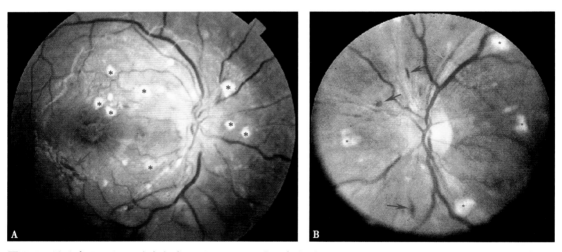

图 8-2   慢性高血压视网膜病变病人（例 2，例 3）的眼底彩图。例 2 右眼（图 A）除了小动静脉改变之外，突
出表现为众多棉絮样斑（*）和火焰状出血（蓝箭头）。例 3 右眼（图 B）除了棉絮样斑（*）和火焰状出血（蓝
箭头）之外，小动脉管径普遍变细，有的呈铜丝状（绿箭头）（李维业提供）

第三节   视网膜静脉阻塞

视网膜静脉阻塞可以发生在视网膜静脉系统的不同部位，其阻塞程度是决定能否造成
视网膜缺血的关键因素，所以眼底表现差别很大。根据血管阻塞部位，分为视网膜中央静
脉阻塞（CRVO）、视网膜半中央静脉阻塞（HCRVO）和视网膜分支静脉阻塞（BRVO）。一般
而言，各类视网膜静脉阻塞都有视网膜浅层和深层出血、硬性渗出和棉絮斑等与糖网病相

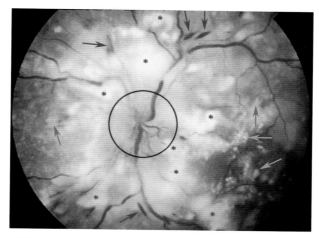

图 8-3 急性高血压视网膜病变病人（例 4）左眼的眼底彩图可见视盘水肿、视网膜水肿、大量棉絮样斑（*）和文中指出的局部视网膜内小动脉周漏出物（FIPTs 见视盘鼻侧和颞侧红箭头），黄斑硬性渗出（绿箭头），火焰状出血（蓝箭头），下方有渗出性视网膜脱离（此图未能显示）（李维业提供）

似的眼底表现。然而与糖网病眼底表现的最大不同是，尽管视网膜静脉阻塞种类迥异，但是迂曲而且扩张的视网膜静脉是它们的共同特点。除此之外，CRVO 常伴有视盘水肿和相对性瞳孔传入障碍，这些临床表现也可以作为与糖网病鉴别诊断的参考。BRVO 常发生在动 - 静脉交叉处，因为动 - 静脉在此处有共同的血管外膜。如果增厚的动脉壁压迫静脉，会造成血液湍流、内皮细胞破坏和血栓形成。阻塞的视网膜静脉迂曲、扩张。随病程发展，阻塞区的动脉可以变细变窄。根据组织学研究和临床荧光造影的结果，BRVO 和 CRVO 又可以分为缺血性和非缺血性视网膜静脉阻塞（图 8-4，图 8-5）。两者在治疗和预后方面有很大不同，但一般不难与糖网病鉴别。

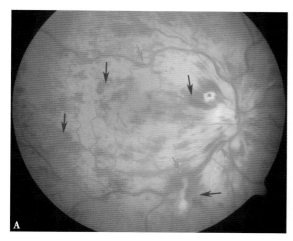
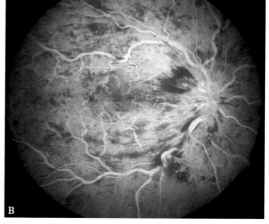

图 8-4 视网膜中央静脉阻塞病例。右眼眼底彩图（图 A）显示四个象限弥漫性视网膜出血（蓝箭头）、扩张迂曲的视网膜静脉（绿箭头）、棉絮样斑绿星号、黄斑水肿；荧光眼底照相（图 B）上扩张迂曲的视网膜静脉更为凸显（绿箭头）。从这张荧光眼底照片上看，没有视网膜缺血的表现，所以这是一例非缺血性视网膜中央静脉阻塞（李维业提供）

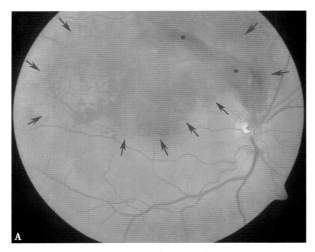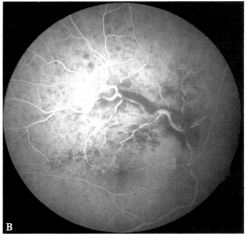

图 8-5 视网膜分支静脉阻塞病人（病例）。右眼眼底彩图（图 A）显示颞上象限沿视网膜静脉的浅层出血（蓝箭头），没有越过水平中线。所累及的静脉扩张迂曲。荧光眼底照相（图 B）明确了阻塞部位在颞上第一个动 - 静脉交叉（红箭头），并证明了黄斑水肿的存在，以及非缺血性视网膜分支静脉阻塞的特征（李维业提供）

第四节　放射性视网膜病变

放射性视网膜病变的眼底表现、血管造影等与糖网病几乎相同。研究证明，视网膜毛细血管内皮细胞对放射线比对高血糖更敏感[2]。因为这两种疾病的原发病理改变都在视网膜毛细血管水平，所以放射性视网膜病变的检眼镜下表现也包括微血管瘤形成、视网膜内出血、黄斑毛细血管扩张和闭锁，以及棉絮样斑等（图 8-6）。视网膜水肿、硬性

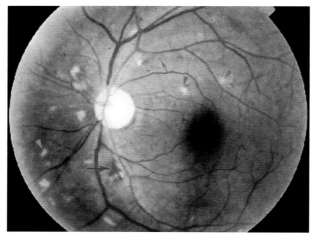

图 8-6 放射性视网膜病变病人（病例）左眼眼底彩图显示棉絮样斑（红短箭头）、微血管瘤（细红箭头）、视网膜出血（蓝箭头）和视网膜小动脉变窄（绿箭头），右眼眼底大致正常（未显示）。左眼仅从检眼镜所见与非增殖性糖网病不能鉴别。该病人因左额叶肿瘤有接受过放疗的病史，其治疗总量是 3000 cGy（李维业提供）

渗出的出现常常和眼部放射性治疗的方式有关。例如，水肿和硬性渗出常在近程放疗（brachytherapy）后出现。放射性视网膜病变的荧光血管造影的突出表现是毛细血管无灌注区形成，并常伴有黄斑水肿或缺血。非增殖性放射性视网膜病变可以演变成增殖性放射性视网膜病变，相当于增殖性糖网病。如果治疗贻误，将会产生新生血管性青光眼、玻璃体积血以及牵拉性视网膜脱离等。所以，正确的诊断与鉴别诊断十分重要。放射性视网膜病变可以在放疗后数年出现，当病人视力下降时，如果没有很高的警觉，常忽略了放疗病史。加上其眼底改变与糖网病、高血压视网膜病变相似，延误诊断是有可能的。因此，仔细询问有无放疗病史、重温病历应当作为与糖网病鉴别诊断不可缺少的一部分。

第五节　特发性黄斑毛细血管扩张症

特发性黄斑旁毛细血管扩张症（idiopathic macular telangiectasia，MT）是一类视网膜血管疾病，表现为近黄斑区的毛细血管床扩张和局部网膜胶质化增强，可累及单眼或双眼。由于毛细血管扩张和血管通透性增加，病变周围常见视网膜硬性渗出。然而组织病理学证明，MT 不是真正的毛细血管扩张，而是毛细血管结构发生异常，类似于糖尿病微血管病变。视网膜毛细血管本身产生过多的细胞外间质，造成功能失常。根据 Yannuzzi 分类法，MT 可分为三型[3]。一型常见于男性，单眼发病，临床上又称变异型寇茨病（Coats disease）。眼底表现主要是黄斑环形硬性渗出，这一点应注意和高血压视网膜病变和糖网病鉴别（图 8-7）。二型 MT 常为双眼发病，老年病人，无性别差异。眼底特征是近黄斑区，主要在黄斑中心凹颞侧，渗出和网膜增厚。如果有异常血管形成，硬性渗出才会显著，需要和糖网病鉴别。容易混淆的是，二型 MT 患者常有糖尿病病史。三型 MT 是双眼黄斑毛细血管闭塞性疾病，非常罕见。通过荧光眼底血管造影，一般易于和糖网病鉴别。除了眼底检查之外，眼底自发荧光造影，荧光眼底血管造影和 SD-OCT 联合使用更有利于和糖网病鉴别诊断。

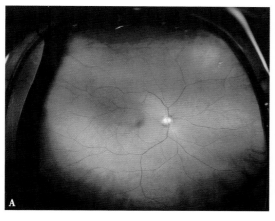
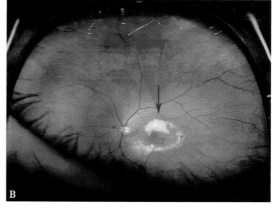

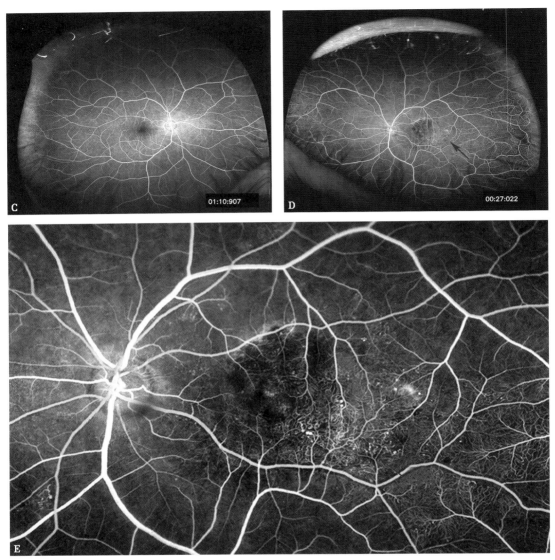

图 8-7 一型特发性黄斑旁视网膜毛细血管扩张症(病例)。眼底彩图(右眼 A、左眼 B)显示右眼正常,左眼近黄斑区环形硬性渗出(蓝箭头)。荧光眼底照相显示右眼 C 正常、左眼 D 和 E 蓝箭头表现出黄斑颞侧异常的血管(李维业提供)

第六节　视网膜血管炎

视网膜血管炎的早期临床表现并不突出,除了具有视网膜出血、渗出等与糖网病类似的眼底表现之外,主要是视网膜血管周围浸润和鞘膜形成,动脉和静脉均可以受累。一般来说,静脉要比动脉受累更早,但动、静脉共同受累是普遍规律。视网膜血管炎常见病因包括系统性红斑狼疮、白塞病、炎性肠道疾病(inflammatory bowel diseases)、多发性硬化、平坦部睫状体炎、结节性硬化(图 8-8)、梅毒、弓形体病、病毒性视网膜炎、莱姆病(Lyme disease)、猫抓病以及药物(如利福布汀,rifabutin)引起的视网膜血管炎等。在这里值得指出的还有两种特殊形式的视网膜血管炎，一种是没有明确病因的"原发性闭塞性视网膜血管病变"，被命名为"视网膜静脉周围炎"，又称"青年型玻璃体积血"（Eales 病）（图 8-9）。视网膜静脉周围炎患者多为男性，累及双眼周边视网膜，造成视网膜新生血管和玻璃体积血。另一种是"特发性视网膜血管炎合并血管瘤和视神经视网膜炎（IRVN）"。这是一种综合征，包括视网膜血管炎、多发性大血管瘤、视神经视网膜炎和周边毛细血管无灌注区等。如果毛细血管无灌注区达到严重程度，应当考虑全视网膜光凝。在与糖尿病视网膜病变鉴别诊断时，要除外各类视网膜血管炎。

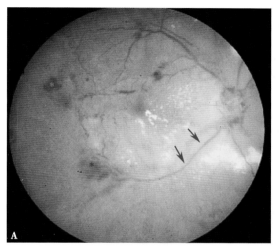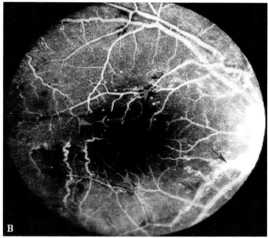

图 8-8　结节性硬化引起的视网膜血管炎（例 1）。右眼（图 A）眼底彩图显示后节视网膜 - 脉络膜炎症，表现为出血（红和蓝 *）和渗出，颞下分支静脉旁黄色蜡烛滴样渗出的视网膜静脉周围炎征象（蓝箭头）。荧光眼底照相（图 B）显示颞下分支静脉血管管壁损害，荧光染色和渗漏（蓝箭头），黄斑拱环扩大（红短箭头）（李维业提供）

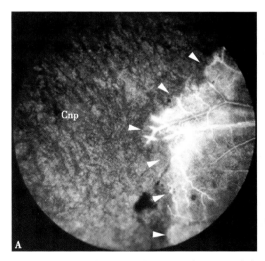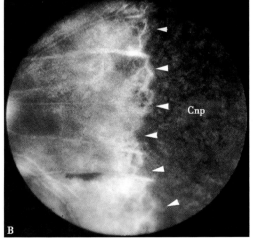

图 8-9　视网膜静脉周围炎（例 2）病人双眼荧光眼底照相。提示右眼（图 A）及左眼（图 B）经过慢性炎症过程，周边小血管阻塞，血流中断，形成大片周边部视网膜无灌注区（Cnp），剩余血管在和无灌注区交界处荧光染色和渗漏，新生血管形成（蓝短箭头），可见少量视网膜出血（李维业提供）

第七节　眼缺血综合征

　　眼缺血综合征（ocular ischemic syndrome）是由于慢性、严重的颈动脉或眼动脉分支供血不足造成的。动脉硬化是最主要病因，艾森门格综合征（Eisenmenger 先天性心脏病）、巨细胞动脉炎（giant cell arteritis）以及其他各种炎性反应性疾病也可能是其病因。临床表现最易于和糖网病混淆的是斑 - 点样视网膜出血（图 8-10）。但眼缺血综合征的视网膜出血有病因特异性，主要位于后极部以外，即中周边部，而不像糖网病那样斑 - 点样出血主要在后极部。眼缺血综合征患者的视力往往历经数星期乃至数月逐渐丧失，此时常有相对性瞳孔传入障碍。受累眼在强光下视力更差，回到普通光亮情况下，视力恢复常需要很长时间。三分之二的病人可出现虹膜新生血管（图 8-11），但只有其中一半病人伴眼压升高。另一半病人的眼压正常或降低，因为眼缺血导致了房水生成障碍。眼底荧光造影显示，60% 病人脉络膜充盈延缓，95% 病人视网膜动 - 静脉充盈减慢，在 85% 受累眼

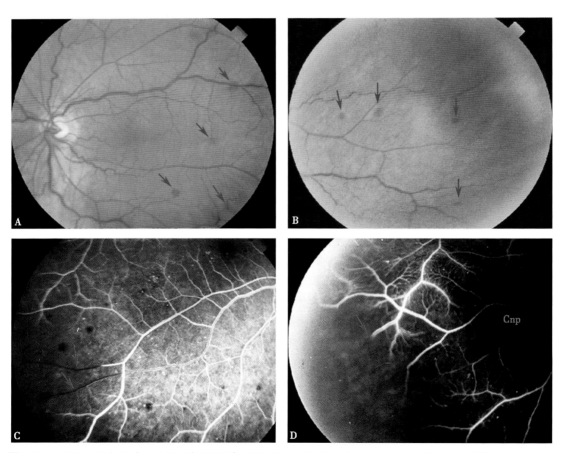

图 8-10　眼缺血综合征病人左眼（病例）眼底彩图（图 A、B）显示中周边部斑 - 点样出血（蓝箭头）。荧光眼底照相表现小血管充盈不良和中周边部斑 - 点样出血（蓝箭头，图 C），以及中周边部视网膜有大片无灌注区（Cnp，图 D）（李维业提供）

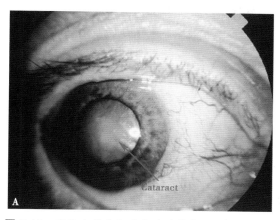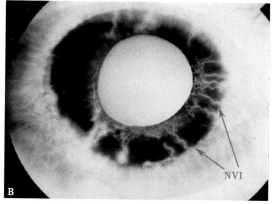

图 8-11　眼缺血综合征病人的前节表现（病例），包括白内障（Cataract　图 A）和虹膜新生血管形成（NVI）（图 B 虹膜荧光照相）（李维业提供）

出现血管壁染色，特别是动脉。一半以上的眼缺血综合征病人同时患有心脑血管疾病，其脑血管意外发病率增加。所以，得了眼缺血综合征后如不治疗，5 年死亡率约为 40%。因此，作为眼科医生，从糖网病患者中正确鉴别、诊断眼缺血综合征，不仅能挽救视力，而且可能挽救生命。

第八节　镰状细胞视网膜病变

　　镰状细胞贫血患者往往具有变异的血红蛋白 S 和 / 或血红蛋白 C，因为患者的等位基因为 SS、SC 或 CC 等，而正常血红蛋白 A 的等位基因是 AA。例如，在镰状细胞血红蛋白（SC）的 β- 多肽链中，第 6 位缬氨酸（valine）被谷氨酸（glutamic acid）取代。这一小的变化大大改变了氧化血红蛋白的溶解性，造成血红细胞变形而呈镰刀状。眼部病变就是由于血管内红细胞镰状化、溶血、血流缓慢和血栓形成造成的。镰状细胞视网膜病变的早期病理改变是周边小动脉阻塞和毛细血管无灌注区形成（非增殖期），逐渐发展到视网膜新生血管形成（增殖期）。其非增殖期与糖网病的鉴别诊断主要是要认识镰状细胞视网膜病变特有的眼底征象。例如视网膜出血表现为鲑鱼肉色斑样出血（salmon patch hemorrhage）、强反光沉着物样陈旧性出血以及由于色素上皮细胞（RPE）肥大、过度增生、游走形成的视网膜黑色素斑（black sunburst lesions））等。其增殖期（proliferative sickle cell retinopathy，PSR）出现视网膜前"海团扇样新生血管"（sea fan neovascularization）、玻璃体积血和牵拉性视网膜脱离等。但海团扇样新生血管常常发生自发性梗阻，故形成白色海团扇样萎缩（图 8-12）。因此，增殖性镰状细胞视网膜病变（PSR）并不一定需要过分积极地全视网膜光凝。另外，PSR 多位于周边网膜，而增殖性糖网病多见于赤道后视网膜。这些现象都可以作为与糖网病鉴别的依据。

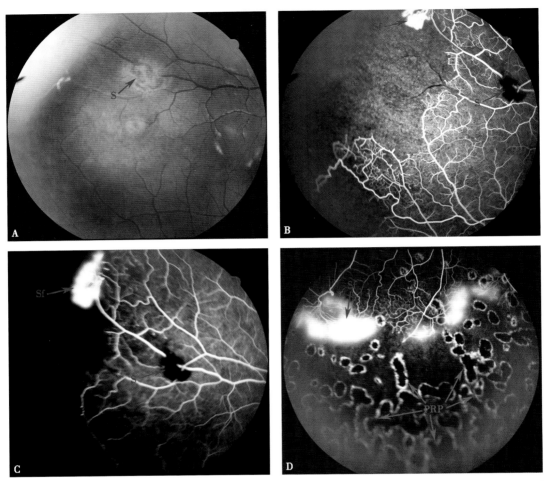

图 8-12   镰状细胞视网膜病变病人右眼（病例）眼底彩图（图 A）显示鲑肉色斑样出血（S）；荧光眼底照相
（图 B）显示大片毛细血管无灌注区（Cnp）、强荧光斑（Sf）和荧光遮挡区（S）。图 C 是图 B 的晚期荧光照相，
证实 Sf 是海团扇样新生血管，S 是鲑肉色斑样出血遮挡荧光区。图 D 是再晚期荧光眼底照相，显示不同部
位异常新生血管 Sf 和其周围治疗后的光斑（PRP）（李维业提供）

第九节   感染性视网膜脉络膜炎

　　常见的病例有与人类免疫缺陷病毒（HIV）、巨细胞病毒（CMV）、亚急性细菌性心内膜
炎相关的感染性视网膜脉络膜炎。HIV 视网膜炎和 CMV 病毒引起的视网膜脉络膜炎以及
细菌性心内膜炎的眼底表现都有视网膜棉絮斑、视网膜出血等，需要和糖网病鉴别。要对
这些疾病作出正确的诊断，需要全面的病史采集和全身情况检查的资料。过去认为，得了
艾滋病就必死无疑，现在已经可以把艾滋病控制为慢性疾病。HIV 病毒是一种 RNA 逆转
录病毒，与免疫细胞，如 T 淋巴细胞、单核细胞、巨噬细胞表面的 CD4 受体有很强的亲和
力。经过与免疫细胞表面其他受体的相互作用，HIV 病毒进入宿主细胞，其 RNA 序列通过
病毒逆转录酶转录成互补 DNA（cDNA）并整合到宿主 DNA 中。这样新病毒颗粒就可以大
量合成与复制造成被感染的宿主细胞死亡。但是 HIV 视网膜炎并不是视网膜组织细胞因

病毒感染直接造成的结果，而是一种艾滋病人体内 HIV 感染后免疫介导的非感染性视网膜微血管病变。临床所见的棉絮斑和出血是 HIV 病毒颗粒与抗体结合后沉积在微血管的结果。艾滋病人由于免疫功能低下，许多机会性感染原可以造成视网膜脉络膜炎。巨细胞病毒（CMV）视网膜炎就是一个典型的例子。CMV 是双链 DNA 病毒，属于疱疹病毒家族，可以感染艾滋病人的视网膜组织细胞、结肠、肺等器官。除了视网膜棉絮斑、出血、渗出之外，受累视网膜发白和增厚是常见的。经过治疗，病情如得到控制，大范围视网膜 - 脉络膜瘢痕形成（图 8-13），应该不难与糖网病鉴别。CMV 视网膜炎也可以发展成视网膜坏死、视网膜破孔，导致视网膜脱离。

　　在亚急性细菌性心内膜炎病人中，常发现眼底出血。出血斑往往具有白色中心，又称"罗思斑"（Roth spots）（图 8-14）。以往认为罗思斑是棉絮斑由出血包绕而形成。近来利用 SD-OCT 观察发现，罗思斑实际上是炎性反应产物的聚合 [4]。这些特征性的眼底改变有利于和糖网病鉴别。

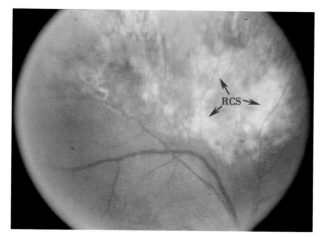

图 8-13　巨细胞病毒（CMV）视网膜脉络膜炎晚期病例。眼底彩图显示上方象限视网膜 - 脉络膜瘢痕（RCS）（李维业提供）

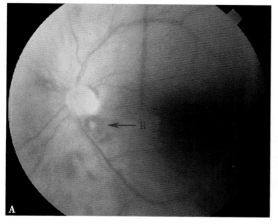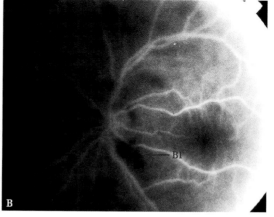

图 8-14　亚急性细菌性心内膜炎相关的感染性视网膜脉络膜炎，又称内源性细菌性眼内炎。病人（病例）左眼眼底彩图（图 A）显示玻璃体浑浊，伴有出血和罗思斑（R）；荧光眼底照相（图 B）显示视网膜血管扩张以及出血斑对荧光的遮挡（BI）（李维业提供）

第十节　自身免疫介导的眼炎性反应性疾病

这里以系统性红斑狼疮性视网膜病变为例说明。系统性红斑狼疮（SLE）是多系统、多器官的自身免疫性疾病。因此，我们首先要了解有哪些系统和器官受累以及受累的程度。需要与糖网病鉴别的是缺血性红斑狼疮视网膜病-脉络膜病变，因为其临床表现为视网膜出血、棉絮斑和小动脉阻塞、视网膜血管炎。与糖网病不同的是，SLE视网膜病变具有显著的视网膜缺血，合并轻度脉络膜炎（图8-15）。

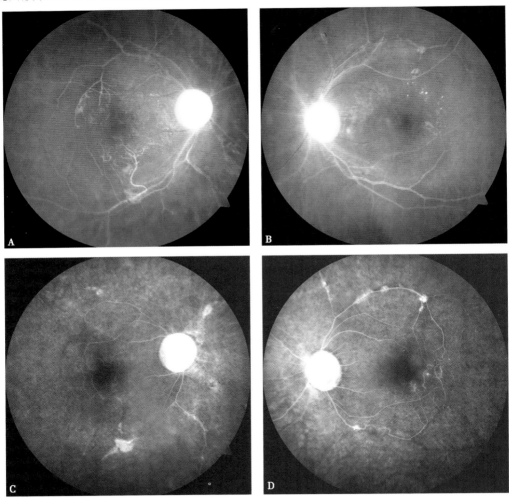

图8-15　系统性红斑狼疮视网膜病变晚期病人（病例）双眼眼底所见。图A右眼和图B左眼眼底彩图显示视盘苍白，几乎所有视网膜血管完全闭锁，视网膜缺血明显。图C右眼和图D左眼荧光眼底照相显示视网膜动脉完全闭锁，视网膜严重缺血（李维业提供）

第十一节　高凝、高黏稠血症相关的视网膜病变

高凝、高黏稠血症相关的视网膜病变从实质上看是阻塞性视网膜静脉病变，可以由多

种原因引起。例如高脂血症视网膜（lipemia retinalis）常合并糖尿病，是一种高黏稠血症的视网膜病变。眼底表现为"在浅橘黄色背景上的奶汁样视网膜血管"（图8-16）。有文献报道，经过治疗糖尿病这种高脂血症视网膜转成正常[5]。在鉴别诊断时应当考虑高脂血症视网膜与糖尿病的密切关系。由红细胞增多症、蛋白C和蛋白S缺乏、多发性骨髓瘤以及Waldenström巨球蛋白血症等造成的高凝状态的视网膜改变也需要与糖网病鉴别。这些视网膜病变的眼底改变一般具有共同的特点，主要是普遍性视网膜静脉迂曲扩张、视网膜出血和视盘充血（图8-17）。同时，全身疾病的确诊和伴随的全身病的其他征象是与糖网病鉴别的关键。此外，硬性渗出常见于糖网病，在高凝、高黏稠血症视网膜病变却很少见到。

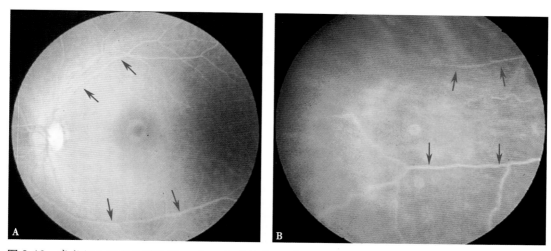

图8-16 高黏稠血脂症视网膜（lipemia retinalis）病人（病例）。左眼眼底彩图显示浅橘黄色眼底背景衬托出后极部（图A）和中周边部（图B）奶汁样视网膜血管（蓝箭头）。该病人患高脂血症，其中甘油三酯高达156mmol/L以上（李维业提供）

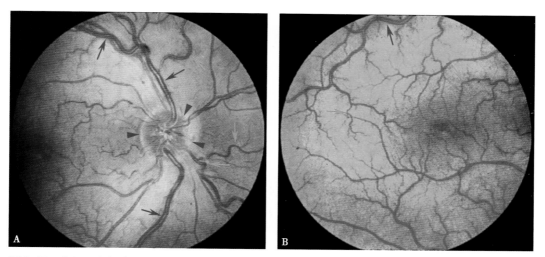

图8-17 高凝血症相关的视网膜病变。本例为红细胞增多症病人。显示右眼视盘（图A）和黄斑（图B）。眼底彩图显示视盘充血（蓝短箭头）、迂曲扩张的静脉（蓝长箭头）、深暗红色的静脉血柱（绿箭头）（李维业提供）

第十二节　恶性血液病视网膜病变

恶性血液病如白血病、淋巴瘤等合并视网膜病变时眼底表现需要与糖网病相鉴别。正确诊断有利于全身病的治疗。此类病变的眼底特点包括中心和旁中心视网膜浅层出血，有时呈罗思斑（Roth spots）样，而糖网病则兼有浅层和深层出血（图 8-18）。恶性血液病时，肿瘤细胞造成特征性的视网膜浸润（图 8-19），以及视网膜静脉扩张、迂曲，而糖网病时静脉串珠是特征性眼底改变。

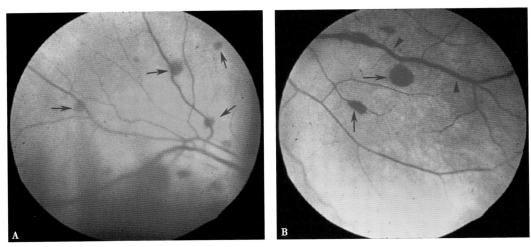

图 8-18　急性髓性白血病病人（病例）右眼（图 A）和左眼（图 B）眼底彩图显示多处视网膜出血（蓝箭头）和不同程度的视网膜静脉扩张、迂曲蓝短箭头）（李维业提供）

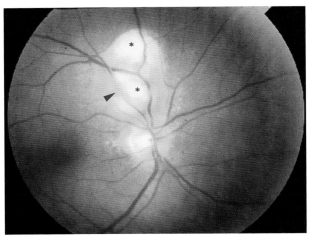

图 8-19　慢性淋巴细胞白血病病人（病例）。右眼眼底彩图显示视网膜内（蓝短箭头）和较深层的浸润（*）（李维业提供）

第十三节　栓塞性视网膜病变

颈动脉、心脏、深静脉栓塞和非正当静脉用药等可以引起栓塞性视网膜病变。这种栓塞性视网膜病变发病急，常见棉絮斑和视网膜出血，但没有硬性渗出。临床表现为视网膜分支动脉或视网膜中央动脉阻塞，有时可见动脉内斑块（如 Hollenhorst plaque），这是和糖网病鉴别诊断的重要依据（图 8-20）。

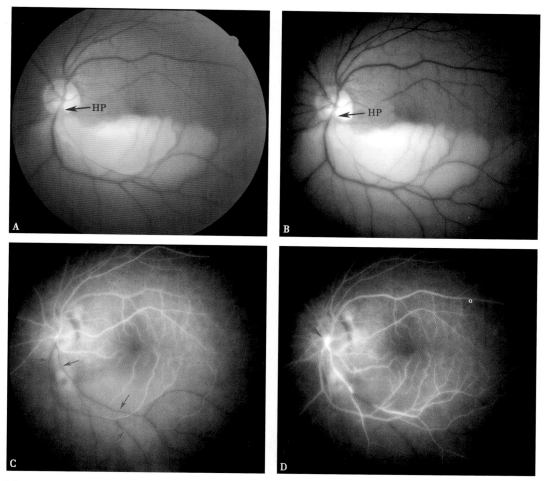

图 8-20　栓塞引起的视网膜分支动脉阻塞病人（病例）左眼眼底彩图（图 A）显示颞下支动脉阻塞和动脉内斑块（蓝箭头 HP）；眼底自发荧光眼底照相（图 B）显示颞下支动脉白色阻塞区域（蓝箭头）；眼底荧光眼底照相显示充盈迟缓（红细箭头，图 C），以及在动脉内斑块（Hollenhorst plaque）上游血管内荧光蓄积（图 D，红箭头）（李维业提供）

第十四节　外伤性和类外伤性血管性视网膜病变

外伤性和类外伤性血管性视网膜病变又称普尔彻、类普尔彻视网膜病变（Purtscher's and Purtscher-like retinopathy）。普尔彻（Purtscher）最先报告了一种全身外伤后并没有眼部外伤史的视网膜病变。临床表现为播撒型兼融合型视网膜棉絮斑，有时合并视网膜出血（图 8-21）。发病机制可能是外伤后形成的栓子或炎症性血管病变。随后，又发现并没有外伤史的类普尔彻视网膜病变。例如急性胰腺炎时补体介导的血管病变可以导致类普尔彻眼底改变。因此，普尔彻、类普尔彻视网膜病变应当作为糖网病鉴别诊断的一种考虑。

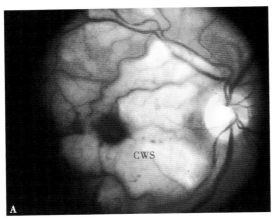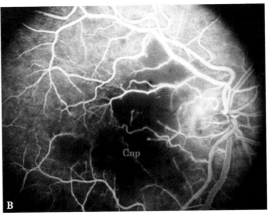

图 8-21 外伤性血管性视网膜病变病人（病例）发生车祸合并多发性长骨骨折。右眼眼底彩图（图 A）显示后极部播撒型兼融合型视网膜棉絮斑（CWS）；荧光眼底照相（图 B）显示后极部大片微血管无灌注区（Cnp）与大片棉絮斑相对应 （李维业提供）

第十五节 其 他

应该和糖网病鉴别诊断的视网膜病不胜枚举，因为视网膜棉絮斑、视网膜出血、视网膜硬性渗出是糖网病和其他眼底病常见的共同眼底表现。例如妊娠期视网膜病变，其表现与高血压视网膜病变相似；典型缺血性视神经病变表现为苍白性视盘水肿合并棉絮斑和视网膜出血，药物中毒性视网膜病变，如干扰素引起的膜棉絮斑和视网膜出血等。

为了读者方便，现把糖尿病视网膜病变鉴别诊断总结如表 8-1：

表 8-1 糖尿病视网膜病变鉴别诊断

视网膜棉絮斑	视网膜出血	视网膜硬性渗出
高血压视网膜病变	高血压视网膜病变	高血压视网膜病变
视网膜静脉阻塞（BRVO，CRVO）	视网膜静脉阻塞（BRVO，CRVO）	视网膜静脉阻塞（BRVO，CRVO）
放射性视网膜病变	放射性视网膜病变	放射性视网膜病变
/	/	黄斑毛细血管扩张症
/	视网膜血管炎	视网膜血管炎
眼缺血综合征	眼缺血综合征	/
/	镰状细胞视网膜病变	镰状细胞视网膜病变
人类免疫缺陷病毒（HIV）、巨细胞病毒（CMV）、亚急性细菌性心内膜炎相关的感染性视网膜脉络膜炎	与人类免疫缺陷病毒（HIV）、巨细胞病毒（CMV）、亚急性细菌性心内膜炎相关的感染性视网膜脉络膜炎	与人类免疫缺陷病毒（HIV）、巨细胞病毒（CMV）、亚急性细菌性心内膜炎相关的感染性视网膜脉络膜炎

续表

视网膜棉絮斑	视网膜出血	视网膜硬性渗出
自身免疫介导的眼炎性反应性疾病	自身免疫介导的眼炎性反应性疾病	自身免疫介导的眼炎性反应性疾病
高凝、高黏稠血症视网膜病变	高凝、高黏稠血症视网膜病变	高凝、高黏稠血症视网膜病变
恶性血液病视网膜病变	恶性血液病视网膜病变	恶性血液病视网膜病变
栓塞引起的视网膜病变	栓塞引起的视网膜病变	/
外伤性和类外伤性血管性视网膜病变	外伤性和类外伤性血管性视网膜病变	/
其他：妊娠期视网膜病变、缺血性视神经病变、药物中毒性视网膜病变,如干扰素等	其他：妊娠期视网膜病变、缺血性视神经病变、药物中毒性视网膜病变,如干扰素等	其他：妊娠期视网膜病变、药物中毒性视网膜病变,如干扰素等

（李维业）

参 考 文 献

1. Hayreh SS，Servais GE，Virdi PS. Fundus lesions in malignant hypertension. IV. Focal intraretinal periarteriolar transudates. Ophthalmology, 1986, 93（1）: 60-73.

2. Patton W，Gillespie H，Frew L, et al. The effects of high ambient glucose on the radiosensitivity of retinal microvascular endothelial cells and pericytes. Curr Eye Res, 2002, 24（1）: 51-57.

3. Yannuzzi LA，Bardal AM，Freund KB, et al. Idiopathic macular telangiectasia. Arch Ophthalmol, 2006, 124（4）: 450-460.

4. Jerome Giovinazzo，Sarah Mrejen，K. Bailey Freund. Spectral-domain optical coherence tomography of Roth spots. Retinal case & brief reports, 2013, 7: 232-235.

5. Gopal L，Sunder KS，Rao SK. Hyperlipidemia in a poorly controlled diabetic presenting with lipemic aqueous and lipemia retinalis. Retina, 2004, 24（2）: 312.

第九章

糖尿病视网膜病变的非手术全身治疗

糖尿病损伤全身的大血管和微血管。视网膜病变是糖尿病微血管并发症之一。糖尿病患者常合并高血压、高血脂。大量的随机双盲对照研究探讨了血糖、血压和血脂的控制能否减缓视网膜病变的发生，推迟或减慢视网膜病变的进展。这些结果为我们对糖尿病视网膜病变患者的管理提出了金标准。

第一节　严格控制血糖

一、1 型糖尿病

有关 1 型糖尿病糖尿病控制和并发症的临床试验[2]（Diabetes Control and Complications Trial，DCCT）研究了 1 型糖尿病患者视网膜病变、肾脏病变和神经病变的发生率。基线入组 1441 例没有视网膜病变（病变预防队列）或者轻 - 中度的非增殖期患者（病变进展队列），使用常规的胰岛素控制即每日 1～2 次胰岛素（insulin）注射或者强化胰岛素控制即每日 3～4 次胰岛素或者皮下持续胰岛素灌注。视网膜病变的发生或进展在 36 个月时，两组结果相似，但是 36 个月后强化岛素控制在病变预防队列显示病变的发生风险下降 76%（95%CI 62～85），在病变进展队列风险下降 54%（95% CI 39～66）。

二、2 型糖尿病

血糖控制不仅能控制 1 型糖尿病病人的视网膜病变，也能控制 2 型糖尿病的视网膜病变。英国进行的（UKPDS）研究是针对 2 型糖尿病的前瞻性研究[3]，入组了 3867 例 2 型糖尿病患者，强度血糖控制使用磺脲类（sulfonylureas）或胰岛素，患者不能合并心血管疾病。最后结果显示，强化血糖控制组对比非强度血糖控制组，患者光凝的需求降低了 29%（RR=0.71；95% CI，0.53～0.96；P=0.003），证明了改进血糖水平可以降低视网膜病变和肾脏病变的发生，可能降低神经病变的发生。总体上微血管并发症发生率，强化胰岛素控制对比常规胰岛素控制下降了 25%。流行病学数据分析显示了在血糖和微血管并发症之间持续的关联，HbA1c 从 8% 降到 7%，微血管病变的风险降低 35%。

三、强化血糖控制可能发生的风险

由美国国立卫生研究院（NIH）发起的 ACCORD 研究在《新英格兰医学杂志》报告了《药物治疗对 2 型糖尿病视网膜病变进展的影响》[4]。项目招募了 10 251 位 2 型糖尿病患者，这些患者均具有心血管疾病高风险,且接受血糖的强化治疗或者标准治疗(目标糖化血红蛋白水平值,分别为<6.0%或者7.0%～7.9%);并且也接受血脂异常的强化治疗或者标准治疗(每天160mg非诺贝特加上辛伐他汀或安慰剂加上辛伐他汀的联合用药治疗)或者接受收缩期血压控制的强化治疗或者标准治疗(目标为<120mmHg或<140mm Hg)。2017年,美国心脏病协会(AHA)更是将血压高于130/80mmHg定义为1级高血压。在2856位参与者的亚组中评估这些干预措施在4年间对于糖尿病视网膜病进展或者对激光光凝术或玻璃体切除术需求的影响。糖尿病视网膜病变的进展定义为ETDRS严重程度量表(采用七方向视野眼底照相评估,有17个可能的级别,级别数越高表示严重程度越高)上3级或以上的进展。结果显示,4年间糖尿病视网膜病变的进展率在强化降糖治疗组7.3%,标准疗法组为10.4%(调整后的优势比,0.67;95% CI 0.51～0.87;P=0.003)。强化的血糖疗法显著降低了糖尿病视网膜病变进展的风险。研究并未显示强化血糖控制可以降低中度视力丧失的风险。ACCORD试验[5]还表明接受强化血糖治疗(目标糖化血红蛋白水平值为<6.0%)小组相比于接受标准疗法的小组(目标糖化血红蛋白水平值为7.0 %～7.9%),出现需要帮助或医疗救助的低血糖事件的风险显著增加(10.5% 相比于3.5%,P=0.001)。在平均3.5年的随访期后,相比于标准疗法,强化疗法策略也与增加的全因死亡率有关(5.0% 相比于4.0%)。因此,血糖试验提前结束。

第二节 严格控制血压

一、UPDUKS临床试验

UKPDS也研究了血压控制对糖尿病视网膜病变的影响。1148例患者随机分为强化血压控制组(<150/85mmHg)和非强化血压控制组(<180/105mmHg),选用血管紧张素转换酶(angiotensin converting enzyme,ACE)抑制剂或肾上腺素β受体阻断药(β-blocker)控制血压,平均随访8.4年。血压强化控制组视网膜病变进展的风险下降34%,血压下降10/5mmHg时视力下降3行的风险下降47%,此外,因糖尿病和心血管意外导致的死亡也有所下降。

二、ABCD临床试验

为进一步判断强化血压控制能否比一般血压控制提供更多的益处,合适血压控制研究(Appropriate Blood Pressure Control in Diabetes(ABCD)Trial)[6]将患者随机分入血压强度控制组或血压适度控制组,高血压以基线舒张压大于90mmHg定义。血压强度控制组的舒张压目标值为75mmHg,血压适度控制组目标值为80～90mmHg,470例患者随机服用尼索地平(nisoldipine)或恩纳普利(enalapril),随诊平均5.3年。血压强度控制组平均血压132/78mmHg,血压适度控制组138/86mmHg,尽管强度控制组显示死亡率低,但是两组对于控制视网膜病变和神经病变的进展无差异。

三、ACCORD临床试验

ACCORD研究中有1263位患者也参加了ACCORD眼部病变和血压研究。基线收缩压的中位数为137mm Hg。1年后,强化治疗组中收缩压的中位数为117mmHg,而标准治疗组中收缩压的中位数为 133mmHg；这些值在之后的整个试验期间保持稳定。糖尿病视网膜病变的进展率在强化血压控制组为 10.4%（647 位参与者中有 67 位），而在标准血压控制组为 8.8%（616 位参与者中有 54 位）（校正后的优势比，1.23；95% 置信区间，0.84～1.79；P=0.29）。中度视力丧失率在强化治疗组和标准治疗组中分别为 19.4%（749 位参与者中有 145 位）和 15.8%（713 位参与者中有 113 位）（校正后的风险比，1.27；95% 置信区间，0.99～1.62；P=0.06）。项目未证实强化血压控制相比于标准血压控制在 4 年内对于糖尿病视网膜病变的进展具有显著影响（10.4% 相比于 8.8%，P=0.29），在预先设定的任何亚组中也没有显著的影响。英国糖尿病前瞻性研究 [7] 中抗高血压药物治疗的试验表明在治疗 7.5 年以后，强化的血压控制（目标收缩期血压为<150mmHg，相比于标准血压控制为<180mmHg）显著减少糖尿病视网膜病变的进展（34.0% 相比于 51.3%，P = 0.004），并显著减少中度视力丧失（10.2% 相比于 19.4%，P = 0.004）。糖尿病和心血管疾病中的行动：培哚普利吲达帕胺片与格列齐特缓释片对照评估（ADVANCE）研究 [8,9] 也没有显示出强化血压控制对于糖尿病视网膜病变的进展具有有益的影响。

第三节　严格控制脂肪代谢障碍

一、DCCT 临床试验

DCCT 是一项针对 1 型糖尿病强化控制血糖对比常规控制血糖的研究。排除标准包括总胆固醇（total cholesterol）大于性别年龄匹配对照的均值 +3SD、低密度脂蛋白胆固醇（LDL cholesterol）>4.9mmol/L（190mg/dl）、心血管病等、体重比理想值超出 30%。美国早期糖尿病视网膜病变治疗研究组（ETDRS）[10] 针对 2 型糖尿病报告基线总胆固醇 >6.2mmol/L（240mg/dl）对比<5.2mmol/L（200mg/dl），随诊 5 年，双倍增加的风险增加 50%。平均观察期 6.5 年，采用 ETDR 标准 7 视野彩色照相观察硬性渗出，并进行分级，发现低密度脂蛋白处于高值的患者对比处于低值的患者，临床有意义黄斑水肿（clinically significant macular edema，CSME）的风险增加 3 倍（3.03，P for trend = 0.0003）。高密度脂蛋白和 CSME 无关，而总胆固醇和甘油三酯（triglycerides）的升高会增加患 CSME 的风险（3.51，趋势 P =0.03）。在血糖强度控制组，血脂与 CMSE 的关联较差。这项研究中分析了血脂和硬性渗出的关系：总胆固醇（相对危险度顶部对底部的 1/5 值，2.46，趋势 P = 0.0008）、低密度脂蛋白（2.93，趋势 P = 0.001）、总的高密度脂蛋白 HDL 胆固醇比值（2.73，趋势 P= 0.0003）和甘油三酯（3.28，趋势 P = 0.003）各项均与硬性渗出相关联，但关联性在强度胰岛素控制组下降。糖尿病视网膜病变进展与高密度、低密度脂蛋白的关系不具有统计学差异，但与总胆固醇关联有统计学差异（相对危险度顶部对底部的 1/5 2.38，趋势 P = 0.004），甘油三酯（2.64，趋势 P = 0.0001）[11]。

二、ACCORD 临床试验

ACCORD 研究中总共 1593 位 ACCORD 眼部研究的参与者也参加了 ACCORD 脂质研究（每天 160mg 非诺贝特加上辛伐他汀或安慰剂加上辛伐他汀的联合用药治疗）。评估这些干预措施在 4 年间对于糖尿病视网膜病进展或者对激光光凝术或玻璃体切除术需求的影响。糖尿病视网膜病变的进展采用 ETDRS 严重程度量表评估（详见第七章糖尿病视网膜病变分类），病变 >3 级或以上为进展。非诺贝特组中，参与者的 HDL-C 从基线处的中位数 38mg/dl（0.98mmol/L）略微升高到 40mg/dl（1.03mmol/L），而安慰剂组中第 1 年处 HDL-C 的中位数水平为 39mg/dl（1.01mmol/L）（$P=0.002$）。随着辛伐他汀的剂量加倍，试验期间 LDL-C 水平由基线中位数 93mg/dl（2.4mmol/L）持续下降；在第 1 年处，非诺贝特组中，甘油三酯水平由基线处的中位数 162mg/dl（1.83mmol/L）下降到 120mg/dl（1.4mmol/L），而安慰剂组中，甘油三酯水平为中位数 147mg/dl（1.7mmol/L）（$P<0.001$）。4 年间糖尿病视网膜病变的进展率在非诺贝特组为 6.5%（806 位参与者中有 52 位），而在安慰剂小组为 10.2%（787 位参与者中有 80 位）（校正后的优势比，0.60；95% 置信区间，0.42～0.87；$P=0.006$）。中度视力丧失的比率在非诺贝特组和安慰剂组分别为 16.0%（908 位参与者中有 145 位）和 15.2%（893 位参与者中有 136 位）（校正后的风险比，1.04；95% 置信区间，0.83～1.32；$P=0.73$）。项目也发现，在 4 年内，非诺贝特治疗对于服用辛伐他汀治疗的 2 型糖尿病参与者，对延缓糖尿病视网膜病变的进展存在有利的影响（6.5%，相比于安慰剂的 10.2%；$P=0.006$）[4]。

总之，上述临床研究证明强化的血糖疗法对于视网膜病变进展产生有益的影响。这种益处在 1 型糖尿病[2]患者中和那些新诊断为 2 型糖尿病但尚未伴发高血压、脂质异常或确定的心血管疾病的患者中表现明显，也适用于 2 型糖尿病患者[3]，就像那些参加 ACCORD[4] 试验的患者。

第四节　超高身体重量指数

近 20 年来随着中国糖尿病患病人数不断上升[1]，对糖尿病患病的高危因素研究也逐渐深入。其中超重、肥胖人群的不断扩大是中国 2 型糖尿病高发的主要原因之一[2]。以世界卫生组织推荐的体重指数（BMI）分类标准判断，全国数据汇总分析表明，我国成年人超重者（BMI 25～29.9kg/m²）为 24.4%，肥胖者（BMI≥30kg/m²）为 3.01%，超重 / 肥胖者患糖尿病的风险显著增加，可达 3 倍以上。应当注意的是，肥胖程度与健康的风险可因种族不同而存在差异[3,4]。中国肥胖工作组对全国 31 万人的资料进行分析发现，BMI≥24kg/m² 者患糖尿病及代谢综合征的风险显著增加。如能将 BMI 控制到 24kg/m² 以下，发病危险性可以降低 45%～50%[3]。

现有的研究证实，肥胖症与糖尿病发病可能通过以下病理生理机制相关：①血小板功能、血液黏滞度、醛糖还原酶活性以及血管增生因子如血管内皮生长因子（VEGF）；②代谢综合征以及氧化应激增加；③肥胖可能引起一些危险因子的升高。肥胖不仅引起局部脂肪组织增多，能促进一些细胞因子和生物活性介质的内分泌和旁分泌，还影响系统非特异性炎症反应，例如瘦素、脂联素、白介素 -6、肿瘤坏死因子 -α 等都受肥胖影响。这些因子不仅会干扰体重的稳定性，还会影响脂肪水平、凝血状态、动脉粥样硬化情况、糖尿病发病情况、胰岛素抵抗、氧化应激以及糖尿病进展[5~10]。游离脂肪酸升高增加肝糖原异生并降低了胰岛素清除，导致高胰岛素血症性肥胖症。肿瘤坏死因子在有胰岛素抵抗的肥胖症和肥胖型 2 型糖尿病患者的脂肪组织中表达增高，可能通过加速脂肪分解、抑制肌肉组织胰岛素受体而降低胰岛素作用等，最终导致胰岛素抵抗[11]。糖尿病是一种与多种危险因素相关的复杂疾病，肥胖可能影响血糖控制，伴血脂异常，这些都可能加速 2 型糖尿病视网膜病变的进展。

一项评估全球糖尿病性视网膜病变患病率的研究显示，糖尿病患者中 35% 患有早期糖网病（DR），7% 患增殖性糖网病（proliferative diabetic retinopathy，PDR），7% 伴有糖尿病性黄斑水肿（diabetic macular edema，DME）[12]。长病程的糖尿病患者（超过 20 年，甚至更长）的 DR 患病率高于 50%[13]。大量研究显示，DR 进展与糖尿病病程长、血糖控制不良密不可分 [14]。鉴于肥胖、超重对糖尿病的影响，不难联想到肥胖、超重与糖网病进展是否存在关联，如何关联？

目前已有较多针对肥胖与 DR 关系的研究 [15~23]。研究结果发现，BMI 越高，DR 越严重。

Ballard[24] 等对 DR 的危险因素进行了一项比例风险模型测定，确定肥胖是 DR 的高危因素。Chaturvedi[25] 等对 764 名 1 型糖尿病患者的随访 7 年的前瞻性研究发现，腹型肥胖的指标腰臀比高是 DR 的独立危险因素。Henricsson[26] 等进行了一项随访研究，纳入 582 名年轻糖尿病患者（15~34 岁）中，79% 属于 1 型糖尿病，共随访 10 年。结果发现 BMI 越高，发生 DR 的年龄越早。

Block[20] 等对 592 名 1 型糖尿病患者进行随访研究，发现超重患者 DR 患病率显著更高（63%vs45%，OR=2.1）。从另一个角度分析，DR 患者的 BMI 也明显高于非 DR 患者（（25.8±4.1）kg/m^2 vs（24.7±4.2）kg/m^2）。经过对数回归分析，研究者认为 BMI≥25kg/m^2 的 1 型糖尿病患者，DR 患病率更高。

Kastelan[27] 等也对 545 名 2 型 DM 患者进行研究，统计结果发现 DR 的进展与 BMI 升高明显相关。该研究将 DM 患者按照 DR 严重程度分为：1 组，无 DR 表现；2 组，轻中度糖尿病视网膜病变非增殖期（NPDR）；3 组，重度或极重度 NPDR 或 PDR；统计患者的 BMI。结果显示，三组均值分别为 26.50±2.70，28.11±3.00，28.69±2.50；三组之间具有显著差异（P<0.01）。DR 越严重组，相对应的患者平均 BMI 水平明显越高，从另一个角度显示了 BMI 与 DR 严重程度之间可能存在的关系。

但也有研究提出了不同的结果，认为 BMI 与 DR 没有明确的联系 [28~31]。虽然肥胖与 DR 的严重程度及进展情况相关，但 Klein[21] 等的研究结果并没有显示明显差异，而且这种相关性仅限于老年胰岛素依赖的病人。Sen 等对年龄大于 30 岁的 2 型糖尿病患者的研究 [32] 也显示 DR 与 BMI 没有明显关联，但是 BMI 却与 DME 呈负相关，即 BMI 越高，DME 可能越轻，其机制目前尚不明确 [32]。

Lim 等 [31] 对 718 名糖尿病患者进行眼底检查及 BMI 测量，结果发现 BMI 越高，越不易患 DR（OR 0.5；95% CI，0.3~0.7）、轻度 DR（OR 0.4；95% CI，0.2~0.7），严重影响视力 DR（OR 0.4；95% CI，0.1~0.8）及黄斑囊样水肿（CSME，OR 0.2；95% CI，0.0~1.0）。研究者分析其中原因，认为存在一定的主观偏向性，已经检查出 DR 的患者倾向于积极调整生活方式，从而降低 BMI 指标，因为在深入分析后发现，严格药物控制的亚分组中，DR 严重程度与低 BMI 关系更密切。未来还需要更大量深入机制层面的研究，来探讨低 BMI 究竟是 DR 的因还是果。

这两种完全相悖的结论，研究界认为缘自方法学的差异、研究对象人群差异、缺乏全身基本情况的评估，样本大小的差别以及民族和种族的差异。例如目前发现低 BMI 与 DR 进展相关的研究多数为亚洲人群研究 [28, 31]。

另一些数据显示，即使普通人群，肥胖的非糖尿病患者亦出现视网膜病变比例高于无肥胖患者。例如 Leiden[15] 等发现腰臀比与一系列视网膜病变独立相关，例如视网膜出血、微血管囊、硬性渗出以及棉绒斑。也就是说，即使排除血糖这一因素，肥胖因素也会引起视网膜的相应病变，肥胖或 BMI 对 DR 具有独立危险性。

目前 BMI 与 DR 相关的机制尚不明确。一些生物学理论观点认为，肥胖无论是整体的 BMI 高，还是腰臀比高的腹型肥胖，与 DR 之间的相关，可能的机制是通过醛糖还原酶活性作用、促血管生成因子、氧化应激、血小板功能及血液黏滞度等介导[33]。其中，促血管生成因子，例如 VEGF，近来受到广泛关注。研究发现肥胖者体内血清 VEGF 含量显著升高[34, 35]，而目前临床研究已发现 PDR 患者玻璃体腔内 VEGF 含量较正常眼明显升高[36]。这些发现为肥胖与 DR 的进展提供了可能的联系纽带。

此外，脂肪组织是活跃的内分泌、旁分泌促炎器官，释放的大量细胞因子和生物活性介质，如瘦素、脂联素、白细胞介素 -6（IL-6）、肿瘤坏死因子 -α（TNF-α），不仅影响体重平衡，也影响脂质水平，促进动脉粥样硬化和糖尿病发生、胰岛素抵抗、炎症和氧化应激。这些都将影响 DR 进展[33, 37]。肥胖者血清瘦素水平升高，尤其在腹部和皮下脂肪丰富的区域。高瘦素血症会增加氧化应激[38, 39]，并能促进内皮细胞增殖及新生血管形成[40]，加重 DR。此外，在肥胖 DR 患者，早期即可检测到内皮细胞的损伤，细胞间黏着分子 1（ICAM-1）升高也是特异的指标[41~43]。其他代谢综合征（包括高血压、中心性肥胖、高血糖和血脂异常）及氧化应激也可引起 DR 进展，如新生血管生成及黄斑水肿[33, 45]。

目前，相关研究证实通过锻炼、改良生活方式、减轻体重，可以减缓高危糖尿病患者视网膜病的进展[45, 46]。但对于患有神经性厌食症的 1 型糖尿病患者，体重下降，早期发展为视网膜病的危险程度却更高[47]。因此，体重的控制需要因人而异。

BMI 与 DR 发展的确切病理生理机制有待更多研究，以确定是炎症，还是肥胖，或者其他因素共同导致了 DR 的进展。

（徐　琼　黎晓新）

参 考 文 献

1. Haslam DW，James WPT. Obesity. *The Lancet*，2005，366（9492）：1197-1209.

2. 廖海江，金水高，姜垣. 国民体质指数与 II 型糖尿病关系 meta 分析. 中国公共卫生，2004，20：810-812.

3. 贾伟平. 糖尿病与肥胖. 中华医学杂志，2004，（21）：1761-1762.

4. James PT. Obesity：The worldwide epidemic. *Clinics in Dermatology*，2004，22（4）：276-280.

5. Cheung N，Wong TY. Obesity and eye diseases. Survey of ophthalmology，2007，52（2）：180-195.

6. Silha JV，Krsek M，Sucharda P，Murphy LJ. Angiogenic factors are elevated in overweight and obese individuals. International Journal of Obesity，2005，29（11）：1308-1314.

7. Kwon H，Pessin JE. Adipokines mediate inflammation and insulin resistance. Frontiers in Endocrinology，2013，4（71）：1-13.

8. Fuentes E，Fuentes F，Vilahur G，Badimon L，Palomo I. Mechanisms of chronic state of inflammation as mediators that link obese adipose tissue and metabolic syndrome. Mediators of Inflammation，2013，2013：136584.

9. Uckaya G，Ozata M，Bayraktar Z，Erten V，Bingol N，Ozdemir IC. Is leptin associated with diabetic

retinopathy? Diabetes Care, 2000, 23（3）: 371-376.

10. Matsuda M, Kawasaki F, Yamada K, et al. Impact of adiposity and plasma adipocytokines on diabetic angiopathies in Japanese Type 2 diabetic subjects. Diabetic Medicine, 2004, 21（8）: 881-888.

11. 李少华. 成人高血压、糖尿病与肥胖的关系. 实用医学杂志, 2006, 22（3）: 349-350.

12. Yau JWY, Rogers SL, Kawasaki R, et al. Global prevalence and major risk factors of diabetic retinopathy. *Diabetes Care*, 2012, 35（3）: 556-564.

13. Tapp RJ, Shaw JE, Harper CA, et al. The prevalence of and factors associated with diabetic retinopathy in the Australian population. Diabetes Care, 2003, 26（6）: 1731-1737.

14. Williams R, Airey M, Baxter H, Forrester J, Kennedy-Martin T, Girach A. Epidemiology of diabetic retinopathy and macular oedema: a systematic review. Eye（Lond）, 2004, 18（10）: 963-983.

15. Van Leiden HA, Dekker JM, Moll AC, et al. Risk factors for incident retinopathy in a diabetic and nondiabetic population: the Hoorn study. *Archives of Ophthalmology*, 2003, 121（2）: 245-251.

16. Dirani M, Xie J, Fenwick E, et al. Are obesity and anthropometry risk factors for diabetic retinopathy? The diabetes management project. Investigative *Ophthalmology & Visual Science*, 2011, 52（7）: 4416-4421.

17. Katušiæ D, Tomiæ M, Jukiæ T, et al. Obesity—a risk factor for diabetic retinopathy in type 2 diabetes?*Collegium Antropologicum*, 2005, 29（supplement）: 47-50.

18. Zhang L, Krzentowski G, Albert A, Lefebvre PJ. Risk of developing retinopathy in diabetes control and complications trial type 1 diabetic patients with good or poor metabolic control. *Diabetes Care*, 2001, 24（7）: 1275-1279.

19. Li X, Wang Z. Prevalence and incidence of retinopathy in elderly diabetic patients receiving early diagnosis and treatment. *Experimental and Therapeutic Medicine*, 2013, 5（5）: 1393-1396.

20. De Block CEM, De Leeuw IH, Van Gaal LF. Impact of overweight on chronic microvascular complications in type 1 diabetic patients. *Diabetes Care*, 2005, 28（7）: 1649-1655.

21. Klein R, Klein BEK, Moss SE. Is obesity related to microvascular and macrovascular complications in diabetes? The Wisconsin epidemiologic study of diabetic retinopathy. *Archives of Internal Medicine*, 1997, 157（6）: 650-656.

22. Henricsson M, Nyström L, Blohmé G, et al. The incidence of retinopathy 10 years after diagnosis in young adult people with diabetes: results from the nationwide population-based Diabetes Incidence Study in Sweden （DISS）*Diabetes Care*, 2003, 26（2）: 349-354.

23. Turner R. Effect of intensive blood-glucose control with metformin on complications in overweight patients with type 2 diabetes（UKPDS 34）. *The Lancet*, 1998, 352（9131）: 854-865.

24. Ballard DJ, Melton LR, Dwyer MS, et al. Risk factors for diabetic retinopathy: a population-based study in Rochester, Minnesota. Diabetes Care, 1986, 9（4）: 334-342.

25. Chaturvedi N, Sjoelie AK, Porta M, et al. Markers of insulin resistance are strong risk factors for retinopathy incidence in type 1 diabetes. Diabetes Care, 2001, 24（2）: 284-289.

26. Henricsson M, Nystrom L, Blohme G, et al. The incidence of retinopathy 10 years after diagnosis in young adult people with diabetes: results from the nationwide population-based Diabetes Incidence Study in Sweden （DISS）. Diabetes Care, 2003, 26（2）: 349-354.

27. Kastelan S, Tomic M, Gverovic AA, Ljubic S, Salopek RJ, Karabatic M. Body mass index: a risk factor for

retinopathy in type 2 diabetic patients. Mediators Inflamm, 2013, 2013: 436329.

28. Raman R, Rani PK, Gnanamoorthy P, Sudhir RR, Kumaramanikavel G, Sharma T. Association of obesity with diabetic retinopathy: Sankara nethralaya diabetic retinopathy epidemiology and molecular genetics study (SN-DREAMS Report no. 8) *Acta Diabetologica*, 2010, 47(3): 209-215.

29. Dowse GK, Humphrey ARG, Collins VR, et al. Prevalence and risk factors for diabetic retinopathy in the multiethnic population of Mauritius. *American Journal of Epidemiology*, 1998, 147(5): 448-457.

30. Klein R, Klein BEK, Moss SE. The Wisconsin epidemiologic study of diabetic retinopathy—III. Prevalence and risk of diabetic retinopathy when age at diagnosis is 30 or more years. *Archives of Ophthalmology*, 1984, 102(4): 527-532.

31. Lim LS, Shyong Tai E, Mitchell P, et al. C-reactive protein, body mass index, and diabetic retinopathy. *Investigative Ophthalmology and Visual Science*, 2010, 51(9): 4458-4463.

32. Sen D, Ghosh S, Roy D. Correlation of C-reactive protein and body mass index with diabetic retinopathy in Indian population. Diabetes Metab Syndr, 2015, 9(1): 28-29.

33. Wong TY, Duncan BB, Golden SH, et al. Associations between the metabolic syndrome and retinal microvascular signs: the Atherosclerosis Risk In Communities study. Invest Ophthalmol Vis Sci, 2004, 45(9): 2949-2954.

34. Miyazawa-Hoshimoto S, Takahashi K, Bujo H, Hashimoto N, Saito Y. Elevated serum vascular endothelial growth factor is associated with visceral fat accumulation in human obese subjects. Diabetologia, 2003, 46(11): 1483-1488.

35. Silha JV, Krsek M, Sucharda P, Murphy LJ. Angiogenic factors are elevated in overweight and obese individuals. Int J Obes(Lond), 2005, 29(11): 1308-1314.

36. Aiello LP, Avery RL, Arrigg PG, et al. Vascular endothelial growth factor in ocular fluid of patients with diabetic retinopathy and other retinal disorders. N Engl J Med, 1994, 331(22): 1480-1487.

37. Klein BE, Knudtson MD, Tsai MY, Klein R. The relation of markers of inflammation and endothelial dysfunction to the prevalence and progression of diabetic retinopathy: Wisconsin epidemiologic study of diabetic retinopathy. Arch Ophthalmol, 2009, 127(9): 1175-1182.

38. Bouloumie A, Marumo T, Lafontan M, Busse R. Leptin induces oxidative stress in human endothelial cells. Faseb J, 1999, 13(10): 1231-1238.

39. Uckaya G, Ozata M, Bayraktar Z, Erten V, Bingol N, Ozdemir IC. Is leptin associated with diabetic retinopathy? Diabetes Care, 2000, 23(3): 371-376.

40. Sierra-Honigmann MR, Nath AK, Murakami C, et al. Biological action of leptin as an angiogenic factor. Science, 1998, 281(5383): 1683-1686.

41. van Greevenbroek MMJ, Schalkwijk CG, Stehouwer CDA. Obesity-associated low-grade inflammation in type 2 diabetes mellitus: causes and consequences. *The Netherlands Journal of Medicine*, 2013, 71(4): 174-187.

42. Kwon H, Pessin JE. Adipokines mediate inflammation and insulin resistance. *Frontiers in Endocrinology*, 2013, 4(71): 1-13.

43. Van Gaal LF, Mertens IL, De Block CE. Mechanisms linking obesity with cardiovascular disease. *Nature*, 2006, 444(7121): 875-880.

44. Caldwell RB，Bartoli M，Behzadian MA，et al. Vascular endothelial growth factor and diabetic retinopathy：role of oxidative stress. Curr Drug Targets, 2005, 6（4）：511-524.

45. Khavandi K，Amer H，Ibrahim B，Brownrigg J. Strategies for preventing type 2 diabetes：an update for clinicians. Ther Adv Chronic Dis，2013，4（5）：242-261.

46. Sheard NF. Moderate changes in weight and physical activity can prevent or delay the development of type 2 diabetes mellitus in susceptible individuals. Nutr Rev，2003，61（2）：76-79.

47. Tamburrino MB，McGinnis RA. Anorexia nervosa. A review. Panminerva Med，2002，44（4）：301-311.

第五节　呼吸暂停综合征

阻塞性睡眠呼吸暂停综合征（obstructive sleep apnea syndrome，OSAS）常与 2 型糖尿病合并存在。它表现为睡眠过程中上气道狭窄或被阻塞，导致呼吸不畅甚至暂时停顿，反复呼吸停止或气流显著下降。OSAS 是冠状动脉疾病、脑卒中及高血压的独立危险因素[1]。糖尿病（DM）患者常高发冠状动脉疾病、脑卒中及外周血管病变[2]。目前，越来越多的研究开始深入探索 OSAS 与糖网病（DR）之间的关系。

研究显示 2 型糖尿病（T2DM）与重度 OSAS 显著相关。此外，OSAS 常合并肥胖，而 T2DM 与肥胖也显著相关。但近来有研究显示 OSAS 与 T2DM 的关联在除外肥胖因素后仍然存在。大量横断面临床和基于人群的调查研究显示，高达 40% 的 OSAS 患者合并糖尿病[3,4]，而在糖尿病群体中 OSAS 的发生率高达 23%[5] 有几项研究旨在探索 OSAS 与 2 型糖尿病发展的关联。有两项较大的研究，对打鼾患者随访 10 年，发现在校正肥胖的因素后，其发生糖尿病的风险仍明显增加[6,7]。其他睡眠差的观察指标，如入睡困难、需要安眠药、维持入睡困难等均可增加糖尿病的发病风险[8~10]。另外，也有关于睡眠时间的研究，提示与那些拥有平均睡眠时间的人相比，短睡眠时间与长睡眠时间均促进糖尿病的发展[11]。

有两项纵向研究采用了多导脑电图检查来预测糖尿病风险。Wisconsin 研究显示 OSAS 与 2 型糖尿病显著相关[12]，但经过肥胖因素校正后，发现 OSAS 并不是糖尿病发展的独立危险因素。而 Busselton 研究[13] 经过 4 年随访，发现中、重度 OSAS 是 2 型糖尿病发生的独立危险因子，目前 OSAS 是否是 2 型糖尿病的独立危险因素仍存在异议。因此，OSAS 与 2 型糖尿病的关系需进一步探索。Wang 等[14] 对目前已有的前瞻性队列研究进行了统计分析，纳入 6 项有效临床研究，5953 名参与者。结果发现中重度 OSAS 与 T2DM 显著相关，而轻度 OSAS 与 T2DM 之间虽然没有统计学显著相关性，但患有 OSAS 的 T2DM 患者相对危险度较高。未来更大样本的研究对于临床大量轻度 OSAS 患者具有更实际的意义[14]。

可以推测，OSAS 与 2 型糖尿病之间显著的病理生理关联是肥胖，这两种疾病经常合并存在。但是，除了肥胖，越来越多的证据显示，OSAS 所独有的一些异常同样可以对糖代谢产生直接的、有害的影响。间歇性低氧和睡眠片段是 OSAS 影响糖代谢的两项重要机制。除肥胖因素外，两种疾病关联的机制主要有以下几方面。

（一）交感神经系统激活

交感神经系统在糖脂代谢的调节中起关键作用，尤其是交感激活对升高血糖的影响。

睡眠过程中，反复呼吸暂停和低氧激活交感神经。值得注意的是，即便在日间呼吸恢复正常，呼吸暂停对交感神经的影响仍然持续存在[15,16]。交感神经激活被认为是夜间低氧的结果，低氧导致的反复的睡眠唤醒似乎又恶化了这一作用[17,18]。

（二）低氧的直接作用

为了将低氧与睡眠觉醒对血糖的作用区分开，有学者进行动物实验，将小鼠在觉醒状态下暴露于间歇性低氧环境中。这一暴露导致了胰岛素敏感性的直接下降[19,20]，提示低氧可以直接引起胰岛素抵抗，而不需通过激活自主神经系统。而在人类身上的数据尚有限，但高原实验研究显示在健康男性持续性低氧可导致糖耐量减低、心率增快以及血浆肾上腺素水平的升高[21]。

（三）下丘脑 - 垂体 - 肾上腺轴功能异常

低氧和睡眠片段化可激活下丘脑 - 垂体 - 肾上腺轴，导致糖皮质激素分泌增多或分泌节律异常[22,23]，从而使胰岛素敏感性下降，升高血糖水平。

（四）系统性炎症

很多研究都发现，一些慢性炎症因子在 OSAS 和糖尿病患者中升高，被认为是糖尿病和心血管疾病的重要发病机制。肥胖经常被认为是这一炎症状态的病因，但有研究显示，即便经过 BMI 的校正，OSAS 患者中炎症因子水平仍然是高的，提示系统性的炎症有可能是 OSAS 促进糖尿病发展的机制[24]。炎症发生的机制主要归因于间歇性低氧，交感神经激活也从中发挥作用。

（五）脂肪因子

OSAS 患者大多体内瘦素水平升高，而脂肪因子水平降低。但目前尚不能证实这一状况是否独立于肥胖存在。有数据显示，经过持续气道正压（continuous positive airway pressure，CPAP）治疗，血浆脂肪因子水平升高，但这一点并不确定。

（六）睡眠结构

睡眠结构包括入睡、时间以及睡眠各时相的比例，在 OSAS 患者这一结构经常被频繁的唤醒打乱。最近有一项研究显示[25]，在健康成人中选择性抑制了慢波睡眠时相，而并没有引起低氧，也没有影响睡眠时间。经过三个晚上，其胰岛素敏感性及糖耐量被破坏了 20%～25%。

近期的一些研究发现，对 OSAS 的特异治疗方法 CPAP 能显著改善糖尿病群体的胰岛素敏感性，甚至非糖尿病群体的胰岛素敏感性，在 BMI>30 的人群中更明显，能够一定程度协助控制空腹、餐后血糖及血清 C 肽水平[26～30]。从治疗角度，再次证实了 OSAS 与 T2DM 之间的关联。

目前，国内外研究报道，OSAS 对血糖以及糖尿病并发症的独立影响仍存在争议。目前研究主要通过记录 T2DM 患者以下信息：年龄、体重指数（BMI）、高血压（HTN）、高血脂、病程、HbA1c、微量白蛋白尿、微血管并发症（视网膜病变或肾病），大血管并发症（冠状动脉疾病，颈动脉疾病，脑卒中，短暂脑缺血发作等）；记录 OSA 相关情况：低通气，呼吸暂停，呼吸暂停低通气指数（AHI），血氧饱和度，打鼾情况及心率。通过统计学回归分析，校正年龄、BMI、病程及 HbA1c 等因素后，确定 OSAS 与 T2DM 并发症之间的相关性[31]。

Laaban[32] 等发现 OSAS 与非 OSAS 患者的微量白蛋白尿、视网膜病变、外周神经病变发生率差异无统计学意义。Dev 等对 93 名 T2DM 患者进行了前瞻研究，其中 46 名患有 OSAS，结果发现 OSAS 组糖尿病视网膜病变（DR）发病率与非 OSAS 组相比无明显差异（分别为 39%，38%），OSAS 组大血管并发症发生率看上去较高（分别为 22%，13%），但无统计学差异。回归分析显示睡眠指标 AHI、氧饱和度与 DR 无明显相关性，但氧饱和度是大血管病变的独立危险因素（OR = 0.79（95% CI: 0.65～0.95；P=0.05））[33]。这部分研究认为，OSA 与 T2DM 的微血管并发症 DR 之间没有独立相关性，不具有直接干涉作用。

然而另一些研究具有相反结论，Aronsohn[34] 等及 Kosseifi[35] 等的研究认为，OSAS 严重程度与糖化血红蛋白（HbA1c）独立相关，影响 DM 的预后及慢性并发症发生率。Kosseifi 等对 447 名 OSAS 患者进行 1 年的随访研究，包括 127 名 T2DM 患者，其中 98 名既往血糖控制良好（HbA1c≤6.5%）。发现既往控制良好的 T2DM 患者 HbA1c 与睡眠相关氧饱和度呈反比关系，即睡眠相关氧饱和度过低会影响血糖的控制，HbA1c 会升高，合并 OSAS 的 2 型糖尿病患者血糖控制差，影响预后。Kosseifi[35] 同时还发现呼吸暂停指数（AI）与糖尿病微血管并发症尤其是 DR 相关，氧饱和度与糖尿病微血管并发症尤其是糖尿病肾病也有明显的相关性，即使在血糖控制良好的糖尿病患者中依然存在。

更进一步排除血糖影响因素，有相关研究发现非糖尿病的 OSAS 患者与无 OSAS 患者相比，具有相对更高的视网膜疾病发病率。对此，目前认为睡眠呼吸暂停可导致颅内压升高，因而降低视网膜血流，最终导致视网膜疾病[36]。

此外，邓等[37] 对 296 例 T2DM 患者进行睡眠监测，记录相关睡眠指标，经过统计分析，研究发现合并微血管并发症的 T2DM 患者并发 OSAS 率更高（DR 与无 DR 组，OSAS 合并率分别为 66.4% 与 51.1%；糖尿病肾病（DN）与无 DN 组相比 OSAS 并发率分别为 70.1% 与 51.3%），统计学回归分析显示 OSAS 是 DR 及 DN 的独立危险因素。此外，睡眠监测指标每小时睡眠发生呼吸暂停次数（AI），DR 组平均为（6.19±8.27）/h，无 DR 组平均（4.37 ± 9.27）/h；回归分析显示 AI 是 DR 的独立危险因素，而呼吸紊乱指数（RDI）是 DN 的独立危险因素（DN:（7.48±4.15）/h，无 DN 组（5.32±4.69）/h）。

West 等[38] 的研究也发现，并发 OSAS 的男性 T2DM 患者 DR 及黄斑病变的发生率显著高于无 OSAS 组，多项回归分析显示该研究中 OSAS 与 HbA1c 是 DR 的独立危险因素。OSAS 是微动脉瘤总数以及黄斑病变的独立危险因素。

另外，Shiba[39] 等发现睡眠呼吸障碍对于 PDR 的进展有促进作用。在他的研究中 PDR 组氧不饱和指数（ODI）及氧饱和度<90% 持续时间比（CT90%）显著高于 NPDR 组。结合统计分析结果，研究者得出结论：夜间阵发性缺氧及再氧化是 DR 发生及进展的危险因素。Shiba[40,41] 在后续研究中还发现夜间睡眠呼吸障碍亦是 PDR 继发虹膜新生血管及房角新生血管的高危因素。他们也同时证实了夜间睡眠呼吸障碍与 PDR 的其他高危因素之间的关系，如 BMI 与高血压发病率与睡眠呼吸障碍所有参数据相关，睡眠呼吸障碍与糖耐量及胰岛素抵抗也具有显著相关性，年龄也是 DR 进展的危险因素，而且随年龄增长，睡眠呼吸暂停会相对加重。肥胖、高血压、年龄、DM 病程、血糖控制情况不佳，这些系统危险因素构成恶性循环，恶化 T2DM，导致 DR 不断进展，通过体重及高血压的控制可以减缓伴发 OSAS 的 T2DM 患者的 DR 进展[41]。

OSAS 影响 T2DM 微血管并发症 DR 的机制，目前尚无定论。部分研究认为血管内皮细胞分泌的强大血管舒张、收缩因子 NO、ET-1 会因为外界条件改变而发生量变。正常情况下 ET-1 及血管物质如内皮素的水平很低，主要承担局部调节作用。然而一旦处于慢性缺氧、TNF 等环境下，则内皮细胞产生 ET-1 将大量增加。ET 激活磷脂酶 A 后产生的血栓素 A2（TXA2）等物质将强化血管收缩效应。许继波[42] 将经 PSG 确诊但未经治疗的 96 例 OSAS 患者与 52 例非 OSAS 患者进行了对比，发现 OSAS 组血清 hs-CRP、ET-1 水平升高，NO 水平下降。Gjorup 等[43] 发现 OSAS 患者血浆 ET-1 水平高于正常人，与 OSAS 的严重程度相关。血管内皮功能紊乱被认为是 DM 血管病变发病机制的一个重要因素。研究证实 DM 患者血浆 ET-1 水平升高，破坏了 NO、ET-1 平衡而导致内皮依赖性血管舒张功能受损。过高的 ET-1 导致细胞内 Ca^{2+} 水平持续增高、收缩血管、早期微血管血流量下降，是 DM 微血管病变发生发展的重要因素。当 OSAS 合并 DM 时，有一些共同机制可以引起内皮功能的损伤：①氧化应激：Lavie[44] 综合大量的研究结果提出，OSAS 是一种氧化应激性的新概念，并进一步在 OSAS 患者中观察到氧化应激反应增加的现象，而氧化应激是导致血管内皮功能损伤的重要因素之一。目前已证实氧化应激在 DM 大血管及微血管并发症的发生中起关键作用，并且其造成血管损伤的早期表现就是进行性内皮功能障碍。②炎症反应：多数研究结果表明 OSAS 患者存在多种炎症介质的紊乱，如 CRP、TNF 等的升高，均说明缺氧及睡眠片段化与 OSAS 患者多种炎症介质的紊乱相关。T2DM 患者，特别是存在血管并发症时，其血清 CRP 水平升高。它的升高影响血管内皮功能从而造成内皮功能紊乱，进而促进 DM 血管并发症的发生和发展。

针对 OSAS 的 CPAP 是否能够降低胰岛素抵抗目前仍存在争议，但现有部分研究通过大样本的临床研究发现 OSAS 的有效治疗能够改善胰岛素抵抗及 DM 的控制[45]。未来是否能够通过对 T2DM 患者 OSAS 的有效治疗，而一定程度稳定或改善该类患者的视网膜疾病情况，有待更多大样本临床研究。

（黎晓新 徐 琼）

参 考 文 献

1. Young T，Peppard P. Sleep-disordered breathing and cardiovascular disease: epidemiologic evidence for a relationship. Sleep，2000，23 Suppl 4: S122-S126.

2. Berg S. Obstructive sleep apnea syndrome: current status. Clin Respir J，2008，2（4）: 197-201.

3. Meslier N，Gagnadoux F，Giraud P，et al. Impaired glucose—insulin metabolism in males with obstructive sleep apnea syndrome. Eur Respir J，2003，22（1）: 1 56-60.

4. Elmasry A，Lindberg E，Beme C，et al. Sleep-disordered breathing and glucose metabolism in hypertensive men: a population-based study. J Intern Med，2001，249（2）: 153-161.

5. West SD，Nicoll DJ，Stradling JR. Prevalence of obstructive sleep apnoea in men with type 2 diabetes. Thorax，2006，61（11）: 945-950.

6. Elmasry A，Janson C，Lindberg E，et al. The role of habitual snoring and obesity in the development of diabetes: a10-year follow-up study in a male population. J Intern Med，2000，248（1）: 13-20.

7. A1-Delaimy WK，Manson JE，Wilier WC，et al. Snoring as a risk factor for type II diabetes mellitus: a prospective study. Am J Epidemiol，2002，155（5）: 387-393.

8. Nilsson PM，Roost M，Engstrom G，et al. Incidence of diabetes in middle-aged men is related to sleep disturbances. Diabetes Care，2004，27（10）: 2464-2469.

9. Mallon L, Broman JE, HeRa J. High incidence of diabetes in men with sleep complaints or short sleep duration: a 12-year follow-up study of a middle-aged population. Diabetes Care, 2005, 28(11): 2762-2767.

10. Bjorkelund C, Bondyr-Carlsson D, Lapidus L, et al. Sleep disturbances in midlife unrelated to 32-year diabetes incidence: the prospective population study of women in Gothenburg. Diabetes Care, 2005, 28(11): 2739-2744.

11. Yaggi HK, Araujo AB, McKinlay JB. Sleep duration as a risk factor for the development of type2 diabetes. Diabetes Care, 2006, 29(3): 657-661.

12. Reichmuth KJ, Austin D, Skatrud JB, Young T. Association of sleep apnea and type II diabetes: a population based study. Am J Respir Crit Care Med, 2005, 172(12): 1590-1595.

13. Marshall NS, Wong KK, Phillips CL, et al. Is sleep apnea all independent risk factor for prevalent and incident diabetes in the Busselton Health Study? J Clin Sleep Med, 2009, 5(1): 15-20.

14. Wang X, Bi Y, Zhang Q, Pan F. Obstructive sleep apnea and the risk of type 2 diabetes: a meta-analysis of prospective cohort studies. Respirology, 2013, 18(1): 140-146.

15. Smith ML, Niedermaier ON, Hardy SM, et al. Role of hypoxemia in sleep apnea—induced sympathoexcitation. J Auton Nerv Syst, 1996, 56(3): 184-190.

16. Narkiewicz K, Somers VK. Sympathetic nerve activity in obstructive sleep apnea. Acta Physiol Scand, 2003, 177(3): 385-390.

17. Davies RJ, Belt PJ, Roberts SJ, et al. Arterial blood pressure responses to graded transient arousal from sleep in normal humans. J Appl Physiol, 1993, 74(3): 1 123-130.

18. Loredo JS, Ziegler MG, Ancoli-Israel S, et al. Relationship of arousals from sleep to sympathetic nervous system activity and BP in obstructive sleep apnea. Chest, 1999, 116(3): 655-659.

19. Iiyori N, Alonso LC, Li J, et al. Intermittent hypoxia causes insulin resistance in lean mice independent of autonomic activity. Am JRespir Crit Care Med, 2007, 175(8): 851-857.

20. JAMA patient page. Type 2 diabetes mellitus in children. JAMA, 2001, 286(12): 1536.

21. Tasali E, Moldalesi B, Van Cauter E. Obstructive sleep apnea and type 2 diabetes: interacting epidemics. Chest, 2008, 133(2): 496-506.

22. Larsen JJ, Hansen JM, Olsen NV, et al. The effect of altitude hypoxia on glucose homeostasis in men. J Physiol, 1997, 504(part 1): 241-249.

23. Follenius M, Brandenberger G, Bandesapt JJ, et al. Nocturnal cortisol release in relation to Sleep structure. Sleep, 1992, 15(1): 21-27.

24. Tasali E, Ip MS. Obstructive sleep apnea and metabolic syndrome: alterations in glucose metabolism and inflammation. Proc Am Thorac Soc, 2008, 5(2): 207-217.

25. Tasali E, Leproult R, Ehrmann DA, Van Cauter E. Slow wave sleep and the risk of type 2 diabetes in humans. Proc Nat AcadSci USA, 2008, 105(3): 10.

26. Hongmei W, 王林, Jixiang L. 短期持续正压通气治疗对阻塞性睡眠呼吸暂停低通气综合征伴 2 型糖尿病患者胰岛素敏感性的影响. 临床耳鼻咽喉头颈外科杂志, 2008, 22(13): 597-599.

27. 刘志强, 俞森洋, 徐江祥, 等. 呼吸道正压通气治疗 2 型糖尿病伴阻塞性睡眠呼吸暂停低通气综合征的临床研究. 中华保健医学杂志, 2012, 14(4): 286-288.

28. Chin K, Nakamura T, Shimizu K, et al. Effects of nasal continuous positive airway pressure on soluble cell adhesion molecules in patients with obstructive sleep apnea syndrome. Am J Med, 2000, 109: 562-567.

29. Ip MS, Lam KS, Ho C, et al. Serum leptin and vascular risk factors in obstructive sleep apnea. Chest, 2000, 118(3): 580-586.

30. Smurra M, Philip P, Taillard J, et al. CPAP treatment does not affect glucose-insulin metabolism in sleep apneic patients. Sleep Med, 2001, 2(3): 207-213.

31. Kosseifi S, Bailey B, Price R. The association between obstructive sleep apnea syndrome and microvascular complications in well-controlled diabetic patients. Mil Med, 2010, 175(11): 913-916.

32. Laaban JP, Daenen S, LégerD, et al. Prevalence and predictive factors of sleep apnea syndrome in type2 diabetic patients. Diabetes Metab, 2009, 35(5): 372-377.

33. Banerjee D, Leong WB, Arora T, et al. The potential association between obstructive sleep apnea and diabetic retinopathy in severe obesity-the role of hypoxemia. PLoS One, 2013, 8(11): e79521.

34. Aronsohn RS, Whitmore H, Van Cauter E, et al. The association between obstructive sleep apnea syndrome and microvascular complications in well-controlled diabetic patients. Am J Respir Crit Care Med, 2010, 181(5): 507-513.

35. Kosseifi S, Bailey B, Price R, et al. The association between obstructive sleep apnea syndrome and microvascular complications in well-controlled diabetic patients. Mil Med, 2010, 175(11): 913-916.

36. Fletcher EC, Kass R, Thornby JI, Rosborough J, Miller T. Central venous O_2 saturation and rate of arterial desaturation during obstructive apnea. J Appl Physiol(1985), 1989, 66(3): 1477-1485.

37. 邓琳, 张端莲, 李娜. 阻塞性睡眠呼吸暂停综合征与 2 型糖尿病微血管并发症相关性研究. 数理医药学杂志, 2013, (5): 533-535.

38. West SD, Groves DC, Lipinski HJ, et al. The prevalence of retinopathy in men with Type 2 diabetes and obstructive sleep apnea. Diabet Med, 2010, 27(4): 423-430.

39. Shiba T, Maeno T, Saishin Y, Hori Y, Takahashi M. Nocturnal intermittent serious hypoxia and reoxygenation in proliferative diabetic retinopathy cases. Am J Ophthalmol, 2010, 149(6): 959-963.

40. Shiba T, Takahashi M, Hori Y, Saishin Y, Sato Y, Maeno T. Relationship between sleep-disordered breathing and iris and/or angle neovascularization in proliferative diabetic retinopathy cases. Am J Ophthalmol, 2011, 151(4): 604-609.

41. Shiba T, Takahashi M, Hori Y, Saishin Y, Sato Y, Maeno T. Evaluation of the relationship between background factors and sleep-disordered breathing in patients with proliferative diabetic retinopathy. Jpn J Ophthalmol, 2011, 55(6): 638-642.

42. 许继波. 阻塞性睡眠呼吸暂停综合征与高敏 C 反应蛋白、内皮素 -1、一氧化氮的关系. 实用医学杂志, 2009, 25(11): 1817-1818.

43. Gjorup, P H, Sadauskiene L, Wessels J, et al. Abnormally increased, endothelin-1 in plasma during the night in obstructive sleep, apnea: relation to blood pressure and severity of disease. Am J Hypertens, 2007, 20(1): 44-52.

44. Lavie L, Vishnevsky A, Lavie P. Evidence for lipid peroxidation in obstructive sleep apnea. Sleep, 2004, 27

（1）：123-128.

45. Harsch IA，Schahin SP，Bruckner K，et al. The effect of continuous positive airway pressure treatment on insulin sensitivity in patients with obstructive sleep apnea syndrome and type 2 diabetes. Respiration，2004，71（3）：252-259.

第十章
糖尿病视网膜病变的眼部干预

第一节　热激光治疗

一、视网膜热激光发展史

　　眼科临床用于治疗的激光大致可以分为光热效应激光治疗机、光电离效应激光治疗机和光化学效应激光治疗机。眼底病治疗使用的光热效应激光（photocoagulation），特指靶组织在吸收了激光能量后局部升温，使组织的蛋白质变性凝固，称为光凝固效应，主要用于治疗眼底病。临床眼底病激光的诞生起源于视网膜的阳光灼伤。1949 年 Meyer-Schwickerath 使用各种仪器将阳光在视网膜上产生治疗性的凝固斑。1950 年 Moran-Salas 论证了 Meyer-Schwickerath 的发明。1956 年 Meyer-Schwickerath 和 Zeiss 公司合作，制造出高压氙光（Xenon 光）的光凝固机，氙光通过直接检眼镜发射到眼内需要治疗的部位（图 10-1）。20 世纪 60 年代以后，Meyer-Schwickerath 对光凝治疗糖尿病视网膜病变进行了大量研究[1]。

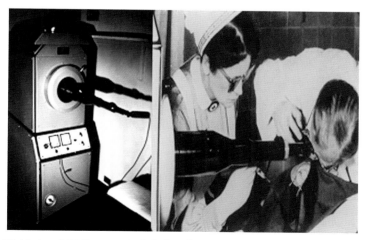

图 10-1　左图是 Zeiss 公司生产的第一台眼底氙光光凝固治疗机，右图是发明者德国 Essen 大学 Meyer-Schwickrath 教授在使用这台设备治疗患者

　　1960 年 Maiman 制作了光学的微波发射器，使用红宝石激光（ruby laser）产生 200 微秒脉冲的红光能量，波长 649.3nm，光斑很小，光强可变。1961 年 Zeiss 公司生产了红宝石光

凝机并用于动物眼实验,第二年用于人眼的治疗。

1965 年纽约哥伦比亚大学 L'Esperance 开始考虑用氩离子激光(argon laser)作为光源,1968 年用于人眼试验,1971 年进入市场销售(图 10-2),波长 488nm 和 514nm[2,3]。

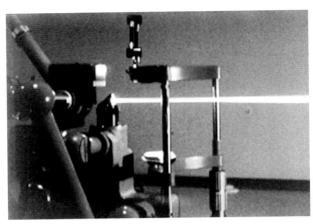

图 10-2　氩离子激光机,发射出的激光呈束状,方向性好

1971 年哥伦比亚大学研制了 YAG 倍频(frequency-doubled neodymium yttrium-aluminium-garnet)激光,波长 532nm;次年又研制了氪红(krypton)激光,波长 647nm;以后又出现了氩氪组合激光。

1975 年多波长激光仪进入研制。多波长激光指激光波长连续可调,1975 年 Burlamacch 开始从事有关的研究,最初的染料激光性能不稳定,直到 20 世纪 90 年代初科以人公司(Koherent)生产了目前各医院普遍使用的多波长激光治疗仪。多波长激光波长为 560~640nm[4~10]。

二、激光波长的选择

1. 眼内不同组织的光谱吸收特点

(1)不同波长光在眼内组织的穿透性和视网膜色素上皮的吸收性不同:激光治疗视网膜脉络膜的病变,重要的是选择能够很好穿透眼部屈光组织、同时又能被靶组织很好吸收的激光波长。图 10-3 是激光在眼组织的穿透和视网膜色素上皮与脉络膜的吸收曲线。图

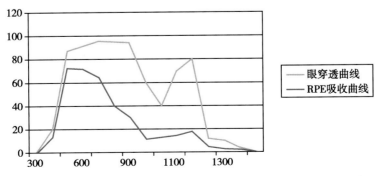

图 10-3　光的眼组织穿透性和视网膜色素上皮不同光谱的吸收曲线

中显示波长 400～950nm 激光在眼内的穿透性可以达 95%。色素上皮和脉络膜对波长 450～630nm 的光波吸收率可达 70%,随着波长增加,吸收率很快下降。加热色素上皮最有效的光谱部分是在光谱的黄蓝色部分。因而氩(蓝绿)激光和532nm激光是眼内最常使用的激光光谱。

（2）血红蛋白的光吸收特性:另一个重要的生物学效应是血细胞内血红蛋白(hemoglobin)对不同波长激光的吸收特性。图 10-4 显示 100μm 厚的血液对不同波长激光的吸收曲线。在波长 400～600nm(蓝到黄的部分),血红蛋白有较高的吸收率,而 600nm 以上(红和接近红外的部分)的波长很少被血红蛋白吸收。当不希望血红蛋白吸收或消耗激光的光能量时,可以选择 600nm 以上的激光。

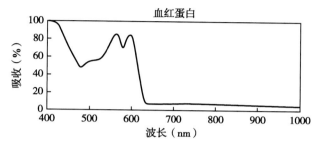

图 10-4　血红蛋白的光谱吸收曲线

（3）叶黄素的光吸收特性:叶黄素(xanthophyl)是视锥细胞的感光色素,对 480nm 以下波长的光有较高的吸收峰(图 10-5),容易受其破坏。为避免造成视锥细胞的损伤,不主张使用蓝光进行全视网膜光凝。而绿光以上的波长对视锥细胞安全性较好,其中 810 激光看起来对各种视网膜脉络膜疾病的治疗都是可行的,而且对叶黄素的损伤最小。

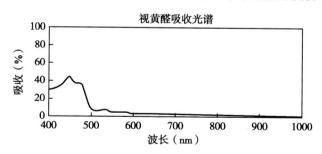

图 10-5　叶黄素的吸收光谱。显示叶黄素对 400～480nm 波长有较高的吸收

（4）视网膜脉络膜对不同波长的吸收特性:能够很好地穿透眼内透明屈光间质的各种波长的激光分别被视网膜和脉络膜吸收,吸收的组织对不同波长的反应也不同。绿色波长的激光约 57% 被 RPE 吸收,47% 被脉络膜吸收,黄色激光 RPE 和脉络膜的吸收各占 50%,红色激光随着波长的增加被脉络膜吸收逐渐增加(图 10-6)。

2. 热效应激光波长的临床选择　基于眼内不同组织对不同波长光的吸收特性,眼底病激光治疗波长选择有下述原则:

（1）病变部位

1）视网膜的血管性疾病,如糖尿病视网膜病变、静脉阻塞、视网膜静脉周围炎、视网膜裂孔等,选择绿色以上的波长。临床多使用绿光。

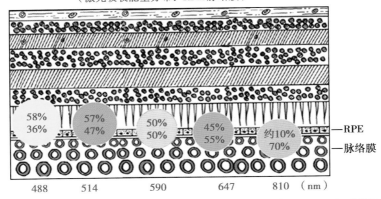

不同波长激光在眼内的吸收部位
（激光吸收能量分布：RPE/脉络膜）

图 10-6　显示不同波长激光到达视网膜和脉络膜的部位，以及分别被视
网膜色素上皮和脉络膜组织吸收的比例

　　2）黄斑区的视网膜水肿多选择黄色波长，以减少对视锥细胞的损伤。如果没有黄色波长，也可以选择绿光。

　　3）脉络膜病变如新生血管膜或脉络膜血管瘤、黑色素瘤，宜选择穿透性较深的红色波长。

　　（2）病变性质

　　1）视网膜上较多出血斑如急性视网膜静脉阻塞，最好选择不易被血红蛋白吸收的波长，如红色波长。

　　2）玻璃体少量出血进行视网膜光凝治疗时最好选择红色波长，原理同上。

　　3）晶状体核硬化时晶状体内含有类似叶黄素的物质，吸收蓝绿光，此时视网膜的光凝最好选择红光。

　　4）视网膜微动脉瘤的光凝往往在瘤体上进行，最好选择能被血红蛋白吸收较好的波长，如黄光和红光。

三、全视网膜光凝

（一）全视网膜光凝的适应证

　　全视网膜光凝的适应证主要是严重糖尿病视网膜病变，包括严重 NPDR 和早期 PDR。

　　糖尿病视网膜病变的光凝认识经历了从直接或局部光凝视网膜新生血管到全视网膜光凝（panretinal photocoagulation，PRP）控制新生血管。糖尿病视网膜病变的全视网膜光凝由德国 Meyer-Schwickerath 教授于 20 世纪 70 年代首先提出，1970 年 British 多中心研究确认了全视网膜光凝的有效性。1976 年美国 DRS 研究再次证明了 PRP 对 PDR 是有效的，对视力低于 5/200 的严重 NPDR 和 PDR 患者连续观察 4 个月，视力下降可以减少 60%。DRS 确定了 PDR 玻璃体积血或视盘 NV 大于 1/4～1/3DA，如果不作 PRP 会处于视力丧失的高风险。这项研究对不严重的视网膜病变何时治疗，或推迟治疗未能提供答案。1980 年美国启动了 ETDRS 研究，选择不严重视网膜病变（less severe retinopathy）即轻到中度 NPDR，和严重视网膜病变（severe retinopathy）即严重 NPDR 和早期 PDR，对上述患者随机分为 PRP 和观察组，并对合并黄斑水肿的患者进行了黄斑部光凝或推迟黄斑光凝的随机分组。实验前推测 PRP 联合黄斑光凝是最有效的，研究证明对合并黄斑水肿的严重非增殖期和早期增殖期及其中高危型患者 PRP 可有效地控制病变进展到 PDR。光凝时可先作 PRP，部分患者黄斑水肿消失，如果不消失再进行黄斑光凝。无黄斑水肿（DME）的 DR 和不严重的 DR，黄斑光凝比不光凝发展为严重视力丧失（视力下降 6 行）和中度视力丧失（视力下降 3 行）的比例还高；合并 DME 的较严重的 DR 组行 PRP 光凝与推迟光凝组相比，5 年视力严重下降的风险从 6.5% 降到 3.8%～4.7%。合并 DME 的不严重的 DR 进行早期黄斑局部光凝可以降低 5 年内视力严重下降的风险。所以先针对 DME 行黄斑区直接光凝，推迟进行 PRP，直至发生严重 NPDR 时再行 PRP，是降低中等度视力下降最有效的战略布局[11~17]。

全视网膜光凝的原理是基于糖尿病视网膜病变波及视网膜的范围广，视网膜周细胞和内皮细胞损伤导致毛细血管塌陷，大面积无灌注区形成，并刺激产生视网膜新生血管。播散的视网膜光凝斑降低了全视网膜的氧耗，使得已形成的视网膜新生血管消退。全视网膜光凝部位在黄斑区外的周边视网膜，保留了黄斑中央区的功能。

增殖早期中的高危 PDR，应在能看清眼底时尽快积极地进行全视网膜光凝。高危 PDR 是指 NVD>1/4～1/3DA 或 NVE>1/2DA 或伴视网膜前出血或玻璃体积血的病人。

纤维增殖期和增殖晚期：出现纤维血管膜（胶质型 PDR）和牵拉性视网膜脱离时，建议玻璃体切除手术治疗。此期光凝容易刺激玻璃体收缩，诱发玻璃体积血，也容易导致视网膜裂孔形成。

（二）全视网膜光凝方法

1. 选用绿光为主，光斑直径 200～500μm。

2. 由距离视盘边缘 1～1.5 PD 处向外光凝，光斑间的距离 1～1.5 光斑直径。越往周边，光斑的直径可以越大。

3. 近黄斑血管弓部的光斑可以为 200μm，远周边部的光斑可以达 500μm。

4. 曝光时间可以选择 200～500 毫秒。若选择 500 毫秒患者会有疼痛感，要进行球后或球旁麻醉，选择 200 毫秒和 300 毫秒时用表面麻醉滴眼剂即可。

5. 光斑要排列有序，切忌随意乱打，须有二级光斑反应。光斑反应分级（gradation）是基于激光后视网膜脉络膜可见的组织反应。国际上没有统一的分类，国内外临床上大多分为四级。1 级，依稀可辨，仅仅是视网膜色素上皮的变白；2 级是雾状淡灰色反应；3 级是灰白色，中央部较白的反应；4 级是致密的熟蛋白样白色反应。光斑过强会降低视网膜敏感性，导致视野缩小。

6. 各个象限都要求光斑直达周边，总量不少于 1200～1600 个光凝点。光斑止于距视盘周围 1～1.5PD，距离黄斑中心凹颞侧至少 3000μm 以外。增殖前期的量约 1200 个灶，增殖期有大面积新生血管或视盘型新生血管或者已发生少量视网膜前出血时，可以超过 1600 个激光灶。

7. 增殖期糖尿病视网膜病变合并临床有意义的黄斑水肿时可先行黄斑区光凝，方法见黄斑水肿的光凝治疗。也可先行抗 VEGF 治疗或者与光凝组合治疗，也可使用玻璃体腔内曲安奈德（triamcinolone）或者 Ozudex 等糖皮质激素或者与激素联合的组合治疗。

（三）单次和多次治疗

1. 单次足量的激光治疗可以很快控制病变的进展。有些患者会出现激光后的脉络膜脱离，也可以分 2～3 次进行，一般间隔 1～3 天。全视网膜首次治疗量推荐 1000～1200 灶，首次治疗可先行 600 个光斑灶（图 10-7），1 周内完成剩余的 600 个灶（图 10-8），对于已发生视盘型新生血管，激光总量可增多；合并虹膜新生血管，周边部可密集光凝，达锯齿缘，并尽快完成光凝治疗量。

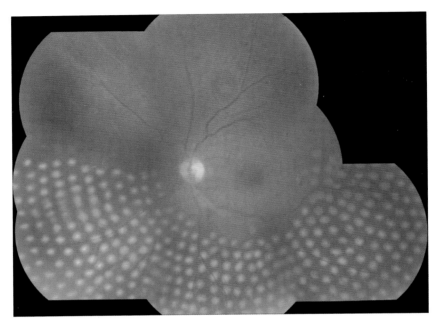

图 10-7　全视网膜光凝：首次中周部行全视网膜光凝约 600 灶

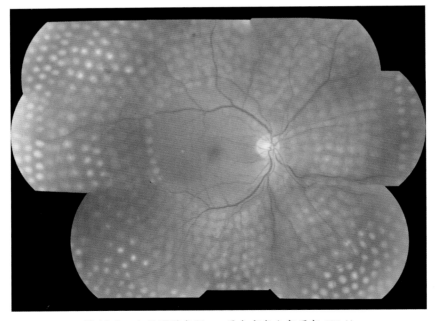

图 10-8　全视网膜光凝：一周内完成全部周部 600 灶

2. 激光术后发生脉络膜脱离，前房浅时甚至可诱发闭角型青光眼，术后还有可能发生黄斑水肿导致视力迅速下降。一旦发生可行球旁或球后注射曲安奈德 20～40mg，可以迅速消退水肿反应，因睫状后短动脉对药物吸收好，有作者推荐球后注射。

3. 多次光凝可以降低水肿反应发生的风险，可用于浅前房患者或全身条件较差的患者，肾功能不好的患者容易发生水肿反应，可选择多次进行。

（四）激光重复治疗方法

1. 完成全视网膜光凝后 4～6 周复诊，再治疗的决策一般在 3～4 个月时。决策时应行 FFA，对比基线的 FFA（（图 10-9，图 10-10），如果视网膜新生血管未发生纤维化，可以在新生血管周围局部加密光斑（图 10-11）。

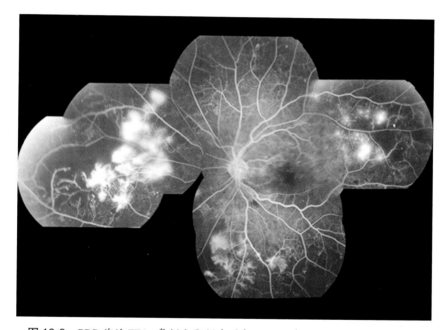

图 10-9　PRP 前的 FFA，鼻侧和颞侧中周部显示无灌注区和视网膜新生血管

2. 光凝后发生新的视网膜前出血或玻璃体积血，常提示纤维血管膜的存在，此时应进行玻璃体切除手术治疗。

（五）注意事项

1. 如果视网膜出血较多，可以使用红光，因为它可以穿透血液直达色素上皮以及脉络膜，产生有效光凝点。

2. 若患眼晶状体以及玻璃体混浊，绿光很难进入，可用红光光凝。但红光光凝时痛觉较为明显，事先可以用球后或球周麻醉以减轻痛觉。红光所产生的瘢痕较深，且日久之后瘢痕常常扩大，因此不适合用于中心凹附近的光凝。红光刺激胶质细胞增生比其他波长激光更显著。

3. PRP 时应避免光凝纤维血管膜，以免刺激纤维增殖造成牵拉性视网膜脱离[20~23]。

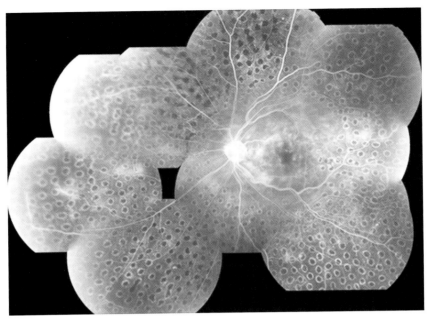

图 10-10   完成 PRP 后 1 个月，视网膜新生血管消退

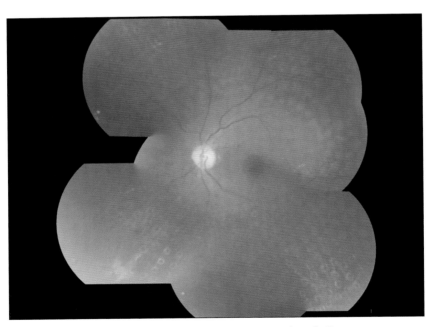

图 10-11   全视网膜光凝 1 个月后的光斑色泽

四、糖尿病黄斑水肿的激光治疗

1. 定义

（1）糖尿病黄斑水肿（diabetic macular edema，DME）：黄斑中心 1 个视盘直径（DD）的

增厚，和/或硬性渗出在1DD。

（2）临床有意义的黄斑水肿（CSME）：黄斑中心500μm内的视网膜增厚（图10-12左图）；和/或硬性渗出在黄斑中心500μm合并邻近的视网膜增厚（图10-12中图）；和/或黄斑中心1DD的视网膜带状增厚，其增厚的范围大于1个视盘（图10-12右图）。

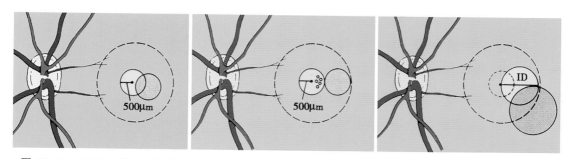

图10-12　糖尿病黄斑水肿示意图：黄色代表坐标，蓝色代表视网膜水肿区，中间图黄色环内小点代表硬性渗出

2. EDTRS研究　美国ETDRS多中心随机双盲对照研究（1985）确定了DME激光疗法的有效类型是针对临床有意义的黄斑水肿（CSME）（图10-13）。激光的可治疗病变包括两种，分别是视网膜强荧光点（多数是毛细血管瘤样膨出）和渗漏区，包括视网膜无血管区、视网膜内微血管异常（图10-14）、弥漫渗漏的毛细血管床。前者采用局部光凝，后者采用局部的格栅光凝。ETDRS研究显示基线视力在0.5视力以下患者激光后改善6个字母为治疗目标，在12个月时治疗组与推迟组分别约为45%和13%（$P<0.05$），视力改善15个字母以上不常见（<3%）（图10-15）[24~29]。

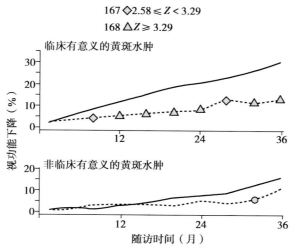

图10-13　临床有意义的和非临床有意义的CSME的比较。实线是光凝组，虚线是非光凝组

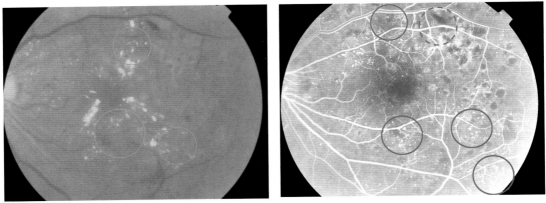

图 10-14　左图是眼底像，硬性渗出中间有出血点和血管瘤样改变（绿色环内），右图中绿色环内的暗区是无灌注区，周围的强荧光为视网膜内血管异常（IRMA）

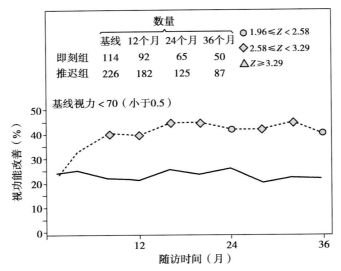

图 10-15　激光治疗黄斑水肿在基线视力小于 0.5 组 36 个月视力改善 6 个字母以上的百分比。虚线是光凝组，实线是推迟光凝组（引自 ETDRS，Report 1）

3. DRCR Network 的光凝研究　2007 年 Diabetic Retinopathy Clinical Research Network 组织多中心研究，用这两种方法对 263 例临床有意义黄斑水肿患者进行了对比研究，治疗病变选择距中心凹 500～3000μm 范围内的病变。采用 50μm 光斑替代原 ETDRS 研究的 50～200μm 光斑，对视网膜增厚区内的微血管囊样扩张进行直接光凝（修改 EDTRS 组），另一组行全黄斑区的弥散格栅光凝（轻微黄斑格栅组），光凝参数相同，但均为淡灰色光斑。12 个月结果显示修改 EDTRS 组 23% 黄斑厚度恢复正常，黄斑格栅激光组 17% 恢复正常，视力改善 15 个字母在修改 EDTRS 组为 7%，黄斑格栅组为 5%。修改 EDTRS 组的局部光凝显示了较好的消除黄斑水肿和改善视力的趋势。

对弥漫性黄斑水肿以及部分不能明确划分到临床有意义的黄斑水肿，激光治疗未显示出有效，通常首选其他治疗方法，如抗 VEGF、眼内激素或手术治疗。光凝治疗一般 3～4 个月后再次评估黄斑水肿存在与否，如果存在激光可治疗的病变则进行再次局部光凝。

4. 黄斑水肿的激光治疗方法

（1）直接光凝：对距中心小凹 500～3000μm 范围内的黄斑水肿区域内的微血管瘤（microaneurysm），采用光斑 50～100μm，最好选择绿光或黄光，时间 0.1 秒或更短，直接对微血管囊样扩张部或渗漏区光凝，或采用直径 >40～50μm 的光斑直接光凝，直至微血管囊样扩张部变暗（图 10-16），可重复治疗，但不要造成 Bruch 膜破裂。

（2）格栅光凝：对距中心小凹 500～3000μm 范围内的黄斑水肿区域内的无灌注区及其周围弥漫渗漏（IRMA），可采用格栅光凝，光斑 <50μm，强度为淡灰色，可以在盘斑束上但距中心小凹 500μm，彼此间隔 1～1.5 个光斑直径（图 10-17）。

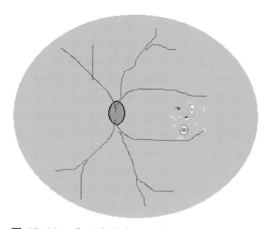

图 10-16　黄斑直接光凝示意图。光斑（白色）大于微血管囊样扩张，覆盖微血管囊样扩张，直至变色

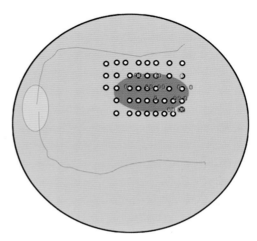

图 10-17　黄斑水肿条栅激光示意图。红色小环表示微血管囊样扩张，蓝色表示水肿区，白色圆环表示光斑

首次治疗区：距离黄斑中心 500～3000μm 范围内，直接针对视网膜增厚区的微动脉瘤进行光凝。

再次治疗区：若侵犯黄斑中心的水肿持续存在，可在距离黄斑中心 300～500μm 的范围内，对视网膜增厚区的残留微动脉瘤进行激光光凝。

五、激光光凝并发症的处理

光凝固治疗如果波长选择不对，或治疗参数选择不当，不仅不能治愈原发病，还会导致一些并发症的产生，如：

1. 玻璃体积血　常发生在玻璃体已存在少量积血、选用波长短的蓝光或绿光光凝时。血细胞内的血红蛋白吸收蓝绿光的能量引起玻璃体收缩，牵拉视网膜新生血管，导致玻璃体积血。发生后可以等待，也可以行玻璃体切除术。

2. 视网膜裂孔　发生在设置常数不当，如曝光时间短如 0.1 秒，功率选择较高而产生爆破效应，导致视网膜穿孔，也可以造成 Bruch 膜破裂（图 10-18）。视网膜的裂孔可以导致视网膜脱离；Bruch 膜破裂可继发脉络膜新生血管膜。发现裂孔后覆盖光斑进行封闭。

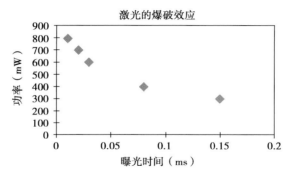

图 10-18   激光的爆破（穿孔）效应，使用激光为氩激光，曝光时间越短，功率越大，越容易发生爆破效应

3. 脉络膜脱离   发生在视网膜接受大面积光凝，特别是肾功能较差的患者。密集的全视网膜光凝如果分两次完成很少合并脉络膜脱离。发生后可行球旁注射 1 次甲泼尼龙或地塞米松。

4. 脉络膜新生血管膜   曝光时间短、激光功率高造成玻璃膜穿孔，脉络膜毛细血管长入视网膜下出血纤维化形成脉络膜新生血管膜。

5. 虹膜烁伤   发生在使用蓝激光和绿激光，特别是使用三面镜，激光进入眼内时被虹膜的色素吸收导致虹膜的片状萎缩。

6. 牵拉性视网膜脱离   发病原因同玻璃体积血，玻璃体的血细胞吸收蓝色或绿色激光引起玻璃体收缩，也可以产生牵拉性视网膜脱离。发生后可通过玻璃体切除术缓解。

六、我国糖尿病视网膜病变光凝治疗的问题

1. 全视网膜光凝的适应证   全视网膜光凝在非增殖期和增殖早期不合并黄斑水肿时不建议进行，有的患者出血点较多，但自然病程的发展到出现黄斑水肿的时间个体差异大，而进行了全视网膜光凝就会导致患者 ERG 振幅下降[19]，暗适应功能下降[31]，其中近周部光凝对视杆细胞 ERG 损伤重（图 10-19）。无论是 PRP 还是黄斑水肿的光凝治疗，都可以通过视野检查发现视网膜敏感性的下降（图 10-20）[31]。

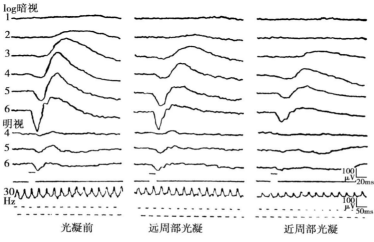

图 10-19   增殖期糖尿病视网膜病变氩激光治疗后闪光 ERG 的测定

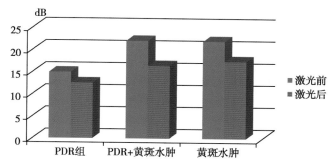

图 10-20　糖尿病视网膜病变氩激光治疗后视野的改变（30°范围内）[31]

2. 黄斑水肿的 C 字形光凝　是指黄斑颞侧的 C 字形光凝（图 10-21）。尽管黄斑颞侧是毛细血管瘤样扩张好发的部位，但不是每个患者必发的部位，所以治疗的靶向性差，治疗效果也较差。

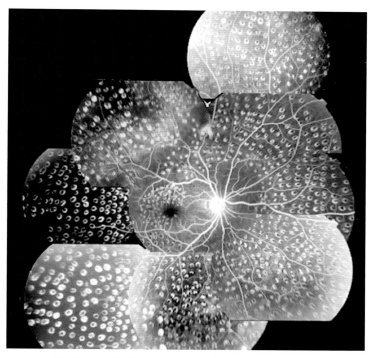

图 10-21　针对黄斑水肿的 C 字形光凝（红色箭头）

（黎晓新）

参 考 文 献

1. Meyer-Schwickerath G，Schott K. diabetic retinopathy and light coagulation. Klin Monbl Augenheilkd，1968，153（2）：173-179.

2. Meyer-Schwickerath G.Treatment of eales' disease and diabetic retinopathy with photocoagulation. West J Surg Obstet Gynecol，1964，72：76-81.

3. Meyer-Schwickerath G. Treatment of Eales' disease and diabetic retinopathy with photocoagulation. Trans Ophthalmol Soc U K，1964，84：67-76.

4. Gerke E，Bornfeld N，Meyer-Schwickerath G. Importance of the localization of the photocoagulation focus in the therapy of proliferative diabetic retinopathy. Fortschr Ophthalmol，1985，82（1）：109-111.

5. Meyer-Schwickerath G，Gerke E. Bjerrum lecture. Treatment of diabetic retinopathy with photocoagulation. Results of photocoagulation therapy of proliferative retinopathy in childhood-onset and maturity-onset diabetes and an approach to the dosage in photocoagulation. Acta Ophthalmol（Copenh），1983，61（5）：756-768.

6. Gerke E，Meyer-Schwickerath G. Proliferative diabetic retinopathy at the time of diabetes diagnosis. Klin Monbl Augenheilkd，1983，182（1）：36-38.

7. Gerke E，Meyer-Schwickerath G. Photocoagulation dosage in proliferative diabetic retinopathy. Fortschr Ophthalmol，1983，80（4）：339-341.

8. Gerke E，Meyer-Schwickerath G. Proliferative diabetic retinopathy and pregnancy. Klin Monbl Augenheilkd，1982，181（3）：170-173.

9. Meyer-Schwickerath G，Gerke E. Coagulation therapy of proliferative diabetic retinopathy in juveniles （author's transl）. Klin Monbl Augenheilkd，1981，179（3）：157-160.

10. Meyer-Schwickerath G，Fried M. Treatment of diabetic retinopathy with photocoagulation. How many coagulations have to be performed in the individual case? Dev Ophthalmol，1981，2：265-273.

11. Meyer-Schwickerath G. Historical perspective of photocoagulation（in retinal vascular diseases）. Doc Ophthalmol，1977，44（1）：77-79.

12. Spitznas M，Wessing A，Meyer-Schwickerath G. The treatment of diabetic retinopathy by light coagulation. Dtsch Med Wochenschr，1972，97（21）：821-825 passim.

13. Meyer-Schwickerath G，Wessing A，Reichert J，Peyman G. Experiences with light coagulation in diabetic retinopathy. Mod Probl Ophthalmol，1972，10：594-595.

14. Wessing A，Meyer-Schwickerath G. Treatment of diabetic retinopathy by light-coagulation. Diabetologia，1969，5（5）：312-317.

15. Meyer-Schwickerath GR. Treatment of diabetic retinopathy with photocoagulation：fluorescein studies. Trans Aust Coll Ophthalmol，1969，1：127-136.

16. Meyer-Schwickerath G，Schott K. Diabetic retinopathies and light coagulation. Ophthalmologica，1969，158 Suppl：605-614.

17. Meyer-Schwickerath GR，Schott K. Diabetic retinopathy and photocoagulation. Bibl Ophthalmol，1969，79：492-499.

18. Xiaoxin Li，M.H.Foerster. Electrophysiologische Untersuchungen an Patient mit Diabetischer Retinopathie. Forschr Ophthalmol，1985，82：293-297.

19. Xiaoxin Li，M.H.Foerster. Electroretinographische Befund bei Retinopathia diabetica proliferans nach Argon Laserkoagulation der mittleren und aesseren Netzhautperipherie. Forschr Ophthalmol. 1986，83：459.

20. Early Treatment Diabetic Retinopathy Study Research Group. Photocoagulation for diabetic macular edema：Early Treatment Diabetic Study report number 1. Arch Ophthalmol，1985，103：1796-1806.

21. Early Treatment Diabetic Retinopathy Study Research Group. Treament Techniques and clinical guidelines for photocoagulation of diabetic macular edema：Early Treatment Diabetic Study report number 2. Ophthalmology，1987，94：761-774.

22. Early Treatment Diabetic Retinopathy Study Research Group. Techniques for scatter and local photocoagulation treatment of diabetic retinopathy: Early Treatment Diabetic Study report number 3. Int Ophthalmol Clin，1987，27：254-264.

23. Early Treatment Diabetic Retinopathy Study Research Group. Photocoagulation for diabetic macular edema. Early Treatment Diabetic Study report number 4. Int Ophthalmol Clin，1987，27：265-272.

24. Early Treatment Diabetic Retinopathy Study Research Group. Early Treatment Diabetic Retinopathy Study design and baseline patient characteristics: ETDRS report number 7. Ophthalmology，1991，98：741-756.

25. Early Treatment Diabetic Retinopathy Study Research Group. Effects of aspirin treatment on diabetic retinopathy: ETDRS report number 8. Ophthalmology，1991，98：757-765.

26. Early Treatment Diabetic Retinopathy Study Research Group. Early Photocoagulation for Diabetic Retinopathy. ETDRS report number 9. Ophthalmology，1991，98：766-785.

27. Early Treatment Diabetic Retinopathy Study Research Group. Grading diabetic retinopathy from stereoscopic color fundus photographs-an extension of the modified Airlie House classification: ETDRS report number 10. Ophthalmology，1991，98：786-806.

28. Early Treatment Diabetic Retinopathy Study Research Group. Fundus photographic risk factors for progression of diabetic retinopathy: ETDRS report number 12. Ophthalmology，1991，98：823-833.

29. Diabetic Retinopathy Clinical Research Network*. Comparison of Modified-ETDRS and Mild Macular Grid Laser Photocoagulation Strategies for Diabetic Macular Edema. Arch Ophthalmol，2007，125：469-480.

30. Xiaoxin Li，M.H.Foerster. Electroretinographische Befund bei Retinopathia diabetica proliferans nach Argon Laserkoagulation der mittleren und aesseren Netzhautperipherie. Forschr Ophthalmol，1986，83：459.

31. 钱彤，黎晓新. 糖尿病视网膜病变激光术后视野的改变. 中国实用眼科杂志，2000，18（6）：358

第二节　玻璃体内抗 VEGF 和甾体激素治疗黄斑水肿

增殖期糖尿病视网膜病变患者玻璃体液中发现 VEGF165 浓度增高 [1]，同时还伴有其他一系列因子的参与，如 IL、血管紧张素Ⅱ[2]、血管生成素 2[3]、红细胞生成素等，反映了增殖期视网膜的缺血。糖尿病的增殖期和非增殖期均可合并黄斑水肿，被认为是视网膜毛细血管周细胞和内皮细胞损伤导致血视网膜屏障的破坏，液体渗漏增加，脂类物质渗漏增加。黄斑水肿（DME）患者玻璃体液中 VEGF[4]、可溶性的 VEGF 受体 -2、可溶性细胞内黏附分子（slCAM1）、单细胞趋化蛋白 -1（MCP-1）、pentraxin3（PTX3）等比黄斑孔患者的玻璃体液明显升高，提示 DME 既有 VEGF 的高表达，又有炎性因子的升高 [5]。有报道 VEGF 能够上调slCAM1[3]。向正常实验动物眼中注射 VEGF 可以引发视网膜血管通透性增加和毛细血管无灌注 [6,7]。

一、玻璃体腔抗 VEGF 制剂治疗黄斑水肿

上述研究中，VEGF 被广泛认为是介导糖尿病视网膜病变炎性过程的核心因素。血管内皮生长因子 VEGF 是参与 DME 病生理过程的一个重要的分子。缺氧、高血糖的病理条件可能导致 VEGF 上调，进而引起渗漏、血管增殖等病理过程。目前已有大量证据显示抗VEGF 治疗在 DME 治疗中的疗效。目前临床有四种抗 VEGF 制剂：雷珠单抗，贝伐单抗

（标签外用药），阿柏西普，康柏西普。

（一）雷珠单抗

雷珠单抗是抗 VEGF 抗体，雷珠单抗的一项随机双盲多中心Ⅲ期注册研究中（RESTORE 扩展研究）[8]，包括了 3 组对象，分别为雷珠单抗组、雷珠单抗联合激光组和激光治疗组。3 年结果显示雷珠单抗连续 3 个月每月 1 次给药，之后行 PRN 模式给药可提高视力 6.1 个字母，雷珠单抗联合激光治疗模式视力提高 5.9 个字母，效果优于单独激光。

中国人群参与的亚洲地区的 REVEAL 研究[9]，试验设计与 RESTORE 相同，每组 130 例，不分水肿类型。结果显示，雷珠单抗和雷珠单抗与激光组合治疗 12 个月时视力改善达 5.9 和 5.7 个字母，激光治疗组 1.4 个字母（图 10-22）（$P<0.0001$）。改善 15 个字母的比例分别为 18.8%、17.8%，但在改善 1 个、5 个和 10 个字母组，抗 VEGF 和激光的组合治疗效果好的患者均显示较高的百分比（图 10-23）。

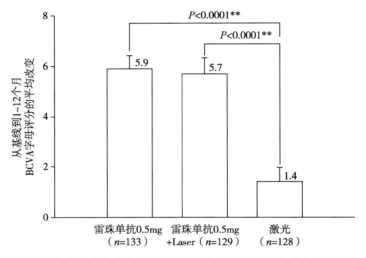

图 10-22　雷珠单抗和激光治疗 DME12 个月的平均视力对比基线的改变
** 雷珠单抗单药和激光之间的平均视力差异 = 4.5 字母（$P<0.001$），雷珠单抗＋激光和激光单独治疗差异 =4.3 字母（$P<0.001$），统计用双侧分层 Cochran-mantel-Haenszel 检验，分层分析包括 DME 类型（局部，弥漫型等）和基线视力（≤60，61～73，>73 字母）

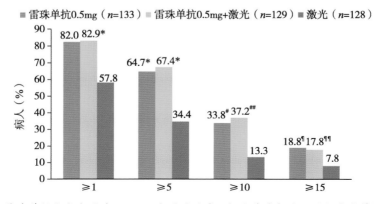

图 10-23　雷珠单抗和激光治疗 DME12 个月的治疗三组和基线相比不同视力改善获得的百分比

（二）阿柏西普

阿柏西普（aflibercept）在治疗 DME 的Ⅲ期临床试验中也显示了较好的疗效。VISTA 和 VIVID 2 个使用治疗 DME 的Ⅲ期临床试验中，VISTA 在美国进行，VIVID 在欧洲、日本和澳大利亚进行。两个试验设计相同，按 1:1:1 分为 2mg 每 4 周 1 次（2q4）或 2mg 每 4 周一次，连续 5 次后改为每 8 周一次（2q8），或黄斑激光，每月随诊。视力改善在 52 周时，对比基线 2q4、2q8 和黄斑激光 VISTA 研究分别为 12.5、10.7 和 0.2 个字母（$P<0.0001$），VIVID 研究分别为 10.5、10.7 和 1.2 个字母（$P<0.0001$）。改善 15 个字母以上 2q4、2q8 和黄斑激光组 VISTA 研究分别为 41.6%、31.1% 和 7.8%，VIVID 研究分别为 32.4%、33.3% 和 9.1%（$P<0.0001$）（图 10-24）。中央部视网膜厚度在 VISTA 研究三组分别为 185.9mm、183.1mm 和 73.3mm（$P<0.0001$），VIVID 研究分别为 185.9mm、183.1mm 和 73.3mm（$P<0.0001$）。最终结果支持阿柏西普的使用[10]。

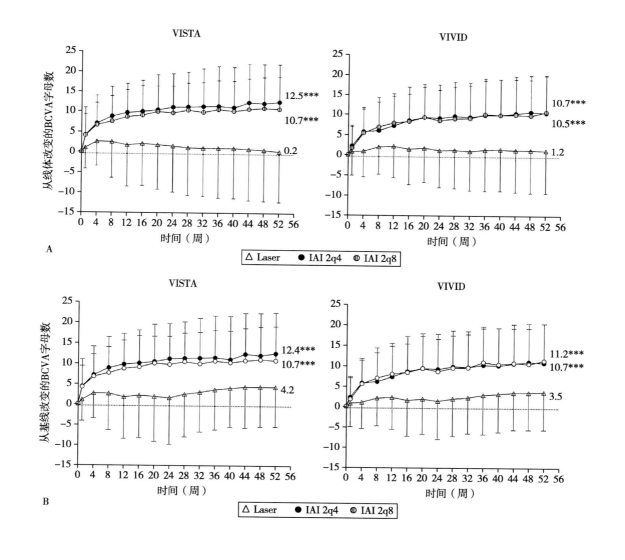

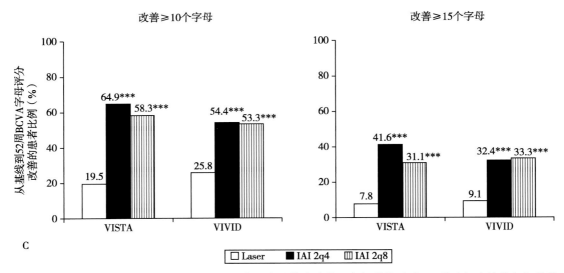

C

图 10-24 从基线到 52 周的视力结果。A 图为视力改善的均值不包括补救治疗，B 图的视力结果包括补救治疗。C 图显示视力改善≥10 个字母和≥15 个字母的百分数

（三）贝伐单抗

贝伐单抗（bevacizumab）是抗 VEGF 的全长抗体，对 DME 显示一定的疗效。美国 DRCR Network 的一项多中心前瞻随机队列研究将研究对象分为 5 组[11]：基线已光凝组，贝伐单抗 1.25mg 0+6W（即入组后 1 次，6 周再次），2.5mg 0+6W，1.25mg 0W，1.25mg 0+6W+激光（3 周）共 5 组。3 周的结果显示贝伐单抗 1.25mg 和 2.5mg 0+6W 两次注药效果优于其他组（表 10-1），两次注药联合黄斑激光组和激光组在第 9 周和 12 周时，黄斑厚度稳定改善而贝伐单抗两次注药组显示波动。视力改善各组间的差距小，且规律性不强（表 10-2）。

表 10-1 12 周视网膜中心厚度改变

	A：激光组基线值 （n = 19）	B：1.25mg 在0+6 周 （n = 22）	C：2.5mg 在0+6 周 （n = 24）	D：1.25mg 在基线 （n = 22）	E：1.25mg 在0+6 周 / 激光在 3 周 （n = 22）
基线（μm） [中线值（四分位数）]	441（354，512）	397（320，538）	446（342，543）	406（353，520）	389（308，452）
基线改变值（μm）[中线值（四分位数）]					
3 周	+21（−62，+79）	−35（−155，+6）	−86（−131，−11）	−3（−49，+7）	−13（−104，+26）
6 周	−40（−105，+73）	−35（−112，+6）	−42（−127，−10）	−17（−58，+25）	−20（−73，+35）
9 周	−53（−115，+53）	−74（−113，−31）	−56（−127，−20）	+5（−34，+53）	−48（−128，+33）
12 周	−40（−146，+85）	−56（−120，−6）	−47（−125，−16）	−5（−41，+53）	−40（−103，+33）
<250μm 或≥50% 视网膜厚度减少					
3 周	11%	37%	38%	10%	25%
6 周	17%	30%	22%	19%	25%
9 周	19%	38%	22%	10%	37%
12 周	21%	33%	33%	14%	25%

表 10-2 12 周视力改善

	A：基线激光 （n = 19）	B：1.25mg 0+6 周 （n = 22）	C：2.5mg 0+6 周 （n = 24）	D：1.25mg 基线 （n = 22）	E：1.25mg 在 0+6 周 / 激光 3 周（n = 22）
基线字母分［中线值 （四分位数）］	64（50，70）	65（60，70）	63（57，71）	64（52，68）	66（57，72）
基线改变分布（字母） ［中线（四分位数）］					
3 周	−2（−7，+3）	+5（−1，+8）	+6（+1，+9）	+2（0，+7）	0（−6，+6）
6 周	+1（−6，+6）	+5（−2，+12）	+6（+2，+11）	+3（−2，+6）	0（−4，+6）
9 周	+3（−5，+6）	+7（+2，+10）	+8（+3，+12）	+1（−3，+5）	−2（−5，+11）
12 周	−1（−6，+5）	+5（+1，+12）	+7（+4，+11）	+4（−3，+7）	0（−5，+8）
基线改变值［n（%）］					
3 周					
≥15- 字母改善	1（6）	1（5）	0	2（9）	1（5）
≥10- 字母改善	1（6）	4（19）	4（17）	2（9）	2（10）
±9 字母	16（89）	16（76）	20（83）	19（86）	18（90）
≥10 字母下降	1（6）	1（5）	0	1（5）	0
6 周					
≥15- 字母改善	1（6）	2（9）	1（4）	1（5）	1（5）
≥10- 字母改善	2（11）	7（32）	7（29）	3（14）	3（15）
±9 字母内	14（78）	15（68）	16（67）	18（82）	13（65）
≥10 字母下降	2（11）	0	1（4）	1（5）	4（20）
9 周					
≥15 字母改善	1（6）	3（14）	3（13）	3（14）	3（16）
≥10- 字母改善	3（18）	6（29）	9（39）	3（14）	5（26）
±9 字母内	13（76）	14（67）	14（61）	18（86）	12（63）
≥10 字母下降	1（6）	1（5）	0	0	2（11）
12 周					
≥15- 字母改善	1（5）	3（14）	3（13）	2（9）	3（15）
≥10- 字母改善	3（16）	7（33）	6（25）	2（9）	4（20）
±9 字母内	15（79）	13（62）	18（75）	18（82）	14（70）
≥10 字母下降	1（5）	1（5）	0	2（9）	2（10）

（四）不同抗 VEGF 制剂的比较

2015 年《新英格兰医学杂志》发表了 DRCR 网站的由 89 个眼科中心参与的，使用阿柏西普、贝伐单抗和雷珠单抗治疗 DME 的多中心、随机、对照研究的结果。阿柏西普 2.0mg（224 例）、贝伐单抗 1.25mg（218 例）、雷珠单抗 0.3mg（218 例），给药方式每 4 周一次，观察期 12 个月。结果显示，视力平均改善的字母数阿柏西普 13.3、贝伐单抗 9.7、雷珠单抗 11.2，尽管统计学差异显著，但无临床意义。由于基线视力组间差异大（P<0.001），当初始视力

78～69 分（相当于 0.625～0.5），视力平均改善的字母数改变为阿柏西普 8、贝伐单抗 7.5、雷珠单抗 8.3；当初始视力低于 69 分（相当于小于 0.5），视力平均改善的字母数改变为阿柏西普 18.9、贝伐单抗 11.8、雷珠单抗 14.2，雷珠单抗和贝伐单抗之间无统计学差异。三组之间的严重不良反应、死亡、住院和心血管事件无统计学差异[12]。

（五）抗 VEGF 制剂和糖皮质激素的比较

贝伐单抗和地塞米松的一项多中心前瞻随机单盲对照研究，入组 61 例患者 88 只眼，实验分两组：贝伐单抗每 4 周一次，地塞米松每 16 周一次。12 个月时视力改善≥10 个字母贝伐单抗组 40%，地塞米松组 41%（P=0.83），地塞米松组多数有白内障形成。中央黄斑厚度贝伐单抗组平均下降 122μm，地塞米松平均下降 187μm，而主要次数地塞米松组显示了优势，二者比例 8.6∶2.7[13]。

贝伐单抗和曲安奈德（triamcinolone，TA）的一项回顾性研究收集 104 例患者。66 眼行玻璃体腔内贝伐单抗治疗，44 眼玻璃体腔内 TA 治疗，2 个月时 TA 组的中央黄斑厚度改善较贝伐单抗明显（P=0.001），两组视力均有改善但不显著[14]。

（六）抗 VEGF 干预的并发症

抗 VEGF 治疗最常见的眼部严重不良反应包括眼内炎和眼压升高，其中眼内炎发生率很低。贝伐单抗的眼内注射曾发生过眼内炎事件，与不规范的眼药分装和较大的注射针头使用有关。发生眼压升高的比例与激光治疗相当，常常发生在主要术后短时间内给药。

二、玻璃体腔糖皮质激素治疗黄斑变性

（一）地塞米松

地塞米松眼内缓释植入物（ozurdex）的 3 期临床试验判断治疗 DME 的有效性和安全性[15]，研究以 1∶1∶1 的比例对 0.35mg 和 0.7mg 和假注射组进行观察，每组约 350 例。随诊间隔 1.5 个月，再治疗 6 个月。结果显示，视力改善在 2 个月，3 个月后视力下降，甚至低于基线直至 6 个月。再次注药视力又可改善（图 10-25）。6 个月的间隔治疗使视力波动样改变。提示地塞米松植入物的有效时间主要在前 2～3 个月。

（二）曲安奈德

2008 年 DRCR 发表了一项多中心随机对照研究[15]，88 个眼科中心参与。该研究采用修改 ERTRS 的局部光凝，强度采用淡灰色反应进行直接 / 格栅光凝（330 例）对比 TA 1mg（256 例）和 TA 4mg（254 例），无近期 PRP 指征患者中进行的 3 期随机临床试验，比较 3 个治疗组：激光，TA 1mg，TA4mg 的治疗疗效。4 个月时 TA4mg 视力改善优于 TA1mg 和激光，1 年时 3 组视力改善无差异，2 年时视力激光组优于 TA 组：视力≥15 个字母在 4 个月时激光、TA 1mg、TA4mg 分别为 7%、5% 和 12%；1 年时分别为 14%、10%、12%；2 年时分别为 20%、15% 和 16%。各观察期平均中心视网膜厚度<250μm 的百分比也显示激光治疗的百分比最高（图 10-26），最终确定局部 / 格栅光凝治疗比 TA 对控制 DME 更有效（表 10-3）。2009 年 Gillies 发表了 TA 治疗的 5 年随机对照研究，视力改善 5 个字母以上 TA 对比安慰剂在 12 个月时 56% 比 26%，TA 组平均改善 5.7 个字母，5 年时为 42% 比 32%，两组间无统计学差异，TA 组并未减少再治疗的需求。这项研究强调了 TA 治疗仍有空间。

再治疗标准：水肿持续存在，没有获得 5 个以上字母改善，一般光凝再治疗间隔 4 个月，很少超过 2 次，经过 2 次光凝或 2 次 TA，治疗视力不改善建议转变治疗方案。

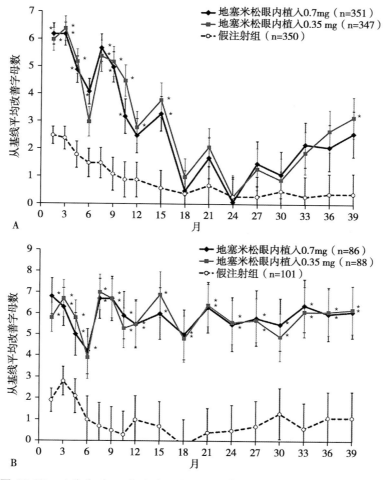

图 10-25 从基线到 39 个月的平均视力改善字母数。A 图为全部研究眼，B 图为假晶状体眼。假晶状体眼的视力改善较明显优于假注射组，$P \leqslant 0.046$

表 10-3 曲安奈德和激光治疗 DME 的视力结果

视力改变（字母数）	激光（n=330）	1mg（n=256）	4mg（n=254）
均值 ±SD	1±17	−2±18	−3±22
中位数（25%，75%）	4（−6，11）	1（−11，9）	2（−11，11）
2 年时视力改变（%）			
≥15 个字母改善	18%	14%	17%
10～14 个字母改善	13%	11%	11%
5～9 个字母改善	16%	14%	15%
无改善 ±4 个字母	24%	27%	23%
下降 5～9 个字母	10%	9%	6%
下降 10～14 个字母	5%	6%	8%
下降 ≥15 个字母	14%	20%	20%

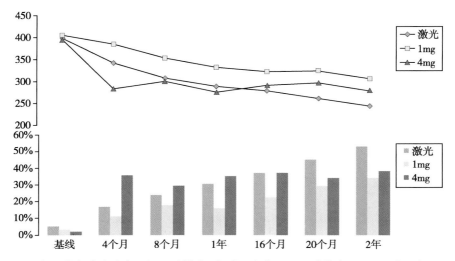

图 10-26 各观察期平均的中心视网膜厚度(上图),和中心视网膜厚度<250μm 的百分比(下图)

(三)激素治疗的并发症

激素治疗合并多种并发症,主要副作用包括眼压升高和白内障。临床研究显示白内障以及眼压升高的比例明显高于空白对照组或激光治疗组。DRCR.net 研究结果显示,4mg IVTA 组与激光组 3 年的安全性比较,IVTA 治疗组中 83% 的患者接受了白内障手术,激光组该比例为 31%。4mg IVTA 组中有 33% 患者眼压升高超过 10mmHg(激光组为 4%),其中 12% 患者接受了降眼压药物治疗(激光组为 3%),5% 接受手术干预。

玻璃体腔激素治疗应注意监测眼压,发现眼压升高给予降眼压药物,一次注药后一般 8 个月时大部分患者眼压可恢复。对于眼压升高药物不能控制者可进行选择性小梁激光成形术(SLT)或其他青光眼手术。

总体上,当前的临床试验显示,不含防腐剂的 TA 单一治疗随诊 3 年劣效于光凝,TA 联合光凝劣效于雷珠单抗联合即刻光凝或推迟光凝。采纳激素治疗要考虑高眼压和白内障形成的并发症。

一项Ⅲ期临床试验比较了贝伐单抗单用、贝伐单抗联用曲安奈德、激光治疗对于 DME 的疗效,各治疗方法平均提高视力为 12.8%、9.5%、−10.9%,但没有统计学的显著差异。

抗 VEGF 治疗需要反复注射,其治疗的模式尚在多项 RCT 中进行探索。推荐在以下情况下应进行抗 VEGF 重复治疗:水肿持续威胁或累及黄斑中心,包括以下任一种:OCT 显示中心视网膜厚度≥250μm,尚未完成激光治疗(针对黄斑水肿区域内仍然存在或新出现的毛细血管微动脉瘤样膨出)。抗 VEGF 治疗后水肿消退再次评估黄斑水肿类型,如果是临床有意义的黄斑水肿,尚存在血管瘤,建议对血管瘤进行直接局部光凝。

对临床有意义的黄斑水肿的联合治疗,先行抗 VEGF 或 TA 还是激光治疗,目前尚无专门设计的 1 期临床研究,DRCR 研究、RESTORE 研究中采用先行抗 VEGF 或 TA 治疗,药物减少渗出后 7 天之内进行局部光凝,常常可提高光凝反应。

(黎晓新)

参 考 文 献

1. Qaum T[1], Xu Q, Joussen AM, Clemens MW, Qin W, Miyamoto K. VEGF-initiated blood-retinal barrier breakdown in early diabetes. Invest Ophthalmol Vis Sci. 2001, 42（10）: 2408-2413.

2. Aiello LP[1], Avery RL, Arrigg PG, et al. Vascular endothelial growth factor in ocular fluid of patients with diabetic retinopathy and other retinal disorders. N Engl J Med, 1994, 331: 1480-1487.

3. Funatsu H, Yamashita H, Ikeda T et al. Angiotensin II and endothelial growth factor in the vitreous fluid of patients with diabetic macular edema and other retinal disorders. Am J Ophthal, 2002, 133: 537-543.

4. Funatsu H, Yamashita H, Sakata K, et al. Vitreous level of vascular endothelial growth factor and intracellular adhesion molecule1 are related to diabetic macular edema. Ophthalmology, 2001, 112: 806-816.

5. Noma H[1], Mimura T, Yasuda K, Shimura M. Role of Inflammation in Diabetic Macular Edema. Ophthalmologica, 2014, 232（3）: 127-135.

6. Tolentino MJ, Miller JW, Gragoudas ES, et al.Intravitreal injections of vascular endothelial growth factor produce retinal ischemia and microangiopathy in and adult primate. Ophthalmology, 1996, 103: 1820-1828.

7. Aiello LP, Northrup JM, Keyt BA, et al. Hypoxic regulation of vascular endothelial growth factor in rats. Arch Ophthalmol, 1995b, 113: 1538-1544.

8. Schmidt-Erfurth U, Lang GE, Holz FG, et al. Three-year outcomes of individualized ranibizumab treatment in patients with diabetic macular edema: the RESTORE extension study. RESTORE Extension Study Group. Ophthalmology, 2014, 121（5）: 1045-1053.

9. Tatsuro Ishibashi, Xiaoxin Li, Adrian Koh, et al. On behalf of the REVEAL study group Ranibizumab Monotherapy or Combined with Laser versus Laser Monotherapy in Asian Patients with Diabetic Macular Edema. Ophthalmology, 2015, 122（7）: 1402-1415.

10. Jean-François Korobelnik, MD, Diana V. Do, MD, Ursula Schmidt-Erfurth, MD, David S. Boyer, MD, Frank G. Holz, MD, et al. Intravitreal Aflibercept for Diabetic Macular Edema. Ophthalmology, 2014, 121: 2247-2254.

11. Diabetic Retinopathy Clinical Research Network. A Phase II Randomized Clinical Trial of Intravitreal Bevacizumab for Diabetic Macular Edema. Ophthalmology, 114（10）: 1860-1867.

12. The Diabetic Retinopathy Clinical Research Network. Aflibercept, Bevacizumab and Ranibizumab for Diabetic Macular Edema. N Engl J Med, 2015, 372（13）: 1193-1203.

13. Gillies MC, Lim LL, Campain A, et al. A randomized clinical trial of intravitreal bevacizumab versus intravitreal dexamethasone for diabetic macular edema: the BEVORDEX study. Ophthalmology, 2014, 121（12）: 2473-2481.

14. Lee K, Chung H, Park Y, Sohn J. Efficacy of intravitreal anti-vascular endothelial growth factor or steroid injection in diabetic macular edema according to fluid turbidity in optical coherence tomography. Korean J Ophthalmol 2014, 28（4）: 298-305.

15. David S. Boyer，Young Hee Yoon，Rubens Belfort，Jr，et al for the Ozurdex MEAD Study Group*. Three-Year，Randomized，Sham-Controlled Trial of Dexamethasone Intravitreal Implant in Patients with Diabetic Macular Edema. Ophthalmology，2014，121（10）：1904-1914.

第三节　增殖期糖尿病视网膜病变的玻璃体手术治疗

增殖期糖尿病视网膜病变（proliferative diabetic retinopathy，PDR）是糖尿病患者主要致盲原因，大约 25% 的糖尿病患者有不同程度的视网膜病变，其中 5% 为增殖期糖尿病视网膜病变。糖尿病视网膜病变的有意义的黄斑水肿、早期的增殖期糖尿病视网膜病变应进行激光治疗，严重的增殖期糖尿病视网膜病变是玻璃体切除手术的最常见适应证。

糖尿病视网膜病变的玻璃体手术治疗包括两部分，纤维增生期和增生晚期（Ⅴ期和Ⅵ期）的治疗和糖尿病黄斑水肿的治疗。

一、增殖期糖尿病视网膜病变的特点

1. 新生血管和纤维组织增殖　新生血管和纤维组织增殖是对广泛视网膜毛细血管闭锁引起缺氧缺血的反应，标志着糖尿病视网膜病变从非增殖期（背景期，background diabetic retinopathy，BDR））进入增殖期。新生血管生长有三个阶段：①最初细小新生血管伴随极少的纤维组织；②新生血管逐渐变粗，范围增大，纤维成分增多；③新生血管逐渐消退，留下纤维组织沿后玻璃体表面生长，形成相对无血管的膜（图 10-27）。

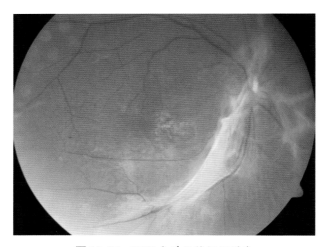

图 10-27　PDR 合并纤维组织增生

2. 不完全的玻璃体后脱离　糖尿病视网膜病变眼的玻璃体中葡萄糖增多、透明质酸减少、血管源性因子的出现、玻璃体积血、全视网膜光凝等都是促使玻璃体液化和后脱离的因素。视网膜新生血管和纤维组织增殖沿后玻璃体表面生长，部分视盘部新生血管可沿退行的玻璃体动脉，又称 cloquet 管长入玻璃体内，使得视网膜新生血管和玻璃体表层之间多处粘连,产生的玻璃体后脱离(posterior vitreous detachment,PVD)具有发生早、进展缓慢、后脱离不完全的特点(图10-28)。非增殖期糖尿病视网膜病变患者中不完全的 PVD 发生率高于无糖尿病患者,增殖期糖尿病视网膜病变患者中不完全的 PVD 发生率高于非增殖期,可达80%。

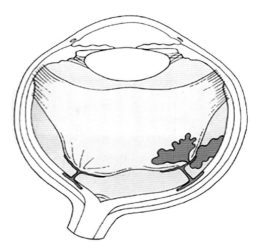

图10-28　PDR 不完全的玻璃体后脱离

　　3．视网膜牵拉　纤维血管膜收缩合并不完全的玻璃体后脱离时,玻璃体和视网膜粘连部发生视网膜牵拉,牵拉径向或平行于视网膜(切线),或向前伸入玻璃体腔内。新生血管被牵拉可导致玻璃体积血,黄斑部视网膜牵拉可导致黄斑异位、视物变形。牵拉严重可发展为牵拉性视网膜脱离(图10-29),甚至出现裂孔,形成混合性视网膜脱离。

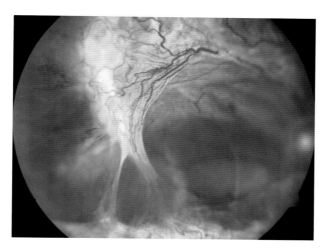

图10-29　PDR 牵拉性视网膜脱离

二、玻璃体切除手术的适应证和时机

　　增殖期糖尿病视网膜病变合并玻璃体积血、牵拉性视网膜脱离等并发症时,玻璃体切除手术能够切除混浊的玻璃体,切断玻璃体内前后方向牵拉视网膜的纤维索条,剥除引起玻璃体积血的视网膜前膜。手术的适应证和时机讨论如下:

　　1．严重的不吸收的玻璃体积血　尽管全视网膜光凝降低了玻璃体积血(vitreous hemorrhages)的发生率,但仍有较多患者由于未进行激光治疗或激光治疗量不足而发生玻璃体积血。美国多中心前瞻性的"糖尿病视网膜病变玻璃体切除手术研究"(Diabetic Retinopathy Vitrectomy Study,DRVS)[1~4]评估了玻璃体积血病例的玻璃体切除手术时机,认为 I 型患者玻璃体致密出血6个月内手术组,视力结果和解剖结果优于手术推迟1年以上组。2 型糖尿病患者这两组结果相同。1 型糖尿病患者，纤维血管增殖快，玻璃体黏稠，易形成牵拉性视网膜脱离，发生玻璃体积血后应尽快手术。这一结论和多数作者的报告相一致[5,6]。

多数作者认为，已行全视网膜光凝可以比未行全视网膜光凝的患者等候时间长，未行全视网膜光凝者出血 6～8 周不吸收，即可行玻璃体切除手术。新生血管长入玻璃体腔应尽早手术。玻璃体积血的手术时机还应考虑玻璃体液化因素。出血时间短、玻璃体液化差者，玻璃体积血不容易切净，术后再出血的发生率高。

2. 牵拉性视网膜脱离合并早期黄斑牵拉 眼后部牵拉性视网膜脱离（traction retinal detachment）尚未影响黄斑部时，允许观察等候。当出现视物变形或视力下降到 0.1 以下时，提示黄斑附近有牵拉性视网膜脱离，玻璃体手术应尽快安排。一般认为黄斑部视网膜脱离超过 3 个月时，即使视网膜复位，视力也很难改善。

3. 混合性视网膜脱离 玻璃体牵拉和增殖膜收缩可引起视网膜裂孔，导致混合性的牵拉和孔源性视网膜脱离（traction-rhegmatogenous retinal detachment）。这种视网膜脱离的裂孔小，常位于玻璃体牵拉较高的增殖膜的边缘，不易发现，视网膜脱离进展缓慢。由于裂孔一般位置偏后，周围有纤维血管膜牵引，巩膜扣带术难于使裂孔封闭。而玻璃体手术除了封闭裂孔外，还可以清除裂孔旁的纤维血管膜，从而提高手术成功率。

4. 致密的视网膜前出血和黄斑前纤维膜 致密的视网膜前出血（premacular hemorrhages）常见于 1 型糖尿病患者和无玻璃体后脱离的糖尿病患者。存在于视网膜前界膜和玻璃体皮层之间大量的血较难吸收，形成大面积纤维膜。黄斑前纤维膜（premacular fibrosis）还可见于全视网膜光凝术后。发生致密的视网膜前出血，应尽早行玻璃体切除术和眼内激光，以免形成黄斑前纤维膜。视网膜前出血标志着增殖处于活动期，因而眼内行全视网膜光凝是必要的。一旦纤维膜形成导致视力下降，可以行玻璃体手术，剥除黄斑前纤维膜。

5. 严重进行性视网膜纤维血管增殖 增殖期糖尿病视网膜病变进行足量激光治疗后，仍有部分患者发生玻璃体积血，新生血管仍不消退，可以进行玻璃体切除术。Davis 在 20 世纪 60 年代认识到玻璃体皮层与视网膜的粘连在新生血管形成中的重要性，发现玻璃体切除术清除玻璃体皮层后，视盘和后极部新生血管不再增殖[7]。视盘型新生血管不进行玻璃体切除，视力丧失的发生率高[1,2,7]。美国 DRVS 评估了严重的进行性视网膜纤维血管增殖（neovascular proliferation）的玻璃体切除手术效果。证明新生血管在 4 个视盘直径（PD）范围以上者，玻璃体切除手术比非手术的视力结果和解剖结果好[3,4]。

6. 玻璃体积血合并早期虹膜新生血管 当屈光间质清晰时，全视网膜光凝用于治疗虹膜新生血管（iris neovascularization），以阻止新生血管性青光眼（neovascular glaucoma）的形成。当玻璃体积血合并早期虹膜红变时，玻璃体切除术仅用于清除浑浊的屈光间质，虹膜红变的治疗还要联合全视网膜光凝或周边视网膜冷凝等其他治疗措施。抗 VEGF 类药物能够迅速使虹膜的新生血管收缩，减少出血并部分缓解升高的眼压。但是这种抑制是暂时的。使新生血管消退的关键是降低视网膜的缺氧状态，因而全视网膜光凝是关键。糖尿病视网膜病变合并玻璃体积血和牵拉视网膜脱离时，又出现虹膜新生血管，如果不抓紧时间控制眼压，视力预后常常较差。

7. 白内障合并玻璃体积血 白内障合并玻璃体积血（cataract and vitreous hemorrhages）

常见于 2 型糖尿病患者。迅速生长的视网膜新生血管和新生血管性青光眼常常发生在白内障囊内摘除术后，而较少见于白内障囊外摘除术后。晶状体超声粉碎联合玻璃体切除和内眼激光仍不能杜绝术后新生血管性青光眼的发生。目前大多数术者主张白内障摘除、玻璃体切除、人工晶状体植入一次手术，有利于术后视力恢复。未行全视网膜光凝或光凝量不足者，术中或术后行光凝 [8~10]。

8. 溶血性青光眼　溶血性青光眼（hemolytic glaucoma）常发生于糖尿病视网膜病变的玻璃体切除术后玻璃体再出血，特别是无晶状体眼。当药物治疗不能控制升高的眼压时，要进行玻璃体腔灌洗或玻璃体再切除，清除血影细胞，此时要鉴别是否有虹膜或房角的新生血管，如果有还要补充光凝或冷凝。

三、术前评估

1. 全身情况

（1）血糖控制：糖尿病患者术中应急状况下内分泌方面对抗调节激素的分泌增加，胰岛素分泌下降，胰岛素作用下降，血糖会表现升高；如果血糖升高到 22.2mmol/L（400mg/dl）会引发酮体形成和酮中毒。年轻患者通常要用胰岛素阻止酮症，与年轻患者不同，成年患者即使不用胰岛素，也很少发生酮症。血糖高于 16.5mmol/L（300mg/dl），或合并酮症者不能够进行手术。糖尿病患者手术前要请内分泌科或内科医生判断用药的状况并进行调整。

术前处于慢性高血糖，患者容易脱水，继发电解质紊乱，可术前常规静脉滴注 5% 葡萄糖加胰岛素（短效）或者山梨醇控制血糖，最好不少于 6~8 小时。血糖可控制在 6.9~11.1mmol/l（125~200mg/dl），手术当日血糖控制可参考表 10-4。

手术当日的血糖控制流程：①早晨禁食；②停用胰岛素和降糖药；③术前 1~2 小时查血糖；④根据血糖给短效胰岛素；⑤血糖 >13.9mmol/L（250mg/dl）补充 4U 短效胰岛素；⑥手术后测量血糖，如果发现酮症及时请内分泌科处理；⑦如果恢复到入院前水平，可恢复日常降糖药和胰岛素。

表 10-4　围术期胰岛素控制血糖用量参考

血糖（mg/dl）	短效胰岛素（U）
<150	0
151~200	2
201~250	3
251~300	5
>300	6

（2）心血管病的控制：糖尿病患者围术期有可能发生心肌缺血和心肌梗死。服用 β 受体阻滞剂的患者可发生无症状的低血糖症，术前尽可能控制好高血压，充血性心衰患者很难承受手术，手术过程监测血压和心电。合并高血压和心血管疾病要请心血管科医生给予相应的处理。

（3）肾功能的控制：警惕氮质血症（血肌酐 <133μmol/L 为肾功能代偿期，血肌酐 133~221μmol/L 为氮质血症期），高钾血症和低钠血症常发生于有轻到中度肾功能衰竭的患者。晚期肾功能衰竭患者很难承受手术，肾透析患者手术安排在透析当日，最晚第二天。手术

后继续监测血肌酐和尿素氮。已作肾透析的患者手术时间的安排应征求肾内科的意见。

（4）糖尿病患者玻璃体术后的全身意外

1）肾毒性抗生素（如喹诺酮类抗生素）可致合并肾功能不全者发生肾衰。

2）手术时间长，紧张性刺激可使血糖进一步升高，术后发生酮中毒。

3）眼压高（硅油性、气体膨胀性和瞳孔阻滞性）引起呕吐，可致糖尿病患者全身电解质紊乱，发生酸中毒。

2. 眼部情况　糖尿病患者术前要了解术前视力下降的时间、视力丧失的时间、有无视物变形等情况，这有益于判断术后视力。术前要进行详细的眼部检查，包括视力、眼压、房角、晶状体、虹膜、玻璃体和视网膜。视功能差玻璃体积血相对少，如视力仅存光感，光投射不完全者，警惕合并视网膜中央动脉栓塞，患者术后常常得不到视力改善。虹膜和房角的检查中要注意有无新生血管。玻璃体混浊或晶状体混浊者，要做超声波检查[1]：观察纤维血管膜的部位，延伸到周边部的血管膜可以加作巩膜环扎。屈光间质混浊者也可用视网膜电图判断视功能。视网膜荧光血管造影可以了解视网膜新生血管范围。

四、手术操作的基本原则

1. 增殖期糖尿病视网膜病变玻璃体切除手术目的是要清除混浊的玻璃体，切断玻璃体内前后方向牵拉视网膜的纤维索条，分割并尽可能剥除视网膜前的纤维血管膜，合并孔源性视网膜脱离时，凝固裂孔，使视网膜复位。

2. 联合巩膜外加压术的适应证为：术中周边部医源性裂孔，混合性视网膜脱离的裂孔和视网膜切开部。

3. 玻璃体切除术采用扁平部三通道切口，玻璃体灌注液内加 50% 葡萄糖 3～4ml，可减少术中或术后晶状体混浊。灌注液内加肾上腺素 0.5ml，以保持瞳孔开大。

4. 晶状体切除术适应证应尽可能缩小，白内障合并严重视网膜脱离时可行扁平部晶状体超声粉碎或晶状体切除术。白内障合并玻璃体积血可行晶状体超声乳化（phacoemulsification）、人工晶状体植入联合玻璃体切除术。

5. 微创玻璃体手术　玻璃体手术设备和器械逐年改善。现在的高速玻璃体切除机的切除速度已达 7500 次 / 分，切除玻璃体模式分为高效（切除玻璃体腔中央时使用）和安全模式（切除周边玻璃体使用）；玻璃体切除头和光导纤维从传统的 20G 缩小为 23G、25G 和 27G，眼内的镊子、剪子也相应缩小；巩膜穿刺模式从刀子改变为套管针，并进一步在套管针上增加了阀门。所有这些改进不仅稳定了眼压，而且减少了医源性裂孔的发生，大大增加了手术的安全性，进入了微创玻璃体手术时代。值得在糖尿病玻璃体手术中推广。

基本手术步骤：

（1）灌注头的植入：微创手术使用套管针，植入套管针前先牵引结膜向着角膜中央侧，以便术后取出套管针后巩膜伤口表面有结膜覆盖（图 10-30）。套管进出的部位距角膜缘 3.5～4mm（图 10-31）。

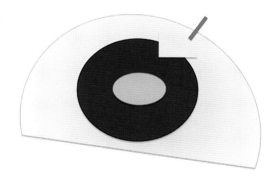

图 10-30　经结膜微创灌注头的植入

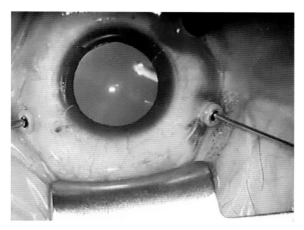

图 10-31　玻璃体手术器械通过套管针进出眼内外

使用经结膜 23G～27G 的灌注头可以不打开结膜囊用套管针进入，也可以打开结膜囊，按照传统的玻璃体切除方法分别在颞下、颞上和鼻上距角膜 3.5～4.0mm 的巩膜部作巩膜切口，用巩膜穿刺刀穿通到玻璃体腔。灌注切口一般放在颞下，连接液体的灌注头植入前，先在巩膜上作预置缝合固定线，可以内八字或外八字缝合，缝合线留活结，在术毕拔出灌注后再结扎。

套管针的植入是经过结膜直接进入玻璃体腔。为了减少术后伤口的漏水，进针时可以先在巩膜内平行进针 1～2mm，然后向着眼球中心的方向进针直至穿通巩膜全层。玻璃体腔用的切除头、光纤和激光都从套管内进出。结膜口和巩膜口应当错位，在穿刺针做套管针切口时，可先用平镊将结膜拉向任意一侧，再用另一只手测量距离作切口。

（2）灌注液的液流控制：液流（flow）控制是维持眼压的关键参数，体现了灌注液压力和眼内排除液之间的平衡。目前大部分玻璃体切除设备均有眼压的设置，液流与眼压成正比，与负压成反比，眼压一般设置在 20mmHg，不同设备数据不同，术者往往需要自己判断液流是否合适。眼压低时眼球会变软、前房积血、瞳孔变小等，眼压高时出现视盘上的血管搏动、角膜上皮水肿，眼内窥视变差。

（3）套管针取出：手术结束取出套管针前先关闭灌注，然后用无齿的平镊平行角巩膜方向夹住套管针周围的巩膜，1 分钟后松开即可，如果松开后发现漏液，立即缝合。

五、微创手术步骤

1. 清除玻璃体腔的混浊　切割头进入玻璃体腔后先置于晶状体后，清除前玻璃体腔的混浊，然后逐渐向周边部扩大。先切除周边玻璃体（图 10-32），离断玻璃体对眼后部新生血管膜的牵引，可以减少术中的出血。合并视网膜脱离时，建议使用较高的切割频率，可用 4000～7500 次 / 分。靠近基底部时切割负压要降低，以避免形成视网膜裂孔。周边部玻璃体切除可在 50° 棱镜接触镜下，若暴露不满意还可用周边部顶压的方法（图 10-33），或使用 130° 全视野镜（图 10-34）。

2. 进入视网膜前腔　增殖期糖尿病视网膜病变的玻璃体大多存在不同程度的不完全的玻璃体后脱离。进入视网膜前腔要从玻璃体和视网膜原已分开或脱离开的部位开始。部

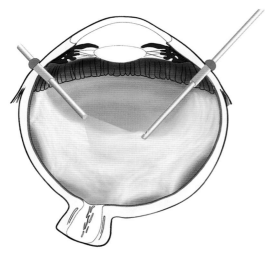

图 10-32 先切除晶状体后的玻璃体,然后逐渐向周边扩大

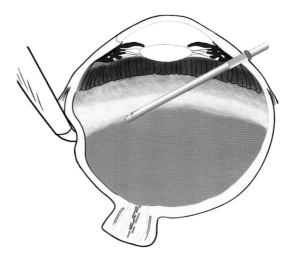

图 10-33 顶压式周边玻璃体切除

位的判断可通过间接检眼镜或超声波,寻找玻璃体活动度大的部位,也可在切除前部玻璃体时留意。玻璃体难以切除的部位或活动度差的部位,往往存在玻璃体视网膜之间的粘连,不要选择这一部位进入视网膜前,否则易形成视网膜医源性裂孔。在玻璃体活动度大的部位玻璃体皮层已和视网膜分开,先切出一玻璃体孔,通过孔可看到下面的视网膜(图 10-35)。将切割头置于玻璃体下方,沿视网膜表面 360° 环形切除玻璃体,可松解玻璃体对后部纤维血管膜的牵引,减少术中出血(图 10-36)。

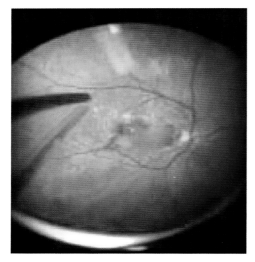

图 10-34 使用 130° 全视野镜可获得广角像

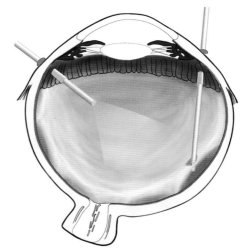

图 10-35 先切出一玻璃体孔,通过孔可看到下面的视网膜

　　有些患眼术前已存在完全的玻璃体后脱离,手术很容易切净玻璃体。有些患眼玻璃体未发生脱离,此时要小心切除玻璃体,接近玻璃体皮层时用带软硅胶头的笛针管吸视网膜表面的玻璃体(图 10-37)。切忌使用硬笛针管或刀,以免造成视网膜裂孔。玻璃体视网膜

粘连在纤维血管增殖部和视网膜血管的主干部粘连紧密,难于分离。而视盘部粘连较松,容易分开。纤维血管膜与视网膜分开后,将玻璃体切割头伸到玻璃体下腔逐渐分离清除残余的玻璃体,或者将切割头面向视网膜,一边切割,一边向玻璃体腔中心牵引,以造成玻璃体和视网膜的继续分离。

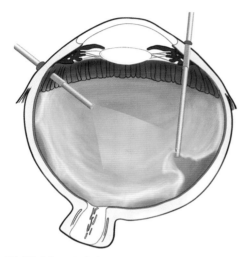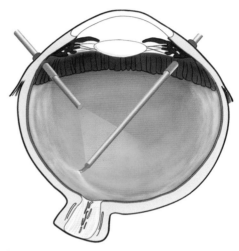

图 10-36 沿周边 360°切除玻璃体,离断周边玻璃体对后部视网膜的牵引

图 10-37 用带软硅胶头的笛针管吸视网膜表面的玻璃体

3. 清除后极部切线方向牵引(膜分离技术)纤维血管膜和视网膜前膜(dissection techniques)。当视网膜和玻璃体之间有空间,并且多个视网膜玻璃体粘连部位之间的"桥"有较大空隙时,可使用切割头进行膜分割(图 10-38)。如果纤维血管膜与视网膜粘连较紧,可使用眼内镊或眼内钩(图 10-39)及眼内钩剪(图 10-40)。眼内钩伸到膜与视网膜之间,可将膜挑起,与视网膜完全分开。眼内剪可切断粘连的纤维血管膜之间的"桥",粘连部的膜被游离切断成几个小岛状(membrane segmentation)留在视

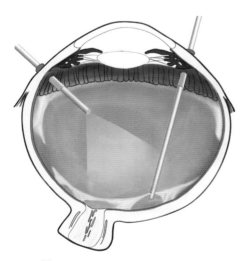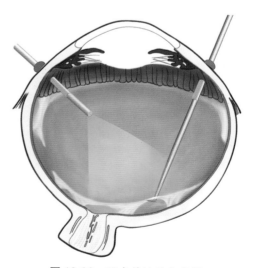

图 10-38 玻切头断膜(膜分割)

图 10-39 眼内钩协助分离膜

网膜上（图 10-41）。有些术者在纤维血管膜与视网膜之间注入透明质酸钠等黏弹剂进行分离。由于高速玻切头的改进，玻切头切膜已成为清除膜的主要手段。

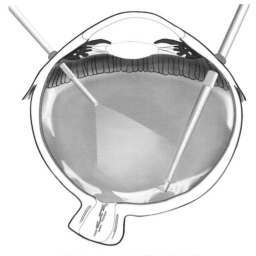

图 10-40　眼内剪协助断膜

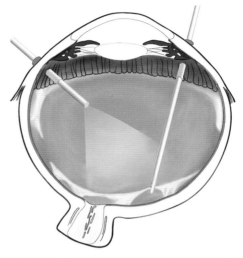

图 10-41　粘连部的膜被游离切断成几个小岛状（膜分割）留在视网膜上

　　4. 整体玻璃体切除术、膜分割和膜清除术　整体（En bloc）玻璃体切除术和膜分割术是一种传统的治疗糖尿病视网膜病变的方法。大多数进行玻璃体切除术的糖尿病患者玻璃体内都存在前后向的牵引。玻璃体从周边部视网膜牵引到眼后部视网膜玻璃体或纤维血管膜粘连处。

　　En bloc 技术是先从巩膜切口处到眼后部分离玻璃体视网膜切割出一个隧道（10-42），用眼内剪替代切割头进入视网膜前腔。剪断并游离纤维血管膜与视网膜的粘连（图 10-43），玻璃体前后方向的牵引力协助把玻璃体与视网膜分开（图 10-44）。一旦玻璃体和视网膜的连接全部被剪断，撤出眼内剪，伸进切除头，全部切除与视网膜分开的玻璃体和纤维血管膜（图 10-45）。En bloc 技术不仅能够较完整切除玻璃体和增殖血管膜，而且出血少。但这种先分离纤维血管膜后切除玻璃体的方法有时可引起巩膜切口附近的锯齿缘离断。出血较多看不到纤维血管膜或玻璃体视网膜的粘连靠周边时，很难采用这一技术。

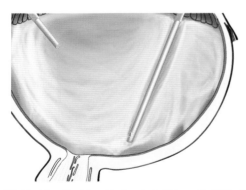

图 10-42　En bloc 技术：从巩膜切口处到眼后部切除玻璃体产生一个隧道，直达纤维血管膜

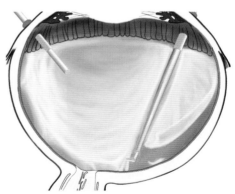

图 10-43　En Bloc 技术：用眼内剪剪断纤维血管膜与视网膜的粘连

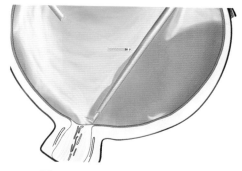

图 10-44　分离玻璃体与视网膜

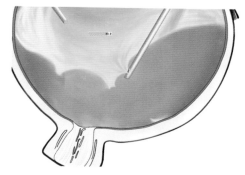

图 10-45　En bloc 技术：全部切除与视网膜
分开的玻璃体和纤维血管膜

　　糖尿病视网膜病变合并纤维血管膜，无论是否存在牵引性视网膜脱离，离断或分割牵引膜是关键，如果有可能就彻底清除牵引膜。一旦牵引膜彻底清除，术中不填充气体和硅油术后视网膜能够自然复位。

　　5. 清除眼内积血　如果玻璃体皮层清除彻底，出血可以停止。当视网膜表面有积血或玻璃体腔内有陈旧血时，将带软硅胶管的笛针管放在玻璃体腔内，混浊的玻璃体液逐渐变得清亮。对视网膜表面的积血，可挤压笛针管上的硅胶管，积血被冲散到玻璃体腔，再经笛针管排出眼外。注意勿将不带软头的笛针管靠近视网膜（图 10-46），以免造成裂孔。

　　6. 全视网膜光凝和冷凝　全视网膜光凝（panretinal photocoagulation）用于术前未行光凝、视网膜有新生血管而光凝量不足者，或虹膜和房角有新生血管者。当切完玻璃体，屈光间质变得清晰后，可用眼内激光导丝或用间接检眼镜激光进行光凝。光斑大小可由激光导丝或间接检眼镜到视网膜的距离调整。氩绿激光、二极管红激光、YAG 倍频激光、氪激光等热效应激光都可使用。

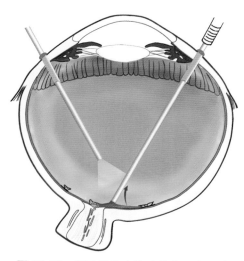

图 10-46　视网膜前血使用笛针吸出眼外

　　冷凝和激光的作用相同，但主要用于虹膜和房角存在新生血管时。因术后炎性反应较大，仅用于激光不易达到的视网膜周边部位。冷凝和光凝还可用于封闭视网膜裂孔。

　　7. 处理视网膜裂孔　一旦视网膜出现裂孔，要彻底清除视网膜前的膜性物，如果剥膜困难可在吊顶灯光纤下行双手剥膜，即一手用内眼镊一手用内眼剪（图 10-47）。然后裂孔缘行电凝标记，再行气液交换和内放液（图 10-48）。在气下光凝封孔，或者填充氟化碳液（"重水"，图 10-49），将气体换回液体，在氟化碳液下封闭裂孔，后者视觉效果优于前者。裂孔封闭后换回气体，气液交换要完全，然后行膨胀气体填充或硅油填充。膨胀气体可以选择非膨胀浓度，如 $12\% \sim 15\% C_3F_8$，$16\% \sim 18\%$ 的 C_2F_6，和 $18\% \sim 20\%$ 的 SF_6。

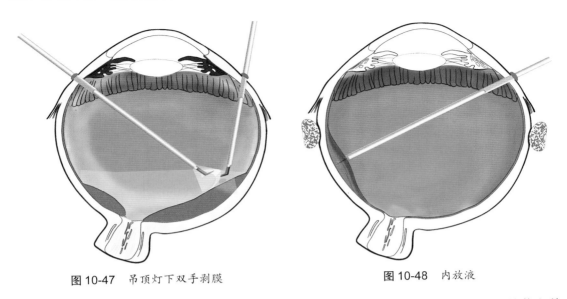

图 10-47　吊顶灯下双手剥膜　　　　　　　　图 10-48　内放液

8. 黄斑前膜清除步骤　糖尿病视网膜病变由于黄斑水肿的慢性刺激，常常合并黄斑前膜，术中应仔细辨认，存在时可按以下步骤处理：

（1）染色：曲安奈德染色可以帮助显示黄斑前膜和黄斑表层的残留玻璃体，有利于玻璃体的完全清除。0.05% 吲哚菁绿染色和亮蓝染色可以显示内界膜，有利于内界膜的清除。

（2）前膜/内界膜剥除：用黄斑镊抓起内界膜，围绕中心凹圆形或椭圆形撕除内界膜（图 10-50）。

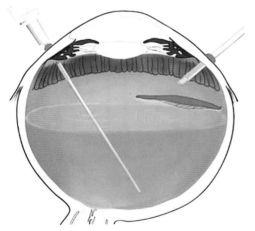

图 10-49　眼内氟化碳液体填充

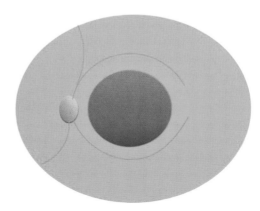

图 10-50　视网膜内界膜剥除范围示意图

六、玻璃体术中困难及对策

1. 瞳孔缩小　糖尿病患者的瞳孔在术中容易缩小，常由于虹膜手术创伤或眼压低所致。出现瞳孔变小，立即升高灌注液以增高眼压。术中注意巩膜切口不宜过大，否则难以维持眼压。

　　2. 术中出血　术中出血可发生在玻璃体切割牵引视网膜的新生血管时，也可发生在剥离纤维血管膜时，还可发生在手术操作导致视网膜裂孔出现时。出血常发生在有高血压或凝血机制有问题的患者，特别要注意检查长期服用阿司匹林（aspirin）患者的血黏度，因为部分服用阿司匹林的患者术中出血较多，建议糖尿病患者玻璃体手术前在征得内科医生同意时停用 1 周。术中出血一般都可以控制，不必终止手术。术中血压高可以全身用神经镇痛药（见第八章），仍不能控制时再加用降血压药物，如压宁定（乌拉地尔）。玻璃体视网膜出血多时，升高灌注液提高眼压，用笛针管置换眼内液。发现出血点行水下电凝。还可注入过氟化碳液（perfluorocarbon liquids，"重水"）压迫止血，待出血止住后用笛针吸出"重水"。

　　3. 角膜水肿　糖尿病患者角膜上皮的基底膜异常，上皮附着力差是糖尿病患者角膜水肿形成的基础[12,13]。眼压高时角膜上皮易水肿，眼压低时角膜内皮水肿，出现 Descemet 膜皱折。无论角膜上皮还是内皮水肿，都会影响眼底影像的清晰度。出现角膜上皮水肿，可适当降低眼灌注液的高度并刮除角膜上皮；出现角膜内皮水肿，可适当升高眼灌注液或缩小巩膜切口。

　　4. 医源性裂孔　糖尿病玻璃体切除术中发生视网膜裂孔是较难避免的术中并发症。玻璃体基底部的玻璃体与视网膜粘连紧密，在这一部位靠近视网膜切割玻璃体，容易在巩膜切口附近（图 10-51，图 10-52）和赤道部的视网膜形成裂孔。使用较高的负压切除与视网膜粘连较紧的玻璃体机化条索，也可导致粘连部视网膜发生裂孔（图 10-53）。在萎缩的视网膜部剥离视网膜前膜可能撕出视网膜裂孔。一旦发生视网膜裂孔，要彻底清除裂孔周围的视网膜前膜，必要时采用双手剥膜技术，清除牵引膜后用激光或冷凝封闭裂孔。存在视网膜下液时，应在气液交换后封孔，或在"重水"压迫下封孔，然后填充膨胀气体或硅油。为避免遗漏锯齿缘部裂孔，在关闭巩膜切口前，要进行眼底检查。单纯锯齿缘部裂孔，行冷凝封孔联合膨胀气体填充效果较好。

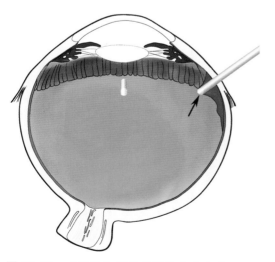

图 10-51　玻璃体切割头往返进出多次后，可以牵引睫状体附近的视网膜，导致周边部视网膜脱离或锯齿缘离断，常常发生在 20G 玻切术时

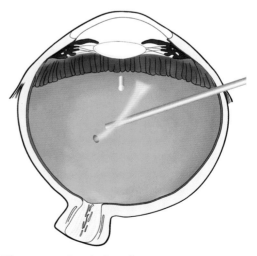

图 10-52　使用较高的负压切除与视网膜粘连较紧的玻璃体机化条索，也可导致粘连部视网膜发生裂孔

5. 晶状体混浊　可由眼内器械碰撞损伤所致，也可由于眼灌注液冲击晶状体后囊造成。部分患者血糖较高，而灌注液内的葡萄糖浓度低，导致晶状体在手术过程中逐渐变混。晶状体混浊后，如果后囊无损伤可以从角巩膜缘行晶状体超声乳化术（phacoemulsification），不进行眼内气体或硅油填充时，可同时植入人工晶状体；如果后囊损伤，视损伤程度决定行超声乳化术或扁平部超声粉碎术（ultrasonic fragmentation）。行超声乳化术的优点便于同时进行人工晶状体植入，行超声粉碎术的优点是不损伤角膜内皮，不影响眼底注视。后囊损伤后要同时进行全视网膜光凝或周边视网膜冷凝，否则术后新生血管性青光眼发生率高。

6. 术毕低眼压　微创手术常常发生的问题，一般由于伤口未闭合，或者眼睑器取出时挤压了眼球，发生后应缝线关闭伤口，眼内补充液体直至眼压正常。

七、术后处理和并发症处理

（一）术后检查

手术后第二天的检查包括眼压、角膜上皮的完整、有无角膜后沉积物，前房深度和浮游物，晶状体透明度，玻璃体清晰度和视网膜复位情况。眼内填充膨胀气体和硅油者术后眼压会有不同程度升高。联合巩膜扣带术后前房变浅要考虑涡状静脉受压引起眼前段缺血。手术后检查在术后第一周内每天 1 次，以后每周 1 次，直到眼部不再需用任何药物。

（二）术后用药

全身用药的类型和剂量因人而异。术后血糖变化不大时，全身用药同术前。因手术引起的眼痛可加用欧可芬类药，出现恶心或呕吐时，要注意检查眼压、血糖和酮体，因为眼压高和酮体出现时都可引起恶心或呕吐。要根据具体原因给予相应处理。局部用药包括散瞳、皮质激素、广谱抗生素和非甾体抗炎药。散瞳剂最好使用短效药以活动瞳孔。糖尿病患者最好不使用全身皮质激素，以避免影响血糖。

（三）早期术后并发症

1. 眼压升高　玻璃体切除术后眼压升高的原因较多，要针对不同原因给予相应处理。眼压 30mmHg 以下而无症状患者可不作降眼压处理。眼压 >30mmHg，或者眼压虽然轻微升高，但出现头痛、眼胀症状时，可口服乙酰唑胺，局部点 0.5% 噻吗心胺眼水。眼压 >40mmHg 时，要考虑手术治疗。因填充膨胀气体或硅油引起眼压高，可考虑放出少量气体或硅油。前房渗出物多引起的眼压高，可前房内注入 tPA 联合降眼压药和皮质激素[14~16]。联合巩膜扣带术后出现房角关闭和高眼压，是由于脉络膜脱离，虹膜向前移位造成，调整环扎带的位置，祛除压迫涡状静脉的外加压物可使前房恢复，眼压正常。

2. 玻璃体积血　糖尿病视网膜病变的玻璃体切除术后出血发生率较高[6,17~20]，特别是 1 型患者、大面积视网膜新生血管的 2 型患者以及虹膜房角存在新生血管的患者。术中行足量眼内激光可降低术后出血[21,22]。硅油填充可阻止视网膜出血弥散到玻璃体腔[23]。膨胀气体填充不能降低术后出血[18]。有报告手术前后口服或静脉滴注 6- 氨基己酸可减少术后早期出血[24]。

术后出血大部分在 2 个月内自行吸收，除非出现眼压升高或孔源性视网膜脱离，一般不作手术处理[25,26]。再次手术可灌洗玻璃体腔，检查眼底，有视网膜血管被牵引时，剪断牵引物；存在视网膜新生血管时，行光凝或冷凝。

3. 葡萄膜反应　单纯玻璃体切除联合或不联合眼内激光很少出现葡萄膜反应。联合晶状体切除或注入膨胀气体、硅油常出现角膜后沉积物、房水内浮游细胞等葡萄膜反应，严重时形成纤维素性渗出物。手术结束前玻璃体腔内灌洗氟尿嘧啶[27]或地塞米松[28]不能改善葡萄膜反应。肝素能降低纤维素反应，但增加出血[29]。轻微的葡萄膜反应可局部使用激素，如果纤维素性渗出物覆盖瞳孔区影响眼内窥视，可前房注入 3g tPA[30]。

4. 角膜上皮缺损　糖尿病患者的角膜上皮在手术中损伤后，上皮和基底膜之间的黏合力异常，导致愈合延迟。可用双眼包扎、患眼加压包扎的办法限制眼球运动，促进角膜上皮的愈合。

5. 晶状体混浊　术后晶状体逐渐混浊可由术中晶状体损伤所致，或手术灌注液未增加葡萄糖导致玻璃体腔液体渗透压降低，液体进入晶状体造成，也可由于填充气体后未俯卧位，使气体直接刺激晶状体，形成羽毛状混浊。后者几天后可消退。晶状体囊膜损伤，液体进入皮层，晶状体肿胀，皮质碎片进入房水可引起继发青光眼，此时应进行白内障摘除术。

6. 视网膜脱离　术后产生视网膜脱离的视网膜裂孔常在手术过程中形成。玻璃体切割头和光导纤维进出部的锯齿缘常发生离断，玻璃体切割头直接咬伤视网膜，切除或拨除机化膜时可能接撕伤视网膜，也可能术中未发现原已存在的视网膜裂孔。术后视网膜脱离可导致眼球萎缩。避免视网膜脱离的发生，关键手术中要仔细检查眼底，发现并处理好视网膜裂孔。术后屈光间质清晰时，视网膜脱离容易发现。合并玻璃体积血或混浊时，要进行超声波监测和随诊。视网膜脱离诊断确立后应尽早手术。

7. 眼内炎　眼内炎很少发生在结膜下的经巩膜切口的玻璃体手术后，经结膜入路的微创玻璃体手术尽管使用 23G 或 25G 玻切头，但还是有可能发生眼内炎，更容易发生于糖尿病患眼。

（1）症状和体征：手术后细菌性眼内炎通常发生在术后 1～7 天，突然眼痛和视力丧失；真菌性感染常发生在手术 3 周后。手术后细菌感染常有眼睑红肿，球结膜混合充血，伤口有脓性渗出，前房积脓或玻璃体积脓，虹膜充血，不治疗视力会很快丧失。图 10-53 显示一急性粪肠菌眼内炎，照片显示术后第三天，患者视力突发下降，房水混浊，虹膜充血可见片状出血。真菌性眼内炎眼轻微充血，玻璃体混浊，形态与不同致病菌有关，手术后真菌感染常侵犯前部玻璃体，前部玻璃体表面积脓或形成膜，治疗不及时感染可向后部玻璃体腔和前房蔓延。

（2）治疗

1）抗生素或抗真菌药：取决于细菌培养和药物敏感测定的结果，但最初的给药可基于房水和玻璃体革兰染色结果。给药途径：

Ⅰ. 玻璃体腔内注药

A. 细菌感染：万古霉素 1.0mg 溶于 0.1ml；或阿米卡星 0.4mg 溶于 0.1ml；或头孢他啶 0.25mg 溶于 0.1ml。上述药联合地塞米松 0.4mg 溶于 0.1ml 内。

B. 真菌感染：念珠菌如果对氟康唑（fluconazol）敏感，可口服 1400mg，每日 3 次。注意肾毒性，如不

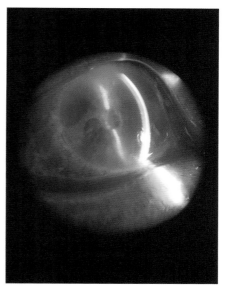

图 10-53　急性粪肠菌眼内炎

敏感用两性霉素 B 联合氟胞嘧啶（ancotil）。两性霉素 B 用 0.1mg/（kg·d）静脉滴注，3 天后改为 0.3/kg 25～50mg/kg 静脉滴注，或口服 4 次 / 日。曲霉菌和不清楚的眼内炎均可用两性霉素 B。

Ⅱ．结膜下注射：万古霉素 25mg 溶于 0.5ml；或阿米卡星 25mg 溶于 0.5ml；或头孢他啶 100mg 溶于 0.5ml。上述药联合地塞米松 6mg 溶于 0.25ml 内。

Ⅲ．结膜囊点药：各种抗生素眼水，可以不同抗生素眼水联合使用，并增加一些皮质激素眼水。

Ⅳ．静脉给药：同全身抗生素使用原则，一般用于合并眼周围组织炎或眶蜂窝织炎。

2）玻璃体切割术：玻璃体切割能排除玻璃体腔脓肿，清除致病菌，迅速恢复透明度，并且有利于前房内感染物质的排出，目前广泛用于眼内炎的治疗。手术开始时可先抽取玻璃体液进行染色和细菌培养染色包括革兰染色、吉姆萨染色和特殊真菌染色，以便确定致病菌。步骤：抽取前房水至少 0.1ml，抽取玻璃体 0.2～0.3ml，不开灌注，将标本立刻放入增菌培养瓶，建议选用儿童血增菌培养管。如果能生长出细菌，根据急性眼内炎病原体或慢性眼内炎病原体分别接种，标本同时作 Gram 染色、真菌染色。目前使用芯片技术检测各种细菌 DNA，能够在几小时后出结果。

（四）远期术后并发症

1．角膜变性　　大范围角膜内皮损害可导致视网膜全层水肿、大泡状角膜变性和新生血管形成。可由膨胀气体损伤。硅油可致角膜带状变性。如果视网膜在位、视网膜病变稳定，可考虑角膜移植。

2．虹膜新生血管形成和新生血管性青光眼　　玻璃体切除术后几周虹膜新生血管形成的发生率达 18%～33%，继之产生的新生血管性青光眼可达 4%～17%[31, 32]。常发生于无晶状体眼、人工晶状体眼[33]、孔源性视网膜脱离和大面积视网膜缺血时。推测完整的晶状体后囊和悬韧带在眼前后段之间形成保护性屏障，使虹膜和房角免受眼内液中刺激新生血管形成的因子影响[34, 35]。术前、术中和术后短时间内的全视网膜光凝和及时的视网膜复位手术可阻止虹膜新生血管形成或使已出现的新生血管消退。当不能进行激光光凝时，可用周边视网膜冷凝术。当药物和凝固疗法均不能控制眼压、患者尚存有用视力时，可进行抗青光眼滤过手术。常规的滤过手术由于新生血管再增殖、炎性反应等很难成功，联合氟尿嘧啶、丝裂霉素可一定程度减轻瘢痕反应，提高手术效果。进入绝对期青光眼合并眼压高症状时，可行睫状体冷凝术。

3．白内障　　玻璃体切除手术后白内障会逐渐形成，部分晶状体为后囊下混浊，但大部分术后白内障呈核性混浊[36~39]。当视力障碍明显时，可行囊外或超声乳化术联合人工晶状体植入术。糖尿病患者白内障的手术时机要保守，晶状体尽可能成熟些。术中要避免后囊损伤，皮质要清理得干净，以减少后发障的形成。无论是手术所致的后囊损伤还是 YAG 激光所致的后囊损伤，都存在虹膜新生血管形成的危险。玻璃体切除术后白内障摘除时要避免术中眼球塌陷，可缝一巩膜上支撑环，或作一玻璃体灌注管[40]。

4．前部玻璃体新生血管增殖　　常见于青年男性 1 型糖尿病患眼，发生在玻璃体切除术后的晶状体眼或人工晶状体眼。新生血管沿周边部视网膜向邻近的睫状体上皮、晶状体后囊蔓延到后部虹膜。患眼可出现葡萄膜炎症、低眼压进而眼球萎缩，或反复的玻璃体积血。术前、术中或术后短期内大范围的全视网膜光凝可阻止它的发生。再次手术清除前部纤维血管膜并行光凝或冷凝也许能控制病变的进展。

第四节　糖尿病黄斑水肿的玻璃体手术治疗

一、手术目的

糖尿病黄斑水肿的眼内药物治疗取得了很好的疗效。有一部分药物治疗无效或者OCT显示视网膜表面反射增强可疑玻璃体皮层增厚，或者有确切的前膜存在时，应该考虑清除前膜或粘连过紧的玻璃体皮层。玻璃体切除步骤和增殖期玻璃体切除术相同。

二、手术效果评价

DRCR组织的50个单位的前瞻性队列研究，入组标准除玻璃体黄斑牵引外，也包括无牵引的黄斑水肿。术中61%剥除前膜，54%剥除内界膜，40%进行了PRP，64%术毕给予玻璃体腔激素。6个月时43%黄斑厚度下降到250μm以下，视力≥10个字母占38%。也有13%～31%患者术后视力下降。由于手术具有一定的风险，玻璃体切除术一般不作首选治疗方法，但黄斑前膜和玻璃体黄斑牵引导致的黄斑水肿应考虑玻璃体切除术[43]，无牵引的持续不吸收的黄斑水肿也可以考虑玻璃体切除术，只是要考虑存在视力下降的风险。

三、黄斑前膜清除步骤

1. 染色　曲安奈德染色可以帮助显示黄斑前膜和黄斑表层的残留玻璃体，有利于玻璃体的完全清除。0.05%吲哚菁绿染色和亮蓝染色可以显示内界膜，有利于内界膜的清除。

2. 前膜/内界膜剥除　用黄斑镊抓起内界膜，围绕中心凹圆形或椭圆形撕除内界膜（图10-54）。

糖尿病视网膜病变的玻璃体手术治疗在过去的20年里取得了巨大的进步，术后视力的改善获得明显提高。由于手术操作较多，术中和术后并发症较多，术后丧失光感的眼球达9%～23%[41,42]。因而增殖期糖尿病视网膜病变的玻璃体手术，要根据术者的经验慎重选择手术适应证。

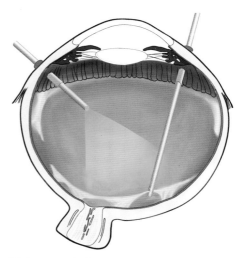

图10-54　内界膜剥除的模式图，蓝色表示内界膜剥除范围

（黎晓新）

参 考 文 献

1. Diabetic Retinopathy Vitrectomy Study Research Group：two-year course of visual acuity in severe proliferative diabetic retinopathy with conventional management，Diabetic Retinopathy Vitrectomy Study report 1.Ophthalmol，1985，92：492.

2. Diabetic Retinopathy Vitrectomy Study Research Group：early vitrectomy for severe vitreous hemorrhage in diabetic retinopathy：two-year results of a randomized trial，Diabetic Retinopathy Vitrectomy Study report 2. Arch Ophthalmol，1985，103：1644.

3. Diabetic Retinopathy Vitrectomy Study Research Group：Early vitrectomy for severe proliferative diabetic retinopathy in eyes with useful vision：results of a randomized trial，Diabetic Retinopathy Vitrectomy Study report 3. Ophthalmology，1988，95：1307.

4. Diabetic Retinopathy Vitrectomy Study Research Group：Early vitrectomy for severe proliferative diabetic retinopathy in eyes with useful vision：clinical applications of results of a randomized trial，Diabetic Retinopathy Vitrectomy Study report 4. Ophthalmology，1988，95：1321.

5. Diabetic Retinopathy Vitrectomy Study Research Group：early vitrectomy for severe vitreous hemorrhage in diabetic retinopathy：four-year results of a randomized trial，Diabetic Retinopathy Vitrectomy Study report 5. Arch Ophthalmology，1990，108：958.

6. 黎晓新，姜燕荣，等. 增殖期糖尿病视网膜病变玻璃体切割手术后的视力及影响因素. 中华眼科杂志，29（4）：208.

7. Davis MD.Vitreous contraction in proliferative diabetic retinopathy. Arch Ophthalmol，1965，74：741.

8. Benson WE，Brown GC，Tasman W，McNamara JA. Extracapsular cataract extraction，posterior chamber lens insersion，and pars plana vitrectomy in one operation. Ophthalmology，1990，97：918.

9. Blankenship GW. Posterior chamber intraocular lens insertion during pars plana lensectomy and vitrectomy for complications of proliferative diabetic retinopathy. Am J Ophthalmol，1989，108：1.

10. Koenig SB，Mieler WF，Han DP，Abrams GW. Combined phacoemulsification，pars plana vitrectomy，and posterior chamber intraocular lens insertion. Arch Ophthalmol，1992，110：1101.

11. 李立新. 眼部超声诊断图谱. 第2版. 北京：人民卫生出版社，2013.

12. Folks，GN，thoft，RA，Perry HD，Tolentino，Fl. Factors related to corneal epithelial complications after closed vitrectomy in diabetics. Arch Ophthalmol，1979，97：1076.

13. Brightbill FS，Myers FL，Bresnick GH. Postvitrectomy keratopathy. Am J Ophthalmol，1978，85：651.

14. Jaffe JG，Lewis H，Han DP，Williams GA，Abrams GW. Treatment of postvitrectomy fibrin pupillary block with tissue plasminogen activator. Am J Ophthalmol，1989，108：170.

15. Jaffe JG，Abrams GW，williams GA，et al. Tissue plasminogen activator for postvitrectomy fibrin formation. Ophthalmology，1990，97：184.

16. 赵培泉，王文吉. 组织型纤溶酶原激活剂对玻璃体切除术后眼内纤维蛋白渗出的治疗. 中华眼科杂志，1995，31（4），255-257.

17. Blankenship GW. Management of vitreous cavity hemorrhage following pars plana vitrectomy for diabetic retinopathy. Ophthalmology，1986，93：39.

18. Joondeph BC，Blankenship GW. Hemostatic effects of air versus fluid in diabetic vitrectomy. Ophthalmology，1989，96：1701.

19. Novac MA，Rice Ta，Michels RG，Auer C. Vitreous hemorrhage after vitrectomy for diabetic retinopathy. Ophthalmology，1984，91：1485.

20. Tolentino FL，Cajita VN，Gancayto T，Skates S. Vitreous hemorrhage after closed vitrectomy for proliferative diabetic retinopathy. Ophthalmology，1989，96：1495.

21. Fleischman JA，Swarz M and Dixon JA. Argon laser endophotocoagulation：an intraoperative trans-pars plana technique. Arch Ophthalmol，1981，99：1610.

22. Liggett PE，Lean JS，Barlow WE，Ryan SJ. Intraoperative argon endophotocoagulation for recurrent vitreous

hemorrhage after vitrectomy for diabetic retinopathy.Am J Ophthalmol，1987，103：146.

23. 黎晓新，姜燕荣，张晓敏，等. 复杂性视网膜脱离的玻璃体切除术联合 SF6 或硅油填充手术复位率的比较. 中华眼科杂志，1995，31：250.

24. de Bustros S，Glaser BM，Michels RG，Auer C. Effect of E-aminocaproic acid on postvitrectomy hemorrhage. Arch Ophthalmol，1985，103：219.

25. Rice TA，Michels RG. Long-term anatomic and functional results of vitrectomy for diabetic retinopathy. Am J Ophthalmol，1980，90：297.

26. Schachat AP，Oyakawa RT，Michels RG and Rice TA. Complications of vitreous surgery for diabetic retinopathy：Ⅱ. Postoperative complications. Ophthalmology，1983，90：522.

27. Blankenship GW. Evaluation of a single intravitreal injection of 5-fluorouracil in vitrectomy cases. Graeves Arch Clin Exp Ophthalmol，1989，227：565.

28. Blankenship GW. Evaluation of a single intravitreal injection of dexamethasone phosphate in vitrectomy surgery for diabetic retinopathy complications. Graeves Arch Clin Exp Ophthalmol，1991，229：62.

29. Johnsen RN，Blankenship G. A prospective，randomized，clinical trial of heparin therapy for postoperative intraocular fibrin. Ophthalmology，1988，95：312.

30. Williams DF，Bennett SR，Abrams GW，et al. Low-dose intraocular tissue plasminogen activator for treatment of postvitrectomy fibrin formation. Am J Ophthalmol，1990，109：606.

31. Aaberg TM，Abrams GW. Changing indications and techniques for vitrectomy in management of complications of diabetic retinopathy. Ophthalmology，1987，94：775.

32. Oldendoerp J and Spitznas M. Factors influencing the results of vitreous surgery in diabetic retinopathy：I. Iris rubeosis and/or neovascularization at the fundus. Graefes Arch Clin Exp Ophthalmol，1989，227：1.

33. Michels RG. Vitreoretinal and anterior segment surgery through the pars plana. Part I. Ann Ophthalmol，1976，8：1353.

34. Glaser BM，Campochiaro PA，Davis JL，et al. Retinal pigment epithelial cells release inhibitors of neovascularization. Ophthalmology，1987，94：780.

35. Stephansson E，Landers MB，Wolbarsht ML. Oxygenation and vasodilation in relation to diabetic and other proliferative retinopathies. Ophthalmol Surg，1983，14：209.

36. Blankenship GW. The lens influence on diabetic vitrectomy results. Report of a prospective randomized study. Arch Ophthalmol，1980，98：2196.

37. Blankenship GW，Machemer R. Long term diabetic vitrectomy results. Report of a 10 year follow-up. Ophthalmology，1985，92：503.

38. Hutton WL，Pesicka GA，Fuller DG. Cataract extraction in the diabetic eye after vitrectomy. Am J Ophthalmol，1987，104：1.

39. Smiddy WE，Stark WJ，Michels RG，Maumenee AE，Terry AC and Glaser BM. Cataract extraction after vitrectomy. Ophthalmology，1987，94：483.

40. 鲍永珍：重视无玻璃体眼白内障手术的复杂性. 中华眼科杂志，2017.53（4）

41. Thompson JT，de Bustros S，Michels RG and Rice TA. Results and prognostic factors in vitrectomy for diabetic traction-rhegmatogenous retinal detachment. Arch Ophthalmol，1987，105：503.

42. Thompson JT，de Bustros S，Michels RG，Rice TA and Glaser BM. Results of vitrectomy for diabetic retinopathy. Ophthalmology，1986，93：1571.

43. Haller JA，Qin H，Apte RS，et al. Vitrectomy outcomes in eyes with diabetic macular edema and vitreomacular traction. Ophthalmology，2010，117（6）：1087-1093.e1083.

第十一章
展　望

第一节　预防和控制糖尿病视网膜病变

降低糖尿病视网膜病变的发生和延缓糖尿病视网膜病变的发展有两个关键，一是有效控制血糖、血压和血脂（详见第九章），是早期发现、早期控制。患者一旦诊断糖尿病，即使没有视力障碍，也要作定期的眼底检查，称为筛查。如出现视网膜病变，根据视网膜分期、分级及时激光或抗 VEGF 治疗可以使 90% 的糖尿病视网膜病变患者不发生严重视力下降。1987 年 Sjölie 和 Green 报告 1 型糖尿病盲是 11.6%[1]。1997 年，Wisconsin 报道在有了光凝但是尚无筛查的情况下，流行病学调查显示糖尿病盲降到 2.4%[2]，同年 Kristinsson 等报告在筛查和光凝共同控制下，糖尿病盲降至 0%[3]。欧美发达国家已普遍建立使用以黄斑为中心 45° 彩色数字眼底照片技术对糖尿病人群进行筛查和定期随访的制度，不仅降低了其致盲率，而且节约了医疗成本。近年来基于数字化信息技术的快速发展，又将远程医学结合眼底数字照相机用于 DR 的筛查。研究证实这种筛查方法检测 DR 的灵敏度可达 98%，特异性 86%[5,7]，比传统的筛查模式明显提高了患者依从性，而且成本效益（cost-effective）更加突出，因为支付由于没有预防筛查导致糖尿病患者治疗的费用要比预防筛查项目的支出高 7~20 倍[3]。筛查项目每年可为政府节约巨大医保费用。目前美国国家卫生中心视觉成本效益研究小组正在就 DR 远程医疗对病变进展程度及高危因素采取不同随访方案的可行性、成本效益进行研究。在 DR 远程筛查方面一直居于国际前列的冰岛糖尿病研究小组基于远程 DR 筛查的信息技术及流行病学资料，也正在研究是否可以在保证安全的基础上进一步延长随访间隔以提高成本效益。我国由于一般人群缺乏疾病防控的基本知识，地区间医疗水平差距较大，人均享有医疗资源有限，在广大人群中尤其是农村患者中，定期进行眼底筛查尚未普及。不少患者因不能早期发现而延误治疗时机，最终导致失明；另一方面，我国互联网普及率 2012 年即达 42.1%，居世界领先，因而利用现有资源发展 DR 筛查的远程医疗正在受到重视。香港大学李嘉诚医学院眼科研究所开展了香港医管局港岛西联网属下 DR 远程筛查，结果显示此种定期筛查结果可靠且成本效益突出，正拟在全港推行。2003 年上海交通大学第一附属医院开始构建社区 DR 远程筛查系统，并在上海市长宁区北新泾社区居民中开展糖尿病眼病筛查，证实该方法与传统检查法结果一致，有可行性，且方便快捷[8]。很多三甲级医院也正在进行与社区联合进行糖尿病视网膜病变远程筛查的初步研究。在国内合理使用现有资源，做好普及宣教，在社区和基层医院广泛开展筛查，建立从偏僻的乡村初级卫生医疗中心与专业的眼底病诊疗中心之间的眼底数字照相远程筛查，并定期随诊患者进行评估，是降低糖尿病患者视觉残疾的关键因素。这也是我国眼科界今后应当积极开展的一项工作。

关于随访开始的时间：1 型糖尿病发生在 40 岁以前，大多为青少年，发病年龄高峰在 14 岁。美国和加拿大指南推荐在青年期之后诊断糖尿病者应在诊断 3~5 年后开始筛查眼底[4~6]。澳大利亚指南和加拿大指南中提到，青春期前诊断的 1 型糖尿病应在青春期后开始筛查眼底[5,6]。英国指南则建议 12 岁开始[7]。对 2 型糖尿病，如果还没出现视网膜病变，能够保证随诊，可以 2 年随访一次，因为 2 年内不会从无 DR 进展到威胁视力的视网膜病变。这样可以减少 25% 的 DR 筛查。

我国中华医学会眼底病学组 2014 年组织制定了我国第 1 版《我国糖尿病视网膜病变临床诊疗指南》[9]。由于我国 DR 患者的发病年龄与诊断年龄有时不完全符合，某些患者第一次诊断为 DM 时可能已出现视网膜病变，故建议青春期前或青春期诊断的 1 型糖尿病在青春期后（12 岁后）开始检查眼底（表 11-1），之后每年随诊，青春期后发病的患者一旦确诊即进行视网膜病变筛查。对于 2 型糖尿病应在确诊时开始筛查眼底病变，每年随诊一次。对于妊娠糖尿病应在妊娠前或妊娠初期 3 个月开始筛查（表 11-1）。不同资源的医院可承担不同的筛查内容，视力出现损伤，不具备诊断和治疗资源的医院应向有资源的医院转诊（表 11-2）；如果患者得不到充分的视网膜评估，则应交由眼科医师和眼底病科医师进行检查。在我国医疗资源水平不均一，需要针对不同资源水平的医院进行转诊指导。

表 11-1　我国糖尿病患者接受眼科检查首诊和随诊时间建议

类型	首次眼底检查时间	随诊时间
1 型糖尿病	青春期前或青春期发病，可在 12 岁开始筛查，青春期后发病患者一旦诊断即进行筛查	每年 1 次或根据情况
2 型糖尿病	确诊时	每年 1 次或根据情况
妊娠糖尿病	妊娠前或妊娠初 3 个月	NPDR 中度：每 3~12 个月，NPDR 重度：每 1~3 个月

注：NPDR 示非增殖期糖尿病视网膜病变

本表引自《我国糖尿病视网膜病变临床诊疗指南》

表 11-2　糖尿病及糖尿病视网膜病变患者基于疾病严重程度分级的转诊和随诊建议

分级	随诊	转诊标准	转诊医院级别
无明显的视网膜病变	1 年随访 1 次（无需眼科医师检查）	矫正视力≥0.63（20/30 或 4.8）	资源匮乏的医院
不严重的视网膜病变（Ⅰ期和Ⅱ期）不合并糖尿病黄斑水肿	尽可能数月随访 1 次，最好是由眼科医师检查	矫正视力＜0.6（20/30 或 4.8）或视力突然下降	有限资源、资源充足的医院
不严重的视网膜病变（Ⅰ期和Ⅱ期）合并糖尿病黄斑水肿	尽可能数月随访 1 次眼底病科医师检查	无	资源充足的医院
严重的视网膜病变（Ⅲ期和Ⅳ期）合并糖尿病黄斑水肿	尽快由眼底病科医师检查	无	资源充足的医院

注：引自 2014《我国糖尿病视网膜病变临床诊疗指南》

DR 筛查内容和执行医院的建议：DR 的初级筛查可由全科医师或经过培训的社区人员通过视力检查进行。一旦视力≤0.63（20/30 或 4.8）或者患者出现突发的视力下降以及视物模糊就应及时转诊。鉴于我国眼科的资源设施在某些综合医院分布不足,所以筛查执行医院采用"资源匮乏""资源有限"和"资源充足"分类。"资源"系指眼科设施。指南建议资源匮乏的医院:仅能作视力检查,视力检查者应接受培训;资源有限的医院:可以进行直接或间接检眼镜检查或眼底照相,能够对 DR 进行分期,最好是由眼科医师进行。如果无眼科医师,可以由经过培训的全科医师进行;资源充足的医院:具备各种眼底照相、FFA、OCT 及治疗设备,可以对严重视网膜病变进行评估和干预。指南对糖尿病患者筛查和随诊的流程做了建议。相信我国的糖尿病视网膜病变在今后的几年中会得到有效的控制。

(黎晓新)

参 考 文 献

1. Sjølie AK, & Green A. Blindness in insulin treated diabetic patients with age at onset < 30 years. Journal of Chronic Diseases, 1987, 40: 215-220.

2. Moss SE, Klein R & Klein BEK. The 14-year incidence of visual loss in a diabetic population. Ophthalmology, 1998, 105: 998-1003.

3. Kristinsson JK. Diabetic retinopathy. Screening and prevention of blindness. Acta Ophthalmol Scand, 1997, suppl 223(doctoral thesis), 75.

4. Klein R, Moss SE, Klein BE. Is gross proteinuria a risk factor for the incidence of proliferative diabetic retinopathy? Ophthalmology, 1993, 100(8), 1140-1146.

5. Chak-R, Harpor CA, Keeffe JE. Diabetic retinopathy management guidelines, Review. Expert Rev. Ophthalmol, 2012, 7(5): 417-439.

6. The Diabetes Control and Complications Trial Research Group. Effect of pregnancy on microvascular complications in the diabetes control and complications trial. Diabetes Care, 2000, 23(8): 1084-1091.

7. Diabetic Retinopathy Guidelines. The Royal College of Ophthalmologists.

8. 黄晓波,邹海东,王宁,等. 上海市北新泾街道 60 岁及其以上居民糖尿病视网膜病变患病情况调查. 中华眼底病杂志, 2010, 26(2): 105-108.

9. 中华医学会眼底病学组. 我国糖尿病视网膜病变临床诊疗指南(2014 年). 中华眼科杂志, 2014, 50: 851-865.

第二节 基础-临床转化促进糖网病治疗

一、调控糖网病致病通路中关键靶点及多靶点的联合疗法

根据前面第五章有关糖网病发病机制的临床病理、病理生理、生物化学和分子生物学的研究,糖网病临床治疗的发展方向可以概括为三个方面:抗凋亡、抗炎和抗新生血管形成。

细胞凋亡是一种程序性、主动性细胞死亡的过程。根据细胞凋亡生物化学和形态学的特点,已经发现在糖尿病视网膜环境下,不仅血管周细胞和内皮细胞凋亡,许多种类的视网膜神经细胞也发生凋亡[1]。虽然糖尿病视网膜微血管细胞凋亡和多种视网膜神经细胞凋亡的时间先后以及相互影响还不完全清楚,但是细胞凋亡被认为是导致糖网病微血管病变和

视网膜神经元病变的细胞学基础。例如，血管细胞凋亡造成血管壁通透性增加、血管闭塞、血流变缓、组织缺血等；而神经元凋亡造成神经视网膜层变薄、视网膜电生理异常等。由于各种细胞走向凋亡归宿的分子行为差别很大，所以要想抑制糖网病细胞凋亡，就需要使用适应范围较广的细胞/神经保护剂。例如，应用睫状神经营养因子（ciliary neurotrophic factor）治疗退行性视网膜病变[2]，使用促红细胞生成素（erythropoietin）治疗糖尿病黄斑水肿等[3]。但是又因为这些适应范围较广的细胞/神经保护剂特异性不强，只能在一定程度上减慢疾病的发展，所以在发展抗凋亡疗法时，可能有以下发展方向：第一，明确细胞特异的调控糖尿病视网膜细胞凋亡的信号；第二，阻断特异性凋亡信号通路中关键蛋白的功能；第三，调控凋亡程序的最终环节，譬如抑制核酸内切酶等特异性靶向疗法；第四，细胞特异性的和广谱的细胞/神经保护剂联合使用等。

糖尿病的异常生化代谢诱发了视网膜组织细胞的炎性反应。虽然由炎症进一步引发糖网病的机制还不完全清楚，但是我们已认识到糖尿病产生的有害刺激或组织细胞在糖尿病条件下的异常功能均可以使组织细胞产生获得性反应（adaptive response）。这种反应介于组织破坏型炎症和非炎性的清除死亡细胞反应之间。后者是组织功能修复和维持体内平衡的机制，但如果非炎性反应进入慢性阶段就会对组织产生破坏作用，诱导疾病的发生。最早的糖网病病理改变之一，白细胞在血管内聚集和边流（leukostasis）就属于后者，这种获得性反应又称副炎症反应（para-inflammation）[4]。假如有害刺激得到解除，副炎症反应可以缓解，并能完成组织修复功能。但是如果组织保护功能缺陷已经存在，这种副炎症反应可持续发展到慢性炎症，从而导致疾病的发生，比如发生糖网病。糖尿病视网膜炎症反应有多种免疫细胞参与，特别是骨髓来源的单核细胞的参与起关键性作用[5]。目前糖网病被认为是一种低度炎症疾病，但是如何进一步研究炎性反应作为糖网病发病机制，尤其重要的是如何用于临床干预等问题还远远没有解决。我们提出以下问题供读者参考：第一，如何调控糖尿病视网膜在起病初期时的副炎症反应？第二，糖网病发生时什么类型的视网膜细胞在炎性反应中起主导作用？越来越多的证据表明非视网膜细胞起主要作用。那么我们就要扩大眼界，不仅着眼于视网膜细胞，还要研究其他种类细胞，如白细胞、各类干细胞等，以及以往研究较少的自然免疫系统（innate immunity），如 toll-like receptors、病原体相关的分子模式（pathogen-associated molecular patterns PAMPs）和危险相关的分子模式（danger-associated molecular patterns DAMPs）等[6]。第三，炎症反应在糖尿病视网膜神经元病变中起怎样的作用？这个领域的研究可能要和神经元凋亡联系起来，因为凋亡细胞释放和暴露某些分子作为（细胞死亡信号）传递给炎症反应效应物，从而导致免疫系统的介入。如果能鉴别这些分子，就有可能调控对凋亡细胞的吞噬和免疫介导的炎症反应，进而干预糖尿病神经元病变[7]。第四，寻找糖网病炎症反应的标记，特别是非创伤性的标志物，从而监测炎症状态和视网膜病变的相关性。第五，寻找适合的抗炎药物，并通过应用这些药物干预也能判断是否炎症反应在糖网病发生发展中起关键作用。第六，如果有适合的抗炎药物，什么是最佳给药途径等？

虽然增殖性糖网病是晚期病变，但抗新生血管疗法要从糖网病最早期着手。发病前期周细胞合成的血管生成素-1（angiopoietin-1）与血管生成素-2（Ang-2）相比较占主导地位，Ang-1 调控内皮细胞的酪胺酸激酶受体 Tie-2 磷酸化。被激活的 Tie-2 能控制内皮细胞增生，促进细胞之间的连接，稳定毛细血管，保持血-视网膜屏障。因此，在这个阶段通过监测并稳定以周细胞为主导的 Ang-2/Tie2 系统，就有可能维持血-视网膜屏障的完整结构和正常功能。嗣后，糖网病逐渐发展，糖尿病诱导的 Ang-2 逐渐上调。虽然此时段还没有组织缺氧，但是内皮细胞和 Müller 细胞开始生成大量 Ang-2，使 Ang-2 水平超越 Ang-1 上升为主导地位。由于 Ang-2 具有抑制 Tie-2 磷酸化的功能，所以引起周细胞和内皮细胞退化，毛细血管闭锁。逐渐增大的毛细血管非灌注区导致组织缺氧，进而上调缺氧诱导的因子，比如 VEGF 和 Ang-2 等。在缺氧条件下，周细胞的 Notch3 信息通路活跃，进一步上调 Ang-2。这样，糖网病进入晚期。居高不下的 VEGF 联合高水平的 Ang-2 使血管稳定性破坏，造成内皮细胞过度增生和周细胞活跃。此时，骨髓衍生的内皮前体细胞也参与病理性新生血管形成[8]。从糖网病病理性新生血管形成的过程中，我们可以看出 VEGF 不是唯一的新生血管因子。在糖网病不同时期新生血管因子的组成和定量不断变化，而且新生血管形成有多种细胞参与，其中周细胞的作用非常突出。这些理论基础，为改进和发展抗新生血管形成疗法提出了新的方向。第一，由于周细胞在糖网病各期都对内皮细胞起控制作用，保持周细胞功能和结构完整至关重要。研究结果表明，血小板源性生长因子（PDGF）是周细胞赖以生存的生长因子，糖尿病高血糖刺激蛋白激酶 C-delta（PKC-δ）信号通路导致 PDGF 丧失功能，造成周细胞凋亡[9]。以此类推，PKCδ 抑制剂能阻止周细胞凋亡。第二，调控周细胞成熟，保证周细胞和内皮细胞之间正常的相互作用，防止异常血管形成。我们又知道整合素 $\alpha_4\beta_1$（integrin $\alpha_4\beta_1$）由活化的周细胞合成，它与内皮细胞表面的细胞间黏着分子结合才能促进内皮细胞增生，预测调控周细胞整合素 $\alpha_4\beta_1$，内皮细胞就不能异常增生形成新生血管[10]。第三，参与糖网病病理性血管形成的因子和信号通路众多，VEGF 家族只是一个其他还有 Ang-2/Tie-2 系统、TGF-β 家族[11]、许多细胞因子（cytokines）、生长因子（growth factors）和蛋白水解酶（proteases）等。一些调控这些因子的制剂正在进行临床试验，更恰当的制剂和更合理的配伍将会用于临床。

二、临床影像学进展推动糖网病临床研究、认知和诊疗技术的发展

不断更新的影像学技术使我们对糖网病临床诊断学和糖网病的病理生理学的认识耳目一新。多年来糖网病的诊断和随诊是根据标准眼底照相所获得的资料。所谓标准眼底照相是把 7 个 ETDRS 眼底照相进行叠加组合（Montage 成像技术），覆盖约 30% 范围的眼底。而近年发展起来的超广角全视网膜照相技术（ultrawide field）能让我们对 80% 的视网膜一览无余（图 11-1）。应用超广角全视网膜荧光造影更能让我们在同一比例尺条件下比较中央和周边视网膜血管系统，不用担心在使用标准网膜荧光造影时由于眼球转动造成视网膜血管管径成像误差的影响。由于使用了超广角全视网膜照相技术，经过 4 年前瞻性的研究证明，当糖网病既包括中央又包括周边网膜病变时，如果周边网膜病变比中央网膜病变突出，那么发展成严重糖网病的风险就比只根据中央网膜病变判断时显著增大[12]。这一发现将对如何应用周边网膜病变预测和监测糖网病病程发展起指导性作用。

在第七章，我们介绍了光学相干性断层影像（OCT）的应用和发展。随着电子计算机、人工智能的发展，OCT 技术不断更新，新 OCT 软件的涌现使 OCT 在糖网病诊断和治疗中的作用越来越显著。光学相干性断层血管造影（OCTA）是一种新的 OCT 技术。OCTA 可以对后极部视网膜和脉络膜微血管进行三维重建。与经典的荧光造影和 ICG 不同，OCTA 探测血流不需要注射染料。OCTA 利用 OCT 正切 - 扫描（又称 en face OCT）获得任何深度视网膜层面的影像，并应用分裂 - 光谱振幅去关联技术（split-spectrum amplitude decorrelation）

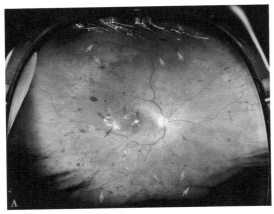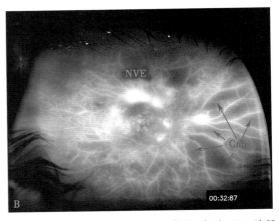

图 11-1　超广角全视网膜彩色照相（A）和荧光造影（B）能使糖尿病视网膜病变病人（病例）大约 80% 的视网膜一览无余。彩色照相显示出血、硬性渗出等糖网病特征性改变不限于中央 30% 区域（箭头）。荧光造影突出表现了新生血管（NVE）和广泛的血管非灌注区（Cnp），一直伸展到远周边（far periphery），视网膜新生血管也清晰可见

改进信号 - 噪音比，从而能探测红细胞在视网膜和脉络膜血管内的流动[13, 14]。虽然 OCTA 尚处于发展初期阶段，但是它的优越性已经突显。除了无创性（无需染料注射）之外，OCTA 能分辨和定量视网膜 - 脉络膜不同层次的微血管床，目前，OCTA 已经能辨认视网膜浅层血管丛、视网膜深层血管丛、外层视网膜无血管层和脉络膜毛细血管层等，揭示了我们从未认识的不同层次的糖网病微血管病变（图 11-2）。我们预测 OCTA 将克服只能聚焦于后极部的局限，与经典血管造影互补，使糖网病临床影像学得到更大的发展。

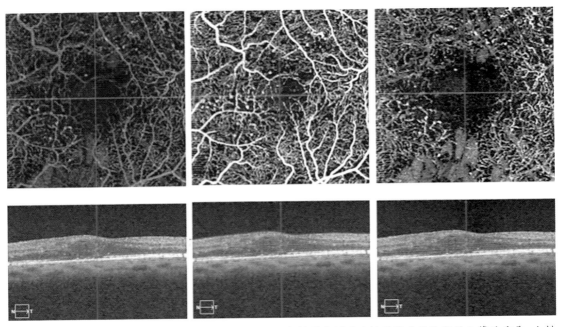

图 11-2　一 45 岁男性 DME 患者。上排图是 OCTA，上排图左侧显示视网膜浅层和深层血管的重叠，上排中显示浅层血管，上排右侧显示深层血管，深层和浅层血管均显示微血管瘤；下排图是常规的 OCT，显示黄斑水肿

除上述超广角全视网膜荧光造影和 OCTA 外，另一项可能有助于糖网病诊断的新技术是多光谱眼底分层成像系统（multispectral imaging，MSI）。该系统将不同单色 LED 光源投射至眼底从内界膜至脉络膜各层，利用眼内不同物质对不同单色光的特异性吸收和反射的特性而获得系列眼底冠状面图像 [15]。MSI 成像在 DR 的评估中的优势（图 11-3）包括：① DR 的特征性改变毛细血管瘤样膨出（MA）在 580nm 光谱上成像最为清晰，其灵敏性和特异性与 FFA 相当 [16]，而在常规眼底照相仅能被部分显示 [17]。②视网膜新生血管和出血点在 580nm 成像较清晰 [18]，而在 620～740nm 间弱化，使 PRE 斑驳样改变（Mottled RPE）能凸显出来，可用于评估糖网病时对 RPE 的损伤。但该系统受限于不是广角照相，并需在暗室中且瞳孔大于 2.5mm 方能使用，应该是其改进的方向。

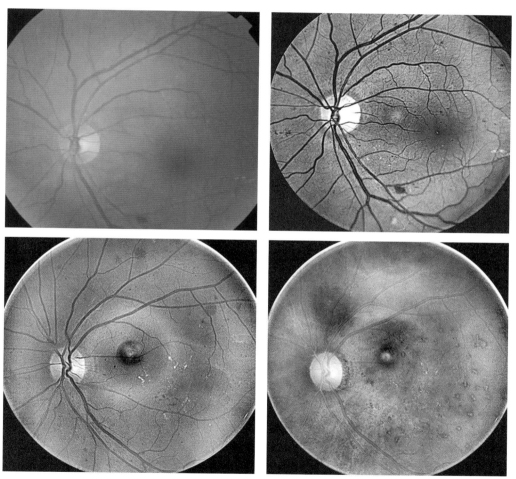

图 11-3 MSI 显示的视网膜微血管瘤、出血及 RPE 改变等病变。上左，眼底照相仅能显示部分微动脉瘤；上右，580nm 光谱处，微动脉瘤和出血对光的吸收最强，与背景的对比度最强，成像最清晰。下左，580nm 处，微动脉瘤、出血点和新生血管被清晰显示；下右，740nm 则 RPE 斑驳样改变更突出

三、科学技术的发展给糖网病非手术和手术治疗的进步提供了更多的机遇

我们根据现在的发展趋势，预测科学技术的不断发展会有力地推动糖网病非手术和

手术治疗的进步和革命，激励我们跟上步伐。第一，玻璃体内缓释或脉冲式可控释放装置的出现，例如缓释地塞米松（Ozurdex®）700μg 能维持 4～6 个月；缓释氟轻松（fluocinolone acetonide ILUVIEN®）190μg 能维持 36 个月；抗 -VEGF 的玻璃体植入装置正在临床试验中。第二，无光感受器细胞损伤型视网膜激光，例如微脉冲式激光（micropulse photocoagulation）是 810nm 半导体激光，只刺激视网膜色素上皮而对光感器细胞无损伤，因此在治疗糖尿病黄斑水肿时可以直接照射黄斑甚至黄斑中心凹。第三，OCT- 辅助的玻璃体切割是利用手术中 OCT 影像指导复杂的视网膜剥膜技术 [19]。第四，达•芬奇外科手术系统（da Vinci surgical system）又称机械手外科手术系统在视网膜手术的应用刚刚开始。应用眼科达芬奇手术系统，至少能为手术医生进行玻璃体切割时提供易于双手操作的机会和良好的眼内照明条件。第五，不断改进的玻璃体切割机和手术器械使手术更安全、效率更高。

（李维业）

参 考 文 献

1. Alistair J. Barber，Erich Lieth，Sonny A. Khin，et al. Neural Apoptosis in the Retina during Experimental and Human Diabetes Early Onset and Effect of Insulin. J Clin Invest，1998，102：783-791.

2. Birch DG，Weleber RG，Duncan JL，et al. Ciliary Neurotrophic Factor Retinitis Pigmentosa Study Groups. Randomized trial of ciliary neurotrophic factor delivered by encapsulated cell intraocular implants for retinitis pigmentosa. Am J Ophthalmol，2013，156（2）：283-292.

3. Li W.，Sinclair S.，Xu GT. Effects of Intravitreal Erythropoietin Therapy for Patients with Chronic and Progressive Diabetic Macular Edema. Ophthalmic Surgery Lasers & Imaging，2010，41（1）：18-25.

4. Medzhitov R. Origin and physiological roles of inflammation. Nature，2008，454：428-435.

5. Yellowlees Douglas J，Bhatwadekar AD，Li Calzi S，et al. Bone marrow-CNS connections：implications in the pathogenesis of diabetic retinopathy. Prog Retin Eye Res，2012，31：481-494.

6. Hernández-Pedro N，Magana-Maldonado R，Salazar-Ramiro A，et al. PAMP-DAMPs interactions mediates development and progression of multiple sclerosis. Front Biosci（Schol Ed），2016，8：13-28.

7. Laurence Zitvogel，Oliver Kepp，Guido Kroemer. Decoding Cell Death Signals in Inflammation and Immunity. Cell，2010，140（6）：798-804.

8. Hammes HP，Feng Y，Pfister F，et al. Diabetic Retinopathy：Targeting Vasoregression. Diabetes，2011，60：9-16.

9. Pedro Geraldes，Junko Hiraoka-Yamamotol，Motonobu Matsumotol，et al. Activation of PKC-δ and SHP-1 by hyperglycemia causes vascular cell apoptosis and diabetic retinopathy. Nature Medicine，2009，15：1298-1307.

10. Barbara Garmy-Susini，Hui Jin，Yuhong Zhu，et al. Integrin α4β1 -VCAM-1-mediated adhesion between endothelial and mural cells is required for blood vessel maturation. J Clin Invest，2005，115：1542-1551.

11. Tony E. Walshe.，Magali Saint-Geniez.，Arindel S. R. Maharaj，et al. TGF-b Is Required for Vascular Barrier Function，Endothelial Survival and Homeostasis of the Adult Microvasculature. PLoS ONE，2009，4：1-16.

12. Paolo S. Silva，Jerry D. Cavallerano，Nour Maya N. Haddad，et al. Peripheral Lesions Identified on Ultrawide Field Imaging Predict Increased Risk of Diabetic Retinopathy Progression over 4 Years. Ophthalmology，2015，122：949-956.

13. Jia Y，Bailey ST，Hwang TS，et al. Quantitative optical coherence tomography angiography of vascular abnormalities in the living human eye. Proc Natl Acad Sci U S A，2015，112（18）：E2395-E2402.

14. Spaide RF, Klancnik JM, Cooney MJ. Retinal vascular layers imaged by fluorescein angiography and optical coherence tomography angiography. JAMA Ophthalmol, 2015, 133（1）: 45-50.

15. Hitchmoth DL. Multispectral imaging: a revolution in retinal diagnosis and health assessment. Advanced Ocular Care. 2013; 4: 76-79.

16. 仇长宇, 罗灵, 石圆圆, 等. 多光谱眼底成像在糖尿病视网膜病变筛查中的应用. 解放军医药杂志. 2017; 5: 86-88.

17. Kerry M. Gelb, Stuart P. Richer, Cheryl N. Zimmer, Retinal multispectral imaging of 'sub-clinical' capillary microaneurysms in non-diabetics correlates with insulin resistance. Diabesity 2016; 2: 19-25.

18. Li XX. Multispectral Fundus Imaging for Screening and Diagnosis. Beijing: Beijing Science & Technology Press, 2014: 32-37.

19. Falkner-Redler C, Glittenberg C, Gabriel M, et al. Intrasurgical microscope integrated spectral domain OCT-assisted membrane peeling. Retina, 2015, 35: 2100-2106.

第三节　基因治疗和干细胞治疗在干预糖网病中的研究进展和临床应用

随着科学技术的进步，人们对糖网病的认识和干预手段已提升到一个崭新的阶段，包括基于分子生物学技术和精准医学思想对糖网病发病机制的认识，以及现代视网膜检查手段、激光治疗及手术仪器设备的临床应用。部分患者能得益于这些进步而使其疾病得到缓解和控制，部分恢复视功能并改善了生活质量。但对视网膜组织细胞已发生严重损伤和（或）坏死凋亡的患者，恢复其视功能目前仍是一个难以完成的挑战。近年来，以干细胞、基因治疗及组织工程等为核心的再生医学的研究进展，为这部分患者带来了新的希望。从某种意义上说，眼科学者和医生们甚至在基因治疗和干细胞治疗的转化应用中发挥着引领作用。本章就是着眼于干细胞治疗和基因治疗在糖网病或相关视网膜研究的进展开展讨论。也许，这章的内容离我们今天的临床实践还有些距离，但这个距离并不遥远。通过本章的讨论，我们不仅是对未来5～10年中糖网病治疗可能出现的新突破做些预测和展望，更希望对我们未来相关科研的方向和重点能有一定的启示作用。

一、利用基因治疗干预糖网病的研究和临床转化

随着分子生物学技术的进步、病毒载体的改进，眼病的基因治疗取得了重大进展[1,2]。在莱伯先天性黑矇（Leber's congenital amaurosis, LCA）的动物模型上的研究，促成了人类第一次视网膜变性疾病基因治疗的临床试验，并且取得了鼓舞人心的初步结果。基因治疗后患者的光敏感性和视力都有所提高，并且在客观检查中也得到了证实。其中，以腺相关病毒（adeno-associated virus, AAV）为载体的基因治疗具有较好的安全性和有效性，目前在基础研究和临床试验领域开展了较多的研究，为包括糖网病在内的眼病的基因治疗提供了理论上和临床转化的依据[2,3]。

（一）基因治疗的基本概念和策略

在医学领域，基因治疗（gene therapy）特指将具体的有针对性的核酸聚合物（特别是外源正常基因）导入患者的靶细胞，并在患者体内产生相应基因的直接产物，以纠正或补偿因基因缺陷和异常引起的疾病，达到治疗目的。按这样的理解，曾被视为基因治疗先驱的减

毒活疫苗治疗并不属于现代基因治疗的范畴,因为这些疫苗并不改变接种者的基因。另一方面,进行输血、骨髓移植和器官移植等治疗时,虽然把异体 DNA 带给了受体患者,但由于其导入的不是特定的基因,也不是依靠特定的基因发挥治疗作用,也不属于基因治疗。但利用新的技术在 DNA 水平进行修饰(如基因编辑技术)以治疗疾病的情形应该属于基因治疗。

限定于将具体目标基因导入患者细胞并依赖目标基因产物直接作用进行治疗的范畴,目前实施基因治疗的策略主要包括以下四类[4]:

1. 基因置换(gene replacement) 通过同源重组技术,导入正常基因在原位替换基因组内有缺陷的或功能丧失型突变(loss-of-function mutation)的致病基因,使患者体内靶细胞内的 DNA 恢复正常状态,达到治愈患者的疾病。理论上,这一方法非常适合用于治疗常染色体隐性遗传疾病,如视网膜色素变性(retinitis pigmentosa, RP)、2 型莱伯先天性黑蒙(LCA2)或那些由于单倍剂量不足或者是显性负相突变导致的常染色体显性遗传疾病(如部分 RP)。动物实验进一步证明,在 Rp2 基因敲除(Rp2-KO)的小鼠中,采用基因置换的策略(AAV-RP2)能够长期维持视锥细胞的结构和功能[5];在 1 型莱伯黑蒙(LCA1)全视锥细胞 Nrl 及 Gucy2e 敲除小鼠(All-Cone Nrl(-/-)Gucy2e(-/-)小鼠),AAV 介导的 GUCY2D(AAV5-GRK1-GUCY2D)基因治疗能够充分恢复小鼠视功能[6]。在临床上,针对 LCA 的视网膜下腔导入腺相关病毒 2 型(AAV2)介导的视网膜色素上皮细胞因子 65(retinal pigment epithelium-specific 65kD protein, RPE65)的基因治疗就是采用基因置换策略完成的。这一策略用于治疗没有明显基因缺陷的糖网病时看似没有直接作用,但有关技术可以利用或借鉴。

2. 基因沉默(gene silencing) 把反义核酸(如 siRNA、shRNA、反义 RNA、反义 DNA 等)和核酶等导入细胞内,在转录和翻译水平阻断特定基因的异常表达,或者破坏某个基因结构使之不表达,从而实现治疗的目的。这种基因治疗方法主要可用于纠正由于功能获得性突变(gain-of-function mutation)所导致的常染色体显性遗传疾病(如部分 RP)。这方面成功的实验有 AAV 介导的马铃薯球蛋白(tuberin)shRNA 显著改善了 RP 小鼠(PDE6BH620Q/PDE6BH620Q)光感受器细胞的存活和功能[7],以及腺病毒介导沉默 S100A4(转移相关蛋白)基因表达并通过下调脑源性神经营养因子(BDNF)的表达而抑制 OIR 小鼠视网膜内新生血管形成[8]。目前尚未发现糖网病有特异高表达的基因,但可以考虑用这项技术阻断糖网病发病有关的细胞信号通路上明显上调的基因。

3. 基因添加(gene addition) 导入的外源基因与致病基因无关,旨在利用靶细胞表达该基因,并通过该基因产物来干预致病基因,阻止发病的过程而发挥治疗作用。如细胞凋亡是许多遗传性疾病的最终通路,可导入外源性抗凋亡基因(如 XIAP)或者具有神经营养及神经保护的基因(如 BDNF、EPO 等),发挥其产物对细胞的保护作用。正在研发中的针对糖网病的基因治疗,大多是采用基因添加策略,并且主要以 AAV 作为载体。所针对的靶点主要有血管内皮细胞生长因子(vascular endothelial growth factor, VEGF)系统、肾素 - 血管紧张素系统(renin-angiotensin system)、抗氧化系统(antioxidant system)以及眼内补体系统(intraocular complement system)[9]。例如,为了抑制视网膜新生血管,利用 AAV 作载体介导表达 VEGF 受体 1(VEGFR1)、贝伐单抗(bevacizumab)、血管抑素(vasoinhibin)、内皮抑素(endostatin)、色素上皮衍生因子(pigment epithelium-derived factor, PEDF)等。有一项采用低氧调节元件(HRSE-6XHRE)和胶质细胞酸性蛋白(GFAP)驱动的自身互补型腺相关病毒 2 型（self-complementary AAV2，scAAV2）介导内皮抑素表达的研究就证明，scAAV2 显著降低了 OIR 小鼠视网膜 VEGF 的表达，从而显著减少视网膜新生血管及减小中央血管闭塞区的面积[10]。利用这一策略，还可以通过基因导入 VEGF 抗体基因，直接产生抗 VEGF 抗体靶向抑制 VEGF，为治疗增殖性糖尿病视网膜病变（PDR）提供了一个新思路。还有研究者成功地利用 AAV 介导血管紧张素转化酶 2（angiotensin-converting enzyme 2，ACE2）表达体系部分逆转了糖尿病引起的视网膜无细胞毛细血管及炎性细胞的浸润[11]，用 AAV2 介导的血管紧张素 1（AAV2.COMP-Ang1）表达改善了糖尿病小鼠（Ins2Akita 小鼠，或称 Akita 小鼠）视网膜的结构和功能，阻止了新生血管导致的视网膜病变[12]。Akita 小鼠的胰岛素基因突变导致胰岛素蛋白折叠障碍和丧失功能，从而引发糖尿病[13]。我们实验室用 AAV2 介导 EPO 眼内表达实现对糖尿病大鼠视网膜细胞、视网膜功能及血 - 视网膜屏障（BRB）的保护也属于基因添加[14]。

4. 基因矫正（gene correction）　指对突变基因进行原位修复的治疗方法。通过外源提供的正确基因序列和诱导同源重组等方法可修复突变的基因，使之恢复表达正常产物的治疗目标，可用于矫正显性和隐性的遗传疾病。目前生命科学与生物技术领域里让人趋之若鹜的基因编辑技术都可以在基因矫正方面大显身手。例如，用转录激活因子样效应核酸酶（transcription activator-like effector nuclease，TALEN）技术开展的同源介导双链 DNA 修复技术，通过靶向修复 Crb1rd8 等位基因（Crb1rd8 allele）矫正了 C57BL/6N 小鼠的视网膜表型[15]。更新一代的"成簇规律性间隔短回文重复"（clustered regularly interspaced short palindromic repeat，CRISPR）/CRISPR- 相关蛋白（CRISPR-associated protein（Cas））系统，具有易于操作、效率高、速度快、价格低等优势在基因编辑 / 矫正等方面的作用日益得到突显。相信 CRISPR/Cas 技术在糖网病等眼病的治疗中有巨大的潜力[16]。

（二）基因治疗的载体

基因导入的方法和使用的基因载体有多种，并且随着分子生物学技术的发展还在不断增加。目前使用的基因载体主要包括非病毒载体和病毒载体两大类[2,17,18]。使用非病毒载体时常用电穿孔法（electroporation）、显微注射法（microinjection）和脂质体（liposome）等导入目的基因。以病毒作为载体时，则利用病毒本身对细胞的侵入能力将所携带的目的基因导入靶细胞。

通常可用作眼病基因治疗的病毒载体有腺病毒（adenoviral，Ad）、腺相关病毒（AAV）和慢病毒（lentiviral，LV）三种，其各自的特性见表 11-3。也有研究将单纯疱疹病毒（herpes simplex virus，HSV）用作基因载体，但与上述三种病毒相比，HSV 尚不具优点，使用也少。

近年来的研究显示，无论在基础研究还是在临床试验，AAV 介导的基因治疗都被多数人所选用[17,19]。这是因为 AAV 的生物学特性使其作为基因治疗载体有更多的优点。AAV 属于微小病毒科（parvoviridae）、依赖病毒属（dependovirus），是一种微小、无被膜并具有二十面体结构的病毒。病毒颗粒的直径在 20～26nm 之间，含有 4.7kb 大小的线状单链 DNA 基因组。从鸟类到哺乳类动物，人们已分离到 100 多种不同血清型（serotype）的 AAV[20]，而从人体中分离到的 AAV2 是研究最透且使用最多的一种。人群中 AAV 感染率高达 85%，且 AAV 可以感染现有的所有人类细胞系，但尚未发现该病毒致病[21]。所以，使用 AAV 作基因载体应该比较安全。AAV2 的生活周期有两种不同的胞内期。在无辅助病毒存在时，AAV2 病毒颗粒进入细胞，脱衣壳后 AAV2 的调节蛋白表达有限，并抑制病毒基因的

表 11-3 腺病毒、腺相关病毒、单纯疱疹病毒和慢病毒 / 逆转录病毒特点比较

	载体	腺病毒	腺相关病毒	单纯疱疹病毒	慢病毒 / 逆转录病毒
病毒特点	基因组	双链 DNA	单链 DNA	双链 DNA	单链 RNA
	衣壳	二十面体	二十面体	二十面体	二十面体
	外壳	裸露的	裸露的	包被的	包被的
	病毒聚合酶	阴性	阴性	阴性	阳性
	病毒直径(nm)	70～90	18～26	150～200	80～130
	基因组大小(kb)	38～39	5	120～200	3～9
基因治疗特点	感染 / 倾向性	分裂和非分裂期细胞	分裂和非分裂期细胞	分裂和非分裂期细胞	主要感染分裂期细胞
	整合性	否	否	否	是
	转基因表达	瞬时表达	长期表达	长期表达	长期表达
	包装容量(kb)	≤7.5	≤4.5	>30	≤8

相关词汇: 载体(vector)、腺病毒(adenovirus)、腺相关病毒(adreno-associated virus,AAV)、单纯疱疹病毒(herpes simplex virus, HSV)、慢病毒 / 逆转录病毒(lentivirus/retrovius, LV/RV)、基因组(genome)、衣壳(capside)、外壳(coat)、病毒聚合酶(virion polymerase)、病毒直径(virion diameter)、基因组大小(genome size)、感染(infection)/ 倾向性(tropsim)、整合性(integration)、转基因表达(transgene expression)、包装容量(kilobase, kb)

复制和表达。这种负调节作用的结果是促进病毒基因组在宿主的细胞中建立潜伏感染。体外研究表明,野生型 AAV 能特异地定位整合至人类 19 号染色体 S1 位点上且无插入突变[22]。到目前为止,采用重组 AAV 治疗的研究中,尚无 AAV 整合进人染色体的报道,表明采用该病毒作为载体进行治疗的安全性很高。AAV2 生活周期的另一种胞内期是产生毒性感染,在有辅助病毒(腺病毒或疱疹病毒)感染时发生。

(三)眼睛作为基因治疗的靶器官的优势

眼睛是机体的特殊器官,在尝试新的检查和治疗方法时,有其他组织器官难以替代的优势。

第一,眼睛属于中枢神经系统,却延伸到体表并且透明,有利于医生检查和手术操作,特别是方便各种仪器的直视检查和准确的手术操作。而获得的经验对扩展到中枢神经系统乃至全身都有帮助。第二,体积小、组织细胞数量少,且相对封闭。基因治疗时用的载体量及需要表达的蛋白量较少,容易制备。第三,眼内注射后,载体能有效地分布到视网膜各层组织和靶细胞。特别是对光感受器细胞和 RPE 细胞的病变,眼发育过程形成的视网膜下腔提供了独一无二的基因注射部位。医生很容易通过手术造成短暂分离并保证基因注送到这个间隙中,便于转染光感受器细胞和 RPE 细胞。第四,视网膜色素上皮(RPE)细胞间的紧密连接和血 - 视网膜屏障等天然屏障能很好地阻止眼内注射的病毒载体渗漏到血循环中,也由于眼内的免疫豁免(immune privilege)的特性避免排斥反应。第五,治疗效果可通过多种主客观检查明确确定。比如患者治疗后视力提高和视野改善能有力说明治疗的效果,临床判断清晰明确、说服力强。还有视网膜电图(electroretinogram,ERG)、视觉诱发电位(VEP)和瞳孔光反射(PLR)等检查等客观指标可以进一步支持视网膜功能的改善以确认疗效。第六,许多引起眼病的基因已被认知,开展基因治疗目标和目的明确。第七,眼部基因治疗对全身的影响较小。在治疗后发生不良反应,最坏的情况下可摘除眼球以保全患者生命。第八,已有多种视网膜变性的动物模型有利于临床试验前开展充分实验。

（四）影响 AAV 载体在眼部基因转移的因素

基因治疗眼病的效果在较大程度上受携带目的基因的病毒载体在眼组织中的转移扩散情况以及组织细胞中的特异性启动子的影响。

目前可用于眼病基因治疗的 AAV 载体有 100 多种血清型，其衣壳蛋白各不同，对不同组织和细胞的感染效率也不同。在大鼠视网膜下或玻璃体内注射 AAV1、AAV2 或 AAV5 载体，均可有效地转染光感受器细胞和视网膜色素上皮细胞并表达所携带的报告基因 GFP[23]，但 AAV1 更倾向于较特异性地集中在视网膜色素上皮细胞层表达。值得提出的是，感染后，AAV5 在视网膜的表达早于 AAV2，并且感染效率和表达水平比 AAV2 高约 30 倍[24]。同为 2 型的 AAV，AAV2/9 载体能更有效地转染 Müller 细胞，而 AAV2/7 载体和 AAV2/8 载体对小鼠光感受器的转染效率比 AAV2/5 高 6～8 倍[25]。另一方面，AAV1 载体和 AAV8 载体对兔和人角膜上皮细胞的转染效率高于 AAV2、AAV5 和 AAV7[26]。由此可见，由于糖网病主要损伤部位在视网膜，选择 AAV1、AAV2 和 AAV5 作基因载体会更为有利。当然，AAV 也有其不足之处。除其转染效率和表达效率有待提高、衣壳易被降解外，其承载能力小（<4.7kb）是一个明显限制。解决的对策包括把编码区（CDS）较长的基因的 CDS 区拆分成两段，在切割区分别添加上剪接供体（donor site）和剪接受体（acceptor site）信号，用两个 AAV 载体进行转导，表达出的 mRNA 在细胞内进行剪接并成为成熟的基因，从而发挥作用[27]。

AAV 载体介导的目的基因在眼组织中的转移扩散途径也受到给药部位的影响。依治疗目的不同，可采用玻璃体腔注射（intravitreal injection）、视网膜下腔注射（subretinal injection）、前房注射（intracameral injection）和结膜下注射（subconjuntival injection）等[2,4]。玻璃体腔注射 AAV 载体主要转染神经节细胞和 Müller 细胞，但会引起宿主针对 AAV 衣壳蛋白的体液免疫反应。所以，再次注射时，患者的免疫反应会影响 AAV 的表达效率[28]；视网膜下腔注射则主要转染视网膜色素上皮细胞和光感受器细胞，并且不会触发体液免疫反应。在一侧眼内经视网膜下腔行基因治疗后，在对侧眼视网膜下腔注射时，病毒的转染效率和表达不受影响，说明视网膜下腔注射具有免疫豁免特性[29]；前房注射，如注射 AAV-LacZ 后，再经玻璃体腔注射脂多糖（lipopolysaccharide、LPS）诱发炎症反应，可激活报告基因（LacZ）在角膜内皮细胞表达，转染效率高达 91.3%。15 天后，炎症反应消退，基因表达水平降至 3.4%。再次注射 LPS 后，角膜内皮细胞基因表达再次激活，且不影响内皮的功能[30]。

AAV 载体携带的治疗基因的表达也受上游增强子、启动子的调控。因此，利用合适的组织特异性转录调控序列可以提高 AAV 载体的靶向转导能力[17,27]。目前研究中使用的调控序列包括：人视网膜色素上皮细胞因子 65（hRPE65）启动子、巨细胞病毒 / 小鸡 β 肌动蛋白嵌合（CBA）启动子、视蛋白（opsin）启动子、视紫质（rhodopsin）启动子等[31~34]。

（五）AAV 载体在视网膜疾病治疗领域中的应用

由于眼部作为基因治疗的优势以及 AAV 作为载体的优点，以 AAV 为载体介导目的基因对视网膜疾病进行基因治疗已成为基础研究和临床试验的热点，并取得了巨大的进展[2,3]，也引领着基因治疗的进步。到 2014 年底，注册的以 AAV 为载体进行基因治疗的临床试验就达 33 个，治疗的疾病包括青光眼、年龄相关性黄斑变性（age-related macular degeneration，AMD）、糖尿病黄斑水肿、LCA 和 RP 等[2]。几个代表性例子包括：

AAV 作为载体介导 RPE65 表达治疗 2 型先天性黑矇：是目前最为成功、最有影响的代表性基因治疗案例。2008 年，英国伦敦大学医学院 Moorfield 眼科医院、美国宾夕法尼亚大学费城儿童医院（CHOP）和佛罗里达大学分别独立报道了以 AAV2 为载体表达 RPE65 治疗 LCA 的临床试验[35~38]。经治疗后，患者的视力有不同程度的提高，并且与客观检测（如瞳孔对光反射、视觉震颤等）指标的改善相一致，从临床上证明了 AAV2 介导的基因治疗具有良好的安全性和明显的治疗效果。对这 3 组患者的 5 年以上的长期随访（注：到目前已超过 8 年）表明，这种基因治疗无明显副作用[39~41]，临床未检测到由 AAV 或基因表达产物所引起的炎症反应。除在泪液和血液中有短暂阳性外，手术几天之后，对泪液、血液、唾液和精液的检测均为阴性，表明 AAV-RPE65 的安全性较好。

AAV 作为载体介导治疗视网膜新生血管性疾病：视网膜新生血管是 AMD、早产儿视网膜病变（retinopathy of prematurity，ROP）和糖尿病视网膜病变（diabetic retinopathy，DR）等几种常见视网膜病的共同特征，其成因主要是促血管生成因子和抗血管生成因子，如血管内皮细胞生成因子（VEGF）和色素上皮衍生因子（PEDF）的失衡[4]。对此，基因治疗时主要是导入抗血管生成基因、血管拮抗基因、基因 / 嵌合基因（可抵消促血管生成的因素），以终止或减少视网膜新生血管。其中几个重要的因子包括 VEGF、PEDF、血管抑素（angiostatin）、内皮抑素（endostatin）和金属蛋白酶组织抑制剂 3（tissue inhibitor of-metalloproteinase-3，TIMP-3）等。

VEGF 既是生理性血管生成的重要调节因子，也在病理性新生血管（如在增殖性糖尿病视网膜病变和湿性 AMD 中所见）形成中起重要作用，是新生血管性疾病治疗中的重要靶点[42, 43]。临床上，眼内注射 avastin、lucentis、康柏西普等抗 VEGF 药物抑制这些新生血管也获得成功，患者脉络膜或视网膜新生血管在治疗后显著消退[44~50]。由于 VEGF 也是导致血视网膜屏障破坏的重要因子，抗 VEGF 治疗也显示出能有效地减轻糖尿病黄斑水肿[51~53]。但眼内注射抗 VEGF 疗法也存在许多问题，如反复眼内注射的不便与风险，造成患者依从性不高。采用基因治疗方法可使抗 VEGF 因子导入眼内并持续表达，实现一次注射持续数年的目的。例如，导入可溶性 VEGF 受体 1（sFlt-1）的基因[54, 55] 等。这些可溶性受体包括部分 Flt-1（结构域 1-6）[56] 或全长 Flt-1（结构域 1-7）与人 IgG 的 Fc 段的融合蛋白[57, 58]，或者 Flt-1（结构域 2）与人 IgG 的 Fc 段通过 9- 甘氨酸的连接蛋白[59] 构成。其中，AAV 介导的天然可溶性 sFlt-1 被广泛使用。抗 VEGF 的嵌合体（sFLT-01 和 sFLT-02）在体内外都与 VEGF 有高度亲和力，能够抑制小鼠 ROP 模型的视网膜新生血管[59]。玻璃体腔或视网膜下腔注射 AAV2/2-sFlt-1 均可显著减少多种动物模型的 CNV[42, 60~62]，AAV2-sFLT01 更能在灵长类动物模型长期抑制脉络膜新生血管[62]，表明眼内注射 AAV2-sFlt-1 的安全性高，可持续性地只在眼部表达[54, 60, 63, 64]。此外，视网膜下腔注射 AAV 介导的 shRNA（scAAV2/8-hU6-sh9）或 siRNA（AAV2/8/SmVEGF-2），可通过干扰 VEGF 的蛋白表达获得类似效果，抑制脉络膜新生血管[65, 66]。

PEDF 是 50kD 的糖蛋白，生理情况下由 RPE 细胞、角膜和睫状体上皮产生，在玻璃体、晶状体和角膜高表达，具有抑制内皮细胞迁移[67]、促进神经元存活及保护光感受器细胞的作用[68~70]。在 AMD 患者眼中，PEDF 表达下降[71]。小鼠模型中，PEDF 能抑制缺血引起的视网膜新生血管生成[72, 73]。玻璃体腔、视网膜下腔注射或眼周注射 Ad 或 AAV 介导的 PEDF（Ad-PEDF 或 AAV-PEDF），在多种动物模型中均显示出较强的抗新生血管的潜能[74~78]。通过视网膜下腔注射 AAV2/2 反式激活锌指蛋白，可通过上调内源性 PEDF 减少新生血管[79]。临床试验数据表明，玻璃体腔内注射 Ad-PEDF 治疗无明显毒副作用，并且在高剂量组有一定的治疗效果[80]。但也有研究表明，只有低剂量 PEDF 可抑制新生血管生成，高剂量则具有促进血管新生的作用[81]。

其他可用于基因治疗的作用于视网膜的抗血管生成因子还有血管抑素、内皮抑素和TIMP-3[77]等。血管抑素（有 kringle 结构的纤维蛋白溶酶原片段）是一种潜在的血管生成抑制剂，其作用主要表现为抑制内皮细胞的通透性、增殖和迁移。AAV2/2 介导的血管抑素，经视网膜下腔注射时能减少大鼠的新生血管[82]，玻璃体腔注射时也明显减少小鼠 ROP 模型的新生血管[82,83]和化学诱导的糖尿病大鼠的视网膜血管的渗漏[84]。其他旨在抗视网膜新生血管疾病的基因治疗还包括利用 AAV 介导表达血小板衍生生长因子（platelet derived growth factor，PDGF）、胰岛素样生长因子 1（insulin-like growth factors 1，IGF-1）和血管生成素（angiogenesis）抑制因子等[85]。

　　AAV 介导抗凋亡因子和其他生长因子治疗视网膜退行性疾病是基因治疗视网膜疾病的另一个方向。细胞凋亡（apoptosis）是多种视网膜退行性病变时发生在细胞水平的最终通路，基于抗凋亡或神经营养 / 神经保护的基因治疗是一种潜在的治疗方法[27]。在凋亡抑制基因研究中，Bcl-2 家族是一个重点，因为 Bcl-xL 能维持线粒体膜电位并通过抑制线粒体释放细胞色素 C 而防止细胞凋亡。在视神经横断的大鼠模型中，眼内注射 AAV2-Bcl-xL 能保护其视网膜节细胞、防止凋亡发生[86]。视网膜下腔注射 AAV2-EPO 对大鼠糖网病进行干预时，能显著抑制其视网膜细胞凋亡并保护血 - 视网膜屏障[14]。大鼠玻璃体腔注射 AAV 介导的胶质细胞源性神经营养因子（GDNF）能保护大鼠视网膜神经节细胞并减轻其缺血性损伤[87]，在大鼠视网膜脱离时防止其光感受器细胞凋亡[88]，并延缓 RP 大鼠模型的视网膜变性[89]。视网膜下腔注射 AAV 介导的血红素加氧酶 -1（heme oxygenase-1）（rAAV-HO-1）能减缓大鼠视网膜脱离模型中光感受器细胞的凋亡[90]。视网膜下腔注射 AAV 介导 X 染色体连锁的凋亡抑制蛋白（X-linked inhibitor of apoptosis、XIAP）表达（AAV-XIAP）能保护 RP 大鼠光感受器细胞、防止其凋亡[91]。玻璃体腔内注射 AAV-BDNF 可保护高眼压诱导的大鼠视网膜神经节细胞损伤并维持视功能[92]。AAV 介导睫状神经营养因子（ciliary neurotrophic factor，CNTF）表达（AAV-CNTF），能够促进视网膜神经节细胞的长期存活和再生[93]。视网膜下腔注射 AAV-Grp78/BiP 能降低转基因大鼠视网膜促凋亡蛋白 CHOP 的表达，减少光感受器细胞凋亡并增强视功能[94]。

　　除上述外，近年来快速发展的基因编辑技术，如上述的 CRISPR/Cas9 等，可以作为对基因治疗的有力补充[95,96]。CRISPR/Cas9 是细菌和古细菌在长期演化过程中形成的一种适应性免疫防御体系 / 机制，可用来对抗入侵的病毒及外源 DNA。CRISPR/Cas9 系统是先通过将入侵噬菌体和质粒 DNA 的片段整合到 CRISPR 中，再利用相应的 CRISPR RNAs（crRNAs）指导同源序列的降解，从而提供免疫保护[97]。利用 CRISPR/Cas9 技术将基因定点敲除已在众多动物模型上取得了成功[98]。

（六）AAV 为载体的 EPO 表达治疗糖网病的临床前研究

　　近年来，眼科界对促红细胞生成素（erythropoietin，EPO）的作用有了新的认识。EPO 这个以往被认为会促进糖网病发展和恶化的因子[99]，现在被证实具有保护视网膜细胞和血 - 视网膜屏障的作用[100~104]，其作用机制也被证实与 EPO 的神经营养、抗细胞凋亡、负反馈抑制HIF-1a 表达、抑制胶质化反应和炎症反应、调控神经递质和锌离子水平等作用有关，信号分子主要涉及 Erk 和 Akt 等通路[105~111]。在美国开展的初步临床试验中，玻璃体腔注射 EPO 治疗也展示出满意的结果。最初 5 例长期患糖网病伴顽固性黄斑水肿的患者，经其他方法治疗无效，而经 3 次 EPO 治疗后黄斑水肿均有不同程度的减轻，视力也获得不同程度的改善[112]。然而，这一疗法如同眼科临床上抗 VEGF 治疗一样，需要反复进行眼内注射，因此患者的顺应性不好。在大鼠[113]和灵长类动物[114]的单次视网膜下腔注射 AAV-EPO 实现 EPO 持续表达，结合 AAV-EPO（或其衍生物）治疗视网膜退行性疾病能有效保护光感受器细胞[115~118]，促进了 AAV2-hEPO（人源性 EPO）治疗糖网病的基因治疗研发。以视网膜下腔注射 AAV2-CMV-hEPO 治疗大鼠糖网病的药效学及安全性研究为例（图 11-4），可以较明了地理解这一治疗方法的研发策略。

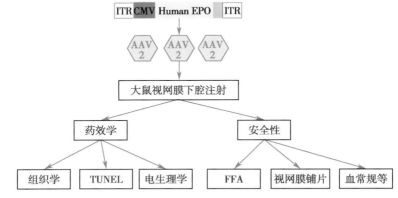

图 11-4 大鼠 AAV2-CMV-hEPO 基因治疗糖网病药效学及安全性研究策略图

大鼠视网膜下腔注射 AAV2-CMV-hEPO 后，hEPO 在眼内的表达可持续 2 年之久[14]。已知 AAV-EPO 在灵长类动物眼内可表达 2 年半以上[114, 119]，说明通过视网膜下腔注射 AAV2-CMV-hEPO 可实现 EPO 在眼内长期稳定的表达，可以达到非常显著地减少 EPO 蛋白眼内注射的次数，比如实现从每 6 周注射一次减少到每 2 年注射一次甚至间隔更长的时间。在此期间，hEPO 基因治疗有效地保护了视网膜，防止糖网病的损伤，维持了视功能[14, 101]。至于安全性，视网膜下腔注射 AAV2-CMV-hEPO 而来的 EPO 持续高表达没有引起眼内血管渗漏或新生血管形成，对正常大鼠视网膜的功能也没有影响，更没有观察到载体病毒进入外周血中[14]。如能控制好 EPO 基因的表达，这样的基因治疗策略应该有利于部分糖网病患者的治疗，特别是对 EPO 治疗反应好的患者。

二、干细胞治疗糖网病的临床前研究及临床转化

以干细胞（stem cell）为基础的再生医学是医学发展史上新一代医疗理论和技术的里程碑，是医学界、科学界和企业界等多个行业的研发热点领域，社会和患者也对之寄予厚望。干细胞，由于其具有自我更新和多向分化的潜能（图 11-5），可以分化成发育或成熟过程中各阶段的各种组织细胞，为那些目前难治的糖网病等重要视网膜疾病的有效干预提供了新的思路和工具。基于干细胞的治疗，主要的作用不外乎通过再生出受损伤细胞的同样或同类细胞进行替代，或通过分泌各种细胞因子支持营养细胞和抑制凋亡，或通过调控免疫及炎症反应平衡组织功能等。而在糖网病，不论发病原因和病理生理学机制如何，其微血管病变和视网膜神经元病变都涉及血管内皮细胞和神经视网膜多种细胞损伤/凋亡和胶质细胞激活，并伴有不同程度的炎症反应。因而，应该可以利用基于干细胞的治疗手段进行细胞替代、营养支持/对抗凋亡、以及调控组织炎症反应，达到缓解甚至有效干预糖网病的目的。

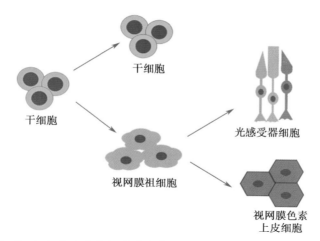

图 11-5　干细胞、祖细胞及成体细胞的自我更新和分化潜能示意图。自然状态下，干细胞具有自我更新和强大的分化潜能，既可以产生与母代细胞性状相同的子代细胞，也可以分化成各种组织干细胞/祖细胞（如视网膜祖细胞）；祖细胞及更成熟的细胞均失去自我更新能力，但仍有分化为多种组织细胞的能力，而且分化能力小于干细胞；到前体细胞（precursor）以后，分化能力也减低到只能分化成特定一种或同一组织的几种组织细胞（如光感受器细胞或视网膜色素上皮细胞）。但在体外，通过人为控制的重编程（reprogramming），成熟的体细胞可以重新获得具有自我更新和分化潜能的全能性细胞

　　与基因治疗的情形类似，干细胞治疗（stem cell therapy），特别是基于具有全能性的胚胎干细胞（embryonic stem cell，ESC）和诱导性多能干细胞（induced pluripotent stem cell，iPSC）的细胞治疗，也是首先在眼病治疗中取得了临床上的突破。不仅在治疗角膜疾病和视网膜退行性疾病中证实了相关供体细胞的安全性，也取得了传统治疗方法难以达到的治疗效果。不仅为部分眼病患者带来了希望，也为整个干细胞治疗和再生医学提供了有力支持。

　　临床应用中，针对不同的疾病以及同一疾病的不同阶段，可能需要选择不同的干细胞并采用不同的治疗方案。因为干细胞多种多样，而不同类型的干细胞具有不同的细胞生物学特性，包括细胞行为、分化倾向、旁分泌功能等。丰富多样的干细胞，既为我们治疗疾病提供了多种选择，同时也向我们提出了如何选择合适的供体细胞的挑战。根据来源和分化能力等特性，干细胞主要分为 ESC、iPSC 和成体干细胞（adult stem cells，ASCs）。ASCs 存在于人一生中各阶段的多种组织中。目前眼科研究和应用较多的主要有来自骨髓或脐带的间充质干细胞（mesenchymal stem cell，MSC）、血管内皮祖细胞（endothelial progenitor cell，EPC）、脂肪干细胞（adipose-derived stem cell，ADSC）和视网膜祖细胞（retinal progenitor cell，RPC）等。

（一）干细胞在治疗眼病中的优势

　　上文提到，干细胞治疗的突破也是首先在角膜和视网膜疾病的治疗实现的，再次引领了干细胞治疗和再生医学的进步。这是由于眼组织的结构和眼病的特点决定的。不仅是角膜位于表层，容易准确检查和操作。从发育和组织细胞结构角度看，即使是位于眼球后部的视网膜，其结构也有利于进行干细胞治疗。归纳起来，对于干预视网膜疾病，干细胞治疗的优势包括：

　　第一，治疗所需要的供体细胞量较少，避免了从干细胞分化获得目的细胞过程中很多次传代扩增而发生的基因组改变以及可能带来的其他风险。比如视网膜疾病，特别是涉及光

感受器细胞和 RPE 细胞病变的黄斑疾病，由于决定中心视力的黄斑中心凹只有约 15,000 个视锥细胞，涉及的 RPE 细胞也少，而制备几万个细胞比较容易，不用很多次传代，基因组的稳定性容易保持。即使包括中心凹周围区域，至多十几万个细胞就能基本实现替代。相比之下，对较大器官进行细胞或功能替代，常需要千万级的细胞数量，制备难度增加很多。

第二，眼的结构由于组织透明可借助仪器直视观察病变，有利于细胞准确输送到治疗部位。特别是对主要涉及光感受器细胞和 RPE 细胞的视网膜疾病，眼发育过程和组织结构所提供的视网膜下腔这个潜在间隙，使医生很容易通过手术造成短暂分离，便于移植细胞并保证细胞最初只能分布在这个间隙中，直接接触光感受器细胞和 RPE 细胞。

第三，治疗部位的组织微环境有利于供体细胞存活。细胞治疗的一个重要障碍是免疫排斥反应对供体细胞的杀伤。由于眼睛是免疫豁免器官（immune privileged organ），视网膜以内的组织受到的免疫排斥反应比其他组织小得多，有利于移植细胞的存活并发挥治疗作用。角膜，由于血管支配很少，同样是一个免疫排斥反应较轻的组织。

第四，病变组织器官的功能检查简便、指标明确。这是眼组织的另一个合适于干细胞治疗的特性。视功能的主、客观检查都方便易行且明确，比如视力的提高和视野的改善在很大程度上能明确表明患者的视功能得到了改善，并多与其生活质量的提高相一致。所以，对视网膜疾病的干细胞治疗的效果，临床判断指标清晰明确、有说服力。同时，还可以通过视网膜电生理（electroretinogram，ERG）检查等客观指标支持视网膜功能的恢复情况。

第五，众所周知视网膜是中枢神经的一部分，干细胞移植后，如何完成神经突触的重建是神经元替代疗法的瓶颈。由于 RPE 和光感受器细胞之间的相互作用不需要神经突触的连接，只需把干细胞分化来源的 RPE 细胞种植在视网膜下腔，就可以完成了。借此，可逾越瓶颈大大推进了神经元干细胞替代疗法研究的进程。

第六，干细胞治疗后出现肿瘤等问题可早期发现并有办法干预。干细胞治疗的最大风险在于其成瘤性。对这类"供体细胞来源的肿瘤"（donor cell-derived tumor，DCDT），最有效的治疗还是早期发现并及时治疗（激光治疗、手术切除等）。体内大多组织器官藏在深部且代偿能力强，早期可以没有症状。但视网膜或角膜则对微小病变都会在视觉上有所反应，比如患者眼前有局部微小的黑点/黑影。因此，视网膜下腔细胞移植后发生异常增殖时，患者很早就有症状并有可能及时就医，也容易在光学仪器检查时被直接观察到。现代眼科手术设备和技术，已经能在发生 DCDT 时通过激光、视网膜手术等办法及时消除肿瘤。

最后，眼部干细胞治疗对全身的影响较小。眼球是相对与周围组织分离的。因此，不论是进行干细胞治疗或者发生供体细胞来源的肿瘤时进行干预，都很少影响到患者的全身情况。最坏的情况下，当眼内发生 DCDT 而现有办法不能治疗时，可以摘除眼球以保存患者的生命。相比全身的干细胞治疗可能发生的 DCDT，眼内 DCDT 的影响还是比较小的。

（二）胚胎干细胞（ESC）的特性、分化策略及治疗作用机制

ESC 是指来源于胚胎发育初期囊胚的内细胞团（inner cell mass）的细胞在体外建成的细胞系，属于具有全能性的干细胞，即具有分化成包括视网膜细胞在内的机体各种细胞的潜力。由于 ESC 在体外合适的环境中可以几乎无限地传代扩增而保持细胞性状不变，包括分化潜能不变，为基于细胞的再生医学提供了最为理想的细胞来源。理论上，有了 ESC，当技术成熟后，不论患者需要什么细胞或组织，我们都可以用取之不尽的 ESC 制造出来。这里的关键问题与核心挑战，就是如何在体外定向诱导 ESC 分化为我们临床治疗所需要的细

胞，比如治疗视网膜疾病所需要的视网膜的各种细胞。

在 ESC 向视网膜细胞定向诱导分化的努力中，最初的策略是体外模拟 ESC 生长和分化的微环境，主要是将 ESC 与胚胎发育期的视网膜组织或间充质细胞共培养[120, 121]，或人为地过表达视网膜祖细胞（RPC）关键调控转录因子[122]。但这些方法获得的细胞在形态和功能上都明显有别于体内的视网膜细胞。借鉴通过抑制 Wnt 和 Nodal 信号通路能促进 ESC 向神经外胚层发育的经验，将悬浮培养的小鼠 ESC 先诱导分化为 Six3[+] 的中脑细胞后，再添加 activin 和血清，就能获得 Rx[+]、Pax6[+] 的 RPC。而这些 ESC 来源的 RPC 再与发育期的视网膜组织共培养，就可以获得视网膜的各种细胞[123]。经改进，人 RPC 的诱导分化也取得了成功，方案包括用 Noggin 抑制 BMP 信号通路以及用 IGF-1 激活胰岛素样信号通路。这样获得的人 ESC（hESC）来源的分化细胞表达 RPC 的特异性基因，包括 ET、Rx、Six3、Pax6、Lhx2、Optx2、Chx10 和 Sox2。同时，有些细胞表达视网膜神经元特异性蛋白，如无长突细胞特异性蛋白 Hu C/D、神经节细胞特异性蛋白 NF-M、双极细胞特异性蛋白 α-PKC、光感受器特异性蛋白 Crx、视锥细胞特异性蛋白 S-Opsin 以及视杆细胞特异性蛋白 Nrl 和 Rhodopsin。目前，诱导 hESCs 向 RPE 细胞分化多采用两步法：先将 hESCs 诱导分化为神经祖细胞（neuroectodermal progenitors），再将神经前体细胞诱导分化为 RPE 或 RPE 样（RPE-like）细胞（图 11-6）[124]。移植后，这些供体细胞将能替代组织中因疾病受损伤的特定的细胞。

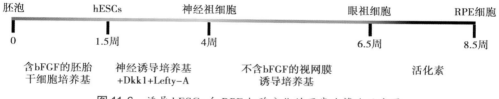

图 11-6　诱导 hESCs 向 RPE 细胞分化的两步法策略示意图

特别值得一提的是，2012 年，在 hESC 建系成功 13 年后，人类首次报道了用 ESC 分化来源的供体细胞进行移植的临床试验。试验中包括的 2 例受试者分别是年龄相关性黄斑变性（age-related macular degeneration，AMD）和 Stargardt 病的患者，治疗方法是将从 hESC 分化获得的 RPE（hESC-RPE）细胞注射到患者的视网膜下腔。术后观察随访了 4 个月，移植的细胞没有发生肿瘤或引起其他并发症，而且一例患者的视力略有改善，从治疗前的"手动"提高到约 0.02（20/800）。2015 年，该团队再次报道了用同一技术治疗同样两种视网膜变性的工作。这次选用了三种不同细胞数量，观察随访近三年，证明了该方法的安全并有一定疗效。受这一试验及其结果的鼓舞，目前美国、韩国、英国、以色列和中国等已有多个利用 hESC-RPE 细胞治疗干性或湿性 AMD 或视网膜色素变性（retinitis pigmentosa，RP）的临床试验。这些临床试验不仅进一步证实了这一基于干细胞的治疗方法（hESC-RPE 细胞）的安全性，也展示出令人兴奋的初步结果。利用同样的原理，用 hESC 定向诱导分化为毛细血管内皮细胞或视网膜神经细胞，应该可以作为干预部糖网病的办法之一。

（三）iPSC 的特性、分化策略及治疗作用机制

尽管 ESC 具有诸多优点，但也同样有明显的问题。最为突出的两点是：获得 ESC 的伦理学争议，以及异体移植时细胞可能受到的免疫排斥。iPSC 的问世解决了 ESC 的这两个主要障碍，同时却保留了细胞分化的全能性，即与 ESC 同样具有可分化成机体各种细胞的

潜力。iPSC 技术是 2006 年首先由 Yamanaka 博士建立的。他利用病毒载体将 Oct4、Sox2、Klf4 和 c-Myc 四个转录因子（合称为 Yamanaka 因子）组合性转入皮肤成纤维细胞中，诱导这些已分化的体细胞重编程（reprogramming），获得与 ESC 性质和行为类似的细胞。由于细胞来源不涉及胚胎，并且细胞可来自患者自身，避免了伦理争议，也避免了免疫排斥反应。一方面，这是一个巨大的进步。另一方面，由于诱导细胞重编程时要使用病毒载体和 c-Myc，iPSC 可能会有成瘤性甚至致癌作用，在安全性上又提出了新的挑战。

利用人 iPSC 分化为 RPE 细胞（hiPSC-RPE 细胞）的方法已比较成熟，并且在日本已经被批准用于治疗 AMD 的临床试验。其分化策略，除需要先对体细胞进行重编程建立 iPSC 以外，基本与诱导 ESC 分化为 RPE 细胞的策略类似。2014 年 9 月，日本开展了首例 hiPSC-RPE 细胞视网膜下腔移植治疗 AMD 的手术。术后随访表明，尽管还不能确认 hiPSC-RPE 细胞具有治疗效果，但术后未见供体细胞成瘤或其他不良反应，患者主观上感觉视物明亮，客观检查显示旁中心注视程度有所改善。但在为第二例患者准备 hiPSC 以便进行临床试验过程中，发现所获得的 hiPSC 有意料之外的突变，并且其中一个与肿瘤发生有关。这一问题再次提醒人们要注意 iPSC 的安全性。这一临床试验已被项目负责人主动提出终止。应用 iPSC 技术的另一个问题是，有遗传因素的病人，供体细胞基因异常。可通过基因矫正再诱导分化为目的细胞或用人群中高频组织相容抗原健康供体建立 iPSC 库，结合组织配型实现 iPSC 临床应用。

已有证据表明糖尿病能引起视网膜血管内皮细胞、神经细胞和 RPE 细胞的功能损伤和细胞凋亡，以及造成血 - 视网膜屏障（BRB）的破坏[125]。理论上，上述的 hESC 和 / 或 iPSCs 分化而来的 RPE 细胞或血管内皮细胞或视网膜神经细胞可以用于糖网病的治疗，通过修复或 / 和替代受损伤的细胞，重建视网膜神经和血管细胞及 RPE 细胞的功能。这类工作尚在临床前研究阶段，但已有临床试验在进行中，结果值得期待。此外，hiPSC 来源的 $CD34^+$ 细胞可以在 VEGF 的刺激下分化为 $CD31^+CD146^+$ 的血管内皮祖细胞（EPC）[126]。将这种 iPSC 来源的 EPC（iPSC-EPC）注射到免疫缺陷糖尿病小鼠缺血再灌注模型的玻璃体腔内，细胞能够迁移并整合入视网膜血管组织[127]。在人类的情形也应该类似，值得深入研究。

（四）间充质干细胞（MSC）的特性及治疗作用机制

机体多种组织中都存在有间充质干细胞（MSCs），是这些组织中具有自我更新和分化能力的一小部分细胞。目前已发现了多种 MSCs，包括骨髓、脐带华氏胶来源的 MSCs[128]。1991 年 Caplan 把骨髓中具有黏附于塑料培养皿表面、在体外能高度扩增并可多向分化的细胞群命名为骨髓间充质干细胞（BMSC）[129]。1999 年，Pittenger 发现人骨髓中有 $CD34^-$ 的 MSCs，首次证实了人骨髓中存在非造血的成体干细胞[130]。2003 年，Mitchell 首次证实脐带华氏胶中含有间充质干细胞（umbilical cord mesenchymal stem cells，UCMSCs）[131]。此后，虽然有大量研究对 MSCs 进行了深入探讨，但由于 MSCs 虽具有多种表面标记物却缺乏特有的标志分子，使 MSCs 的鉴定有一定困难。2006 年，国际细胞治疗协会提出了确定人 MSCs 的最低标准：①在标准培养条件下能贴塑料瓶壁生长；②细胞表达 CD105、CD73、CD90，同时不表达 CD45、CD34、CD14 或 CD11b、CD79α 或 CD19、HLA-DR；③能分化为成骨细胞、脂肪细胞及软骨细胞。这是目前业内普遍接受和使用的标准。

MSCs 来源于胚胎中胚层，生理条件下可以分化为各种中胚层组织细胞，如骨细胞、脂肪细胞、软骨细胞和心肌细胞等。1999 年，Goodell 等发现肌肉干细胞可以分化为各种血细胞系，展示了 MSCs 具有横向分化的潜能。此后的众多研究表明，MSCs 可以向神经组织、胰岛样细胞、上皮细胞等转分化，进一步证实了 MSCs 具有可以跨系谱甚至跨胚层分化的可塑性。在眼科研究中，体外培养的 BMSC 在牛磺酸和激活素 A 等诱导剂刺激下能向视网膜光感受器细胞分化，表达光感受器细胞的特殊表面标记视紫红质和视蛋白 [132]；而 BMSC 与 RPE 细胞接触性共培养时，MSCs 可被诱导向视网膜神经前体细胞及 RPE 细胞分化 [133,134]；在 RPE 条件培养液中加入外节盘膜，可以促进 BMSCs 分化为 RPE 细胞 [135]；甚至利用猪 RPE 的条件培养液可将大鼠 BMSCs 诱导分化成 RPE 样细胞 [136]。体内研究同样已证明 BMSC 移植到眼内后，可以分化为光感受器细胞和 RPE 细胞，并能整合到 RPE 细胞层 [136,137]。在视网膜机械损伤的小鼠，移植到玻璃体腔的 BMSC 能在视网膜整合并向视网膜神经细胞分化 [138]。

与此同时，对 MSCs 能否分化为视网膜细胞，特别是这种分化替代作用是否参与 MSCs 治疗视网膜疾病的机制，仍有较大争议。有研究表明，将 hBMSC 或小鼠 MSCs 移植到 RCS 大鼠视网膜下腔后，虽然都具有神经保护作用，能明显减慢感光细胞凋亡的速度并减少外核层细胞的丢失，但未发现 BMSCs 整合到视网膜或者分化成感光细胞和 RPE 细胞 [139,140]。将 UCMSCs 移植到 RCS 大鼠，虽然起到很强的感光细胞保护功能，但未发现 UCMSCs 能够分化成神经元细胞。

对这些不同的报道，有不同的解释。MacLaren 等的研究表明 [141]：只有用在个体发育特定阶段的定向分化的视网膜祖细胞（RPC）作为供体细胞进行治疗，才有较高的成功率并形成结构和功能的整合，而胚胎早期获得的细胞成瘤性强，成年的 RPC 移植后则很少能整合到受体视网膜中并分化为感光细胞，且难以与受体神经元形成突触。我们的研究更从 MSCs 异质性的角度解释了各项研究报道不同的可能的原因。MSCs 的异质性很强，仅从细胞形态和行为就可以分为不同的细胞亚群。MSCs 各亚群细胞的迁移整合能力、分化倾向、基因表达谱、分泌的细胞因子、抗细胞凋亡作用等都明显不同。不同研究中获取 MSCs 的方法不同，供体细胞中各亚群的比例不同，也会导致所得到的研究结果的不同 [142]。

除了转分化能力外，MSCs 还具有强大的旁分泌作用，可分泌 VEGF、bFGF、IGF-1、HGF、G-CSF、SCF、LIF、M-CSF、IL-6 和 IL-11 等多种生长因子及细胞因子，并可产生一系列细胞外基质分子如粘连蛋白、层粘连蛋白、Ⅰ～Ⅳ型胶原、蛋白聚糖等。旁分泌功能可能是 MSCs 治疗疾病（包括视网膜疾病）的另一机制。MSCs 静脉注射到 NOD 小鼠可以延缓糖尿病的发病时间，其作用主要是通过产生免疫调节因子发挥免疫抑制作用，如增加调节性 T 细胞的数量 [143]。UCMSC 静脉注射到 STZ 诱导的糖尿病大鼠，也能够增加视网膜中神经生长因子（nerve growth factor，NGF）的产生，并且效果与注射的细胞量正相关 [144]。

鉴于 MSCs 具有分化潜能及旁分泌作用，巴西圣保罗大学开展了 BMSC 治疗包括 DR 在内的缺血性视网膜病变的 1 期临床试验。试验采用玻璃体腔注射的方式给予 BMSCs，剂量为 10^7 细胞 /0.1ml（https://clinicaltrials.gov，编号：nct01518842）。研究尚未完成，但结果值得期待。

（五）EPC 的特性及治疗糖网病的作用机制

以往有骨髓移植研究显示，移植后可在血管壁中发现来源于供体细胞的血管内皮细胞，提示骨髓中含有 EPCs[145]。利用 CD34 和 KDR 等细胞表面标记分子，可以从外周血中分离获得 EPCs。严格地讲，EPCs 归类于祖细胞 / 前体细胞，而不属于干细胞。但其来源于干细胞，并且在治疗糖网病的研究中受到较多的关注，所以本节予以阐述。同时，EPCs 是一群非均一性的细胞，已明确的亚群有两个：培养在纤粘连蛋白上的 EPCs 被称为内皮细胞集落形成单位（CFU-EPC），该亚群细胞只能通过旁分泌作用释放生长因子促进宿主 EPCs 细胞功能，而自己不能整合到血管组织中 [146]；另一个亚群被称为内皮克隆形成细胞（ECFC），该亚群细胞不仅能够通过旁分泌作用促进血管修复，而且能在移植后整合进入受损伤的血管组织，促进血管修复 [147]。

在糖网病发病及治疗靶点的研究中，EPC 都受到普遍关注。因为在糖尿病早期，组织微环境中就表现出活性氧（reactive oxygen species，ROS）水平升高，刺激 EPCs 产生炎症细胞因子，如肿瘤坏死因子 α 和白介素 -8，并进一步刺激诱导性一氧化氮氧化合成酶的产生或刺激NADPH 氧化酶表达升高，进一步促进 ROS 的产生，损伤内皮细胞，加重糖尿病并发症。同时，这些 ROS 和炎症因子还会降低自体干细胞的功能，比如在体内会降低循环血中 EPCs 的数量和迁移能力，在体外降低其增殖能力和血管形成能力 [148~150]。再进一步，糖尿病患者的EPCs 中，ROS 和凝血酶致敏蛋白 -1 增加，而 NO 及组织蛋白酶 L 水平降低。在增殖性糖网病（PDR）患者，外周血中的 EPCs 丧失了迁移到损伤部位修复血管内皮的功能 [151]。部分细胞或干细胞治疗就是针对早、中期 DR 的血管损伤，旨在促进血管内皮修复、改善缺血及组织低氧状态、减少炎症因子产生，从而阻止或减慢 DR 发展到后期阶段。已有 1 期临床试验证实了玻璃体腔注射 10^7 骨髓来源 EPCs 能够提高 DR 患者视力、在一定程度上保护视网膜 [152]。注册的临床试验中，还有比较糖尿病患者 EPCs 与正常人 EPCs 功能的差异并验证检测 EPCs功能以反映 DR 发病进程（https://clinicaltrials.gov，编号：NCT02119689）的方案。

其他各种通过增强 EPCs 功能而干预糖尿病及糖网病的策略也在不断提出和完善中。如：增加 eNOS 的表达，可降低 NADPH 氧化酶依赖的 ROS 产生；利用 G-CSF 以增强 EPC的功能，包括改善糖尿病患者 EPC 迁移能力和归巢能力，如皮下注射 G-CSF 可以增加兔外周血中 EPCs 数量并改善其内皮整合能力 [153]；针对糖尿病人 EPCs 细胞膜上 CD26/ 二肽酶Ⅳ 激活引起的 SDF-1 失活及其趋化能力的降低，用 NO 供体可缓解 SDF-1 失活介导的迁移缺陷，因为糖尿病人 EPCs 与 NO 供体共培养后其 EPCs 功能可得到改善 [154]；鉴于转化生长因子 β1（transforming growth factor-β1，TGF-β1）在糖尿病 EPCs 及糖尿病人血液中均显著升高，抑制 TGFβ1 可显著增加 EPCs 细胞表面 CXCR4 的表达、促进 EPCs 的内皮修复能力 [155]；辛伐他汀能通过增加 DR 大鼠血液中 EPCs 的数量及血浆 NO 浓度，提高视网膜 eNOS 水平并减少 iNOS 表达，从而减轻视网膜水肿 [156]；降低血脂和治疗高甘油三酯血症的药物苯酰降脂丙酯是 PPARα 激动剂，其改善 DR 症状的作用可能与增加患者 EPCs 的数量有关，这一作用和机制已开始接受临床试验的验证（https://clinicaltrials.gov，编号：NCT01927315）。目前的临床试验主要是针对视网膜退行性疾病（AMD 和 RP）和 DR，重点在评价骨髓来源的CD34$^+$ 干细胞的安全性（如：https://clinicaltrials.gov，编号：nct01736059）。除药物外，一些有利于改善糖尿病或糖网病病情的饮食，其作用机制可能也与 EPCs 有关。如 N-3 多不饱和脂肪酸饮食有改善 2 型糖尿病大鼠 DR 症状的作用，其机制就可能与改善 EPCs 的功能（增加 EPCs 中神经鞘磷脂酶活性等）、增加外周血 EPCs 的数量以及提高其克隆形成能力有关 [157]。目前正在招募志愿者进行的临床试验就有检验 OcuStem（营养添加剂）对于糖尿病时 EPCs 功能的影响，观察半年以验证 OcuStem 能否增加 EPCs 数量，从而延缓轻度 DR 进展到中度 DR 的进程（https://clinicaltrials.gov，编号：NCT02353923）。

（六）脂肪干细胞（ADSC）的特性及治疗作用机制

2001 年，Patricia 等从人脂肪组织中分离获得了 ADSC[158]。这种细胞很快展示出其独特优势，如取材方便、损伤小、患者顺应性好、自体移植无免疫排斥等。尽管 ADSCs 属于 MSCs 大家族中的一种，并且 ADSCs 与 BMSCs 具有相似的特性，但 ADSCs 在分化能力[159]、免疫特性[160] 和营养作用[161, 162] 等方面均优于 BMSCs。在体外培养系统中，ADSCs 在不同诱导剂作用下可分化为肌细胞、内皮细胞、心肌细胞和神经细胞等，也能向视网膜细胞分化，包括被诱导培养出现 RPE 细胞的形态[163, 164]。其免疫调节作用和细胞营养作用则主要来自于 ADSCs 的强大旁分泌作用，能分泌多种生长因子，包括肝细胞生长因子、色素上皮源性生长因子、血管内皮生长因子和多种白细胞介素等。这些因子能促进细胞生长、迁移和形态发生，保护组织细胞及发挥神经营养作用。仅用 ADSCs 条件培养基就能促进内皮细胞生长而抑制其凋亡就是一个有力的佐证[165]。但 ADSCs 治疗作用的具体机制还远不明确，似乎包括了间充质干细胞的所有可能的作用机制。其原因可能是用目前常规方法获得的 ADSCs 是多种细胞的混合群体，可能含有血细胞、成纤维细胞、周细胞和内皮细胞等，所以作用才会涉及多个可能的机制。

　　利用 ADSCs 治疗糖网病的研究目前还不多。一项利用脂肪来源干细胞治疗大鼠 DR 的研究显示了这类治疗的可期待前景[166]。该研究使用的供体细胞是从人脂肪组织获得的脂肪基质细胞（adipose stromal cells），应富含人 ADSCs（hADSCs）。DR 模型采用经典的链脲霉素（streptozotocin, STZ）诱导无胸腺大鼠而建立并聚焦早期变化。大鼠一只眼的玻璃体腔注射脂肪基质细胞，对侧眼注射生理盐水作为对照。结果表明：在细胞移植后 1～3 周，脂肪基质细胞注射能够显著改善大鼠的视觉功能，同时显著减少视网膜血管的渗漏和细胞凋亡、减少视网膜炎症因子的产生。值得关注的是，在同样接受脂肪基质细胞移植的大鼠，与正常大鼠相比，DR 大鼠视网膜血管附近的脂肪基质细胞分布更为密集。这项研究为脂肪基质细胞治疗 DR 的临床转化提供了支持。另一个例子是用 hADSCs 玻璃体腔注射治疗 Akimba 小鼠糖网病的研究。Akimba（Ins2AkitaVEGF+/-）小鼠是糖尿病小鼠 Ins2Akita 与 trVEGF029 小鼠的杂交系。Ins2Akita 小鼠（Akita 小鼠）的胰岛素基因突变导致胰岛素蛋白折叠障碍并丧失功能，从而引发糖尿病[167]，而 trVEGF029（Kimba）小鼠的感光细胞过表达人 VEGF 并诱发新生血管[168]。杂交获得的 Akimba 小鼠表现为视网膜渗漏、黄斑水肿、毛细血管无灌注、视网膜变薄、新生血管形成。Akimba 小鼠玻璃体腔中注射 hADSCs 能够保护血管功能，对 DR 引起的血管损伤起阻止作用[169]。

　　用 ADSCs 干预其他视网膜病变的研究对理解和治疗 DR 也有很好的借鉴意义。在氧诱导视网膜病变（oxygen-induced retinopathy, OIR）模型小鼠的玻璃体腔注射 hADSCs，细胞能整合进入视网膜血管系统，能分化为周细胞、阻止视网膜血管退化。我们最近的一项探索 hADSCs 干预 RCS 大鼠视网膜退行性病变的研究也显示 ADSCs 具有很强的视网膜保护作用[170]。RCS 大鼠是遗传性视网膜变性模型，视功能在出生后 3 周睁眼开始就迅速下降，5 周时接近消失并伴有视网膜外核层明显变薄、凋亡细胞增加，以及 Rho、Crx 和 Opn1 表达降低。视网膜下腔移植 hADSCs 不仅能很好地存活并迁移到附近视网膜组织中，而且显著改善了大鼠的视觉功能，作用可持续 8 周，并且外核层细胞较对照组多、凋亡细胞少，外核层细胞相关基因表达也明显高于对照鼠。对治疗机制的研究发现：与 RCS 大鼠眼内 VEGF 的水平随生长而下降不同，hADSCs 分泌了多量 VEGF、HGF 和 PEDF。这一机制得到了"功能获得与丧失"（gain-and-lost of function）实验的进一步证实。如：利用 AAV2/2 介导的 VEGF 的基因治疗对 RCS 大鼠的视觉功能也有类似的保护作用，虽然时间较短；而 hADSCs

的 VEGF 基因沉默则显著降低了 hADSCs 对 RCS 大鼠视网膜病变的治疗作用。从 hADSCs 能有效延缓 RCS 大鼠视网膜退行性病变进程、提高视网膜细胞存活并增强视功能的作用看，这种细胞干预糖网病也应该有一定效果。

（七）各种干细胞治疗的优势及不足

在适合干细胞治疗的疾病中，由于不同来源的干细胞各有特性，不同疾病或同一疾病的不同阶段需要不同的细胞进行治疗，不能一概而论。因此，治疗时如何选择合适的干细胞或干细胞来源的供体细胞至关重要。而正确的选择，一定是基于对干细胞的准确的认识。如表 11-4 所示，从大的方面比较，各种干细胞的优缺点比较一目了然。

表 11-4　几种常用的干细胞、祖细胞的比较

	ESC	iPSC	MSC	ADSC	EPC
细胞来源	内细胞团	多种组织	间充质组织	脂肪组织	骨髓/血液等
增殖能力	强，无限	强，无限	相对弱，有限	弱，有限	更弱
分化潜能	具有全能性	具有全能性	具有多能性	具有多能性	低，单向
免疫排斥	是重要障碍	自体无排斥	自体无排斥	自体无排斥	自体无排斥
伦理争议	有，主要障碍	无	无	无	无
作用机制	分化并替代损伤细胞	分化并替代损伤细胞	替代、旁分泌、免疫调节	旁分泌为主有替代作用	血管内皮细胞保护和再生、细胞因子
取材方便	差	不同组织差异较大	不同组织差异很大	较方便易接受	骨髓难血液容易
细胞的安全性	差，须先分化到终末细胞	有成瘤风险	安全性好	安全性好	安全性好
综合考虑	有风险	有风险	安全	安全	安全

注：此表中的分化全能性指 pluripotent

实际上，这样粗犷的干细胞分类对指导干细胞治疗还不够。因为同一大类的干细胞还可能含有多个亚群，而每个亚群细胞的特性也可以相差甚远。最为典型的是 MSCs，其异质性常导致在不同病人或动物模型干预中表现不同的治疗效果。对 MSCs 来说，往往获得的原代细胞就不是均一的细胞了。当细胞在体外培养扩增时，受到培养环境的选择压力，部分细胞又会发生改变而产生不同的亚群。不同亚群的细胞，特性不同，对同一类疾病的治疗效果自然会产生明显差异。各实验室获得的 MSCs，由于亚群的比例可能不同，使其分化状况和旁分泌功能有所差异，可能是各研究报告治疗效果不同的原因。因而，从 MSCs 中分离获得更合适的亚群细胞治疗 DR 有望获得更好的治疗效果。

分离 MSC 亚群的方法很多，如利用膜表面标记分子或细胞克隆进行分离等。有研究报道，采用流式细胞分选技术可从 BMSCs 中获得 CD56[+] 细胞亚群，该细胞亚群能够分化为软骨细胞，而 CD56[-] 细胞则倾向于分化为脂肪细胞[171]；CD90[+] 的 BMSC 亚群细胞在移植到视网膜后能够分化为感光细胞[132]，而 CD90[-] 的 BMSC 无此能力。STRO-1 也可用于 BMSC 亚群细胞的分离[172]。UCMSC 的亚群也可通过细胞表面标记分子分离获得，如 GD2[+]UCMSC 细胞亚群[173]。

采用细胞克隆的方法也可获得完全不同的小鼠 BMSCs 亚群，各亚群细胞也具有不同的增殖及成骨分化能力[174]。此外，还可以根据细胞直径大小从 hBMSCs 中分离获得不同的

亚群，细胞形态较小的亚群增殖速度更快[175]。因而，分离、筛选合适的亚群细胞进行深入研究，将有助于提高 MSC 治疗 DR 的疗效。

各种干细胞在显示出独特的治疗效果的同时，也都出现令人担忧的问题。对 ESC 和 iPSC 来说，成瘤性是主要的障碍，普遍的认同是要把这些干细胞诱导分化为更安全的组织细胞后再进行移植治疗。即使对 MSCs 这类成瘤性很小的干细胞，也需要认真选择适应证并根据具体患者的情况进行全面分析。比如有报道称，虽然 MSCs 本身不能成瘤，但可能会促进体内已有的肿瘤的发展。因此，治疗前对患者进行癌基因筛查是一个值得考虑的选择。即使癌基因筛查阴性，也要考虑患者的具体疾病和具体阶段。如在治疗 DR 中，需要利用 MSCs 分泌大量生长因子的功能以实现对视网膜细胞的保护。但 MSCs 还可以产生大量的 VEGF 和 bFGF 等促血管生长因子，这些因子可能会促进 PDR 的发展恶化，从而抵消 MSC 对 DR 的治疗作用。总之，干细胞远比我们现在所认识的更为复杂，应该按精准医学的理念进行深入研究，才能获得安全有效的治疗方法。

值得说明的是，视网膜祖细胞（RPC）也受到较多关注。有研究表明，原代 RPC 在移植到视网膜下腔后，不仅可以整合到视网膜组织中，甚至可以分化为光感受器细胞并形成突触连接[141, 176]。然而，这些研究同时表明，获得合适的原代 RPC 并不容易，这样的适合移植治疗的 RPC 应取自出生后 1 周内小鼠，因为胚胎期的 RPC 有成瘤性，而 1 周后小鼠的 RPC 难以整合到视网膜组织中[141]。利用胚胎作为供体细胞来源，在西方国家受到保守思想和宗教思想影响下的伦理上的阻碍而难以开展，但在国内尚可在满足一定条件时获得合适的 RPC 开展研究。目前，相关的临床试验尚在进行中，希望至少能帮助部分患者重建部分有用视力。另一个思路是从 ESC 这样全能性干细胞诱导分化获得 RPC 进行治疗，但其成瘤性可高达 60% 以上。尽管现在能通过 Wnt 信号通路抑制剂把其成瘤性降低到 3% 左右[176]，但对临床研究仍是较大风险。因此，这里没有展开阐述 RPC 在干预糖网病方面的可能的研究。

三、基因治疗联合干细胞治疗干预糖网病的研究进展

糖网病病情复杂而对患者视力伤害严重。现有的治疗方法都不尽如人意。比如激光治疗在防止出血的同时也因损伤光照斑区域的视网膜细胞而影响该区视功能；玻璃体手术清除视网膜前的障碍有效但对视网膜本身已发生的细胞凋亡、炎症反应及屏障破坏等都无能为力；抗 VEGF 治疗在抑制新生血管形成的同时可能会影响视网膜细胞的营养。在人们努力研发针对糖网病的基因治疗、干细胞治疗等新的治疗方法时，临床前研究的效果也难以完全恢复患病视网膜到健康状态或持续时间有限。一个偶然的机会提醒我们：把基因治疗与干细胞治疗联合起来，也许能开发出一个更有效的 DR 治疗方案，特别是基于初步临床试验证明有效的 EPO 治疗，把临床前研究证明有效的 EPO 基因治疗和 BMSCs 治疗结合起来。

这一设想的基础包括：第一，糖网病时，眼内注射 EPO 能保护视网膜细胞和 BRB 并改善视功能[100~104]，且其安全性和有效性得到了包括初步临床试验的验证[112, 177]。因反复眼内注射引起的患者顺应性差的问题，借助 EPO 基因治疗的方法可以解决[14, 113~119]。第二，BMSCs 在多项视网膜病变的研究中显示出保护视网膜神经元和血管细胞的作用及改善视功能的作用[178~180]。第三，BMSCs 进行基因修饰使之携带 EPO 基因技术上可行。

在一个代表性的研究中[136]，先制备了作为对照的大鼠骨髓间充质干细胞（rBMSCs）和两种接受试验 rBMSCs：EPO 修饰的 rBMSCs（EPO-rBMBCs）和强力霉素（doxycycline，

DOX）诱导 EPO 表达的 rBMSCs（Tet-on EPO-rBMSCs），后一种细胞表达 EPO 时需要外部加入 DOX 诱导（图 11-7）。该研究选用了碘酸钠诱导大鼠发生视网膜病变，再通过视网膜下腔注射的方法把不同的细胞移植到大鼠模型中。

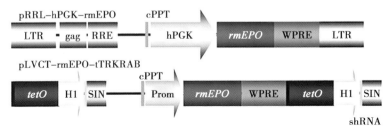

图 11-7　EPO 结构性表达载体 pRRL-hPGK-rmEPO（上）和可诱导载体 pLVCT-rmEPO-tTRKRAB（下）的结构设计示意图

移植后 8 周对大鼠进行的各项眼检查表明，rBMSCs 在视网膜下腔中存活并向附近视网膜组织迁移、整合，移植区的视网膜及外核层均明显厚于疾病模型组，光感受器细胞特异性基因 Opsin 的表达水平也显著高于模型鼠。功能学检查进一步确认了 rBMSCs 移植明显改善了病变鼠 ERG 的 b 波振幅，部分改善了病变鼠的视功能。令人兴奋的是，接受 EPO-rBMSCs 移植和 Tet-on EPO-rBMSCs 移植联合 DOX 处理的大鼠，玻璃体腔和视网膜组织的 EPO 的浓度都显著上调（图 11-8），并且这两组大鼠视网膜毛细血管密度比单纯 rBMSCs 移植组还要高 30% 以上，是病变鼠视网膜毛细血密度的 4 倍之多（图 11-9），对大鼠视功能和 BRB 作用的改善也都明显好于单纯 rBMSCs 移植组。这些结果表明，可以用 BMSCs 作为 EPO 基因的载体，实现基因治疗与干细胞治疗的结合，使 BMSCs 在发挥干细胞的治疗作用的同时，也表达 EPO 以发挥其治疗作用。在两种"基因 - 干细胞结合"治疗方案中，从安全性考虑，Tet-on EPO-rBMSCs 联合 DOX 诱导这种可调控基因表达联合干细胞治疗更有利于患者的需要，更具有安全性。我们的前期工作显示，需反复眼内注射 EPO 才能有效干预糖尿病黄斑水肿，患者顺应性不好，而采用常规的持续表达的 EPO 基因治疗可能会引起血液 EPO 升高的副作用。如果采用 Tet-on EPO-rBMSCs 这样的诱导表达系统，只需要一次性手术移植干细胞，然后每 6 周给一次诱导剂（如该研究中的 DOX），就可以实现眼内 EPO 基因每 6 周短暂表达一次的治疗效果。DOX 被代谢并清除后，EPO 表达回归本底表达水平，不引起副作用。

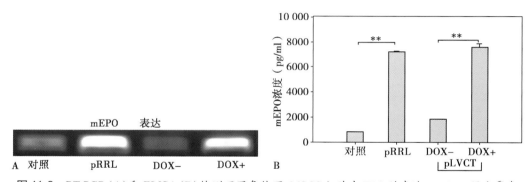

图 11-8　RT-PCR（A）和 ELISA（B）检测不同条件下 rMSCS 细胞中 EPO 的表达。DOX：强力霉素

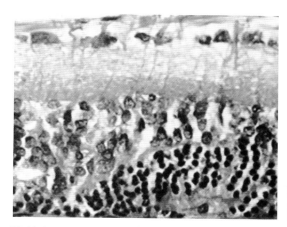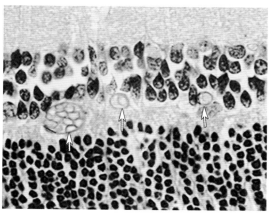

图 11-9 以 rBMSCs 为载体的 EPO 基因治疗对糖网病大鼠视网膜微血管的作用。视网膜变性由碘酸钠诱导产生，视网膜切片用 HE 染色。左图：糖网病大鼠眼内注射 PBS 作为对照，视网膜微血管严重萎缩减少。右图：EPO-rBMSCs 移植治疗组，可见尚有较多微血管存留。箭头：健康的视网膜毛细血管

　　尽管这个研究旨在探索视网膜变性而不是糖网病的治疗方法，但由于这些视网膜疾病有重叠的病理改变，并且证明了基因治疗可以有效地与干细胞技术联合使用从而达到更好的治疗效果，所以应该在用于治疗糖网病时也会取得更满意的治疗效果，值得深入研究。

（徐国彤）

<h2 align="center">参 考 文 献</h2>

1. Zaneveld, J., Wang, F., Wang, X. & Chen, R. Dawn of ocular gene therapy: implications for molecular diagnosis in retinal disease. Science China. Life sciences, 2013, 56: 125-133.

2. Solinis, MA., del Pozo-Rodriguez, A., Apaolaza, P.S. & Rodriguez-Gascon, A. Treatment of ocular disorders by gene therapy. Eur J Pharm Biopharm, 2015, 95 (Pt B): 331-342.

3. Farrar, GJ., Millington-Ward, S., Chadderton, N., Mansergh, F.C. & Palfi, A. Gene therapies for inherited retinal disorders. Visual neuroscience, 2014, 31: 289-307.

4. Colella, P., Cotugno, G. & Auricchio, A. Ocular gene therapy: current progress and future prospects. Trends in molecular medicine, 2009, 15: 23-31.

5. Mookherjee, S., Hiriyanna S, Kaneshiro K, et al. Long-term rescue of cone photoreceptor degeneration in retinitis pigmentosa 2 (RP2)-knockout mice by gene replacement therapy. Human molecular genetics, 2015, 24: 6446-6458.

6. Boye, SL., Peterson JJ, Choudhury S, et al. Gene Therapy Fully Restores Vision to the All-Cone Nrl (-/-) Gucy2e (-/-) Mouse Model of Leber Congenital Amaurosis-1. Human gene therapy, 2045, 26: 575-592.

7. Tsang, SH., Chan L, Tsai YT, et al. Silencing of tuberin enhances photoreceptor survival and function in a preclinical model of retinitis pigmentosa (an american ophthalmological society thesis). Transactions of the American Ophthalmological Society, 2014, 112: 103-115.

8. Cheng, G., He, T. & Xing, Y. Silencing of S100A4, a metastasis-associated protein, inhibits retinal neovascularization via the downregulation of BDNF in oxygen-induced ischaemic retinopathy. Eye, 2016, 30: 877-887.

9. Agarwal, A., Ingham, S.A., Harkins, K.A., Do, D.V. & Nguyen, Q.D. The role of pharmacogenetics and

advances in gene therapy in the treatment of diabetic retinopathy. Pharmacogenomics，2016，17：309-320.

10. Biswal，MR.，Prentice，H.M.，Dorey，C.K. & Blanks，J.C. A hypoxia-responsive glial cell-specific gene therapy vector for targeting retinal neovascularization. Invest Ophthalmol Vis Sci，2014，55：8044-8053.

11. Dominguez，JM.，Hu P，Caballero S，et al. Adeno-Associated Virus Overexpression of Angiotensin-Converting Enzyme-2 Reverses Diabetic Retinopathy in Type 1 Diabetes in Mice. The American journal of pathology，2016，186：1688-1700.

12. Cahoon，JM.，Rai RR，Carroll LS，et al. Intravitreal AAV2.COMP-Ang1 Prevents Neurovascular Degeneration in a Murine Model of Diabetic Retinopathy. Diabetes，2015，64：4247-4259.

13. Barber，AJ.，Antonetti DA，Kern TS，et al. The Ins2Akita mouse as a model of early retinal complications in diabetes. Invest Ophthalmol Vis Sci，2005，46：2210-2218.

14. Xu，H.，Zhang L，Gu L，et al. Subretinal delivery of AAV2-mediated human erythropoietin gene is protective and safe in experimental diabetic retinopathy. Invest Ophthalmol Vis Sci，2014，55：1519-1530.

15. Low，BE.，Krebs MP，Joung JK，et al. Correction of the Crb1rd8 allele and retinal phenotype in C57BL/6N mice via TALEN-mediated homology-directed repair. Invest Ophthalmol Vis Sci，2014，55，：387-395.

16. Hung，SS.，McCaughey，T.，Swann，O.，Pebay，A. & Hewitt，A.W. Genome engineering in ophthalmology：Application of CRISPR/Cas to the treatment of eye disease. Progress in retinal and eye research，2016，53：1-20.

17. Trapani，I.，Puppo，A. & Auricchio，A. Vector platforms for gene therapy of inherited retinopathies. Progress in retinal and eye research，2014，43：108-128.

18. Kinnunen，K. & Yla-Herttuala，S. Gene therapy in age related macular degeneration and hereditary macular disorders. Front Biosci（Elite Ed），2012，4：2546-2557.

19. Willett，K. & Bennett，J. Immunology of AAV-Mediated Gene Transfer in the Eye. Frontiers in immunology，2013，4：261.

20. Erles，K.，Sebokova，P. & Schlehofer，J.R. Update on the prevalence of serum antibodies（IgG and IgM）to adeno-associated virus（AAV）. Journal of medical virology，1999，59：406-411.

21. Samulski，RJ.，Zhu X，Xiao X，et al. Targeted integration of adeno-associated virus（AAV）into human chromosome 19. The EMBO Journal，1991，10：3941-3950.

22. Penaud-Budloo，M.，Le Guiner C，Nowrouzi A，et al. Adeno-associated virus vector genomes persist as episomal chromatin in primate muscle. Journal of virology，2008，82：7875-7885.

23. Acland，GM.，Aguirre GD，Bennett J，et al. Long-term restoration of rod and cone vision by single dose rAAV-mediated gene transfer to the retina in a canine model of childhood blindness. Molecular therapy：the journal of the American Society of Gene Therapy，2005，12：1072-1082.

24. Yang，G.S.，Schmidt M，Yan Z，et al. Virus-mediated transduction of murine retina with adeno-associated virus：effects of viral capsid and genome size. Journal of virology，2002，76：7651-7660.

25. Allocca，M.，Mussolino C，Garcia-Hoyos M，et al. Novel adeno-associated virus serotypes efficiently transduce murine photoreceptors. Journal of virology，2007，81：11372-11380.

26. Liu，J.，Saghizadeh M，Tuli SS，et al. Different tropism of adenoviruses and adeno-associated viruses to corneal cells：implications for corneal gene therapy. Molecular vision，2008，14：2087-2096.

27. Lipinski，DM.，Thake，M. & MacLaren，RE. Clinical applications of retinal gene therapy. Progress in retinal and eye research，2013，32：22-47.

28. Li，Q.，Miller R，Han PY，et al. Intraocular route of AAV2 vector administration defines humoral immune response and therapeutic potential. Molecular vision，2008，14：1760-1769.

29. Li，W.，Kong F，Li X，et al. Gene therapy following subretinal AAV5 vector delivery is not affected by a previous intravitreal AAV5 vector administration in the partner eye. Molecular vision，2009，15：267-275.

30. Tsai，M.L.，Chen SL，Chou PI，et al. Inducible adeno-associated virus vector-delivered transgene expression in corneal endothelium. Invest Ophthalmol Vis Sci，2002，43：751-757.

31. Young，JE.，Vogt，T.，Gross，KW. & Khani，SC. A short，highly active photoreceptor-specific enhancer/promoter region upstream of the human rhodopsin kinase gene. Invest Ophthalmol Vis Sci，2003，44：4076-4085.

32. Nicoletti，A.，Kawase，K. & Thompson，DA. Promoter analysis of RPE65，the gene encoding a 61-kDa retinal pigment epithelium-specific protein. Invest Ophthalmol Vis Sci，1998，39：637-644.

33. Manfredi，A.，Marrocco E，Puppo A，et al. Combined rod and cone transduction by adeno-associated virus 2/8. Human gene therapy，2013，24：982-992.

34. Flannery，JG.，Zolotukhin S，Vaquero MI，et al. Efficient photoreceptor-targeted gene expression in vivo by recombinant adeno-associated virus. Proceedings of the National Academy of Sciences of the United States of America，1997，94：6916-6921.

35. Bainbridge，JW.，Smith AJ，Barker SS，et al. Effect of gene therapy on visual function in Leber's congenital amaurosis. N Engl J Med，2008，358：2231-2239.

36. Maguire，AM.，Simonelli F，Pierce EA，et al. Safety and efficacy of gene transfer for Leber's congenital amaurosis. N Engl J Med，2008，358：2240-2248.

37. Cideciyan，AV.，Aleman TS，Boye SL，et al. Human gene therapy for RPE65 isomerase deficiency activates the retinoid cycle of vision but with slow rod kinetics. Proceedings of the National Academy of Sciences of the United States of America，2008，105：15112-15117.

38. Hauswirth，WW.，Aleman TS，Kaushal S，et al. Treatment of leber congenital amaurosis due to RPE65 mutations by ocular subretinal injection of adeno-associated virus gene vector：short-term results of a phase I trial. Human gene therapy，2008，19：979-990.

39. Simonelli，F.，Maguire AM，Testa F，et al. Gene therapy for Leber's congenital amaurosis is safe and effective through 1.5 years after vector administration. Molecular therapy：the journal of the American Society of Gene Therapy，2010，18：643-650（2010）.

40. Testa，F.，Maguire AM，Rossi S，et al. Three-year follow-up after unilateral subretinal delivery of adeno-associated virus in patients with Leber congenital Amaurosis type 2. Ophthalmology，2013，120：1283-1291.

41. Jacobson，SG.，Cideciyan AV，Ratnakaram R，et al. Gene therapy for leber congenital amaurosis caused by RPE65 mutations：safety and efficacy in 15 children and adults followed up to 3 years. Archives of ophthalmology，2012，130：9-24.

42. Bainbridge，JW.，Mistry A，De Alwis M，et al. Inhibition of retinal neovascularisation by gene transfer of soluble VEGF receptor sFlt-1. Gene therapy，2002，9：320-326.

43. Ferrara，N. & Gerber，HP. The role of vascular endothelial growth factor in angiogenesis. Acta haematologica，2001，106：148-156.

44. Smith，JM. & Steel，DH. Anti-vascular endothelial growth factor for prevention of postoperative vitreous cavity haemorrhage after vitrectomy for proliferative diabetic retinopathy. The Cochrane database of

systematic reviews，2015，8：CD008214.

45. Sarwar，S.，Clearfield E，Soliman MK，et al. Aflibercept for neovascular age-related macular degeneration. The Cochrane database of systematic reviews，2016，2：CD011346.

46. Martinez-Zapata，MJ.，Marti-Carvajal AJ，Sola I，et al. Anti-vascular endothelial growth factor for proliferative diabetic retinopathy. The Cochrane database of systematic reviews，2014，11：CD008721.

47. Lai，K. & Landa，G. Current choice of treatments for neovascular AMD. Expert review of clinical pharmacology，2015，8：135-140.

48. Hashemi，S.，Faramarzi，M.A.，Ghasemi Falavarjani，K. & Abdollahi，M. Bevacizumab for choroidal neovascularization secondary to age-related macular degeneration and pathological myopia. Expert opinion on biological therapy，2014，14：1837-1848.

49. Cheung，N.，Wong，IY. & Wong，TY. Ocular anti-VEGF therapy for diabetic retinopathy：overview of clinical efficacy and evolving applications. Diabetes care，2014，37：900-905.

50. Ba，J.，Peng RS，Xu D，et al. Intravitreal anti-VEGF injections for treating wet age-related macular degeneration：a systematic review and meta-analysis. Drug design，development and therapy，2015，9：5397-5405.

51. Virgili，G.，Parravano，M.，Menchini，F. & Evans，JR. Anti-vascular endothelial growth factor for diabetic macular oedema. The Cochrane database of systematic reviews，2014，10：CD007419.

52. Stewart，MW. The clinical utility of aflibercept for diabetic macular edema. Diabetes，metabolic syndrome and obesity：targets and therapy，2015，8：473-482.

53. Fogli，S.，Mogavero，S.，Egan，CG.，Del Re，M. & Danesi，R. Pathophysiology and pharmacological targets of VEGF in diabetic macular edema. Pharmacological research，2016，103：149-157.

54. Pechan，P.，Wadsworth，S. & Scaria，A. Gene Therapies for Neovascular Age-Related Macular Degeneration. Cold Spring Harbor perspectives in medicine，2015，5：a017335.

55. Shibuya，M.，Yamaguchi S，Yamane A，et al. Nucleotide sequence and expression of a novel human receptor-type tyrosine kinase gene（flt）closely related to the fms family. Oncogene，1990，5：519-524.

56. Kendall，RL. & Thomas，KA. Inhibition of vascular endothelial cell growth factor activity by an endogenously encoded soluble receptor. Proceedings of the National Academy of Sciences of the United States of America，1993，90：10705-10709.

57. Honda，M.，Sakamoto，T.，Ishibashi，T.，Inomata，H. & Ueno，H. Experimental subretinal neovascularization is inhibited by adenovirus-mediated soluble VEGF/flt-1 receptor gene transfection：a role of VEGF and possible treatment for SRN in age-related macular degeneration. Gene therapy，2000，7：978-985.

58. Aiello，LP.，Pierce EA，Foley ED，et al. Suppression of retinal neovascularization in vivo by inhibition of vascular endothelial growth factor（VEGF）using soluble VEGF-receptor chimeric proteins. Proceedings of the National Academy of Sciences of the United States of America，1995，92：10457-10461.

59. Pechan，P.，Rubin H，Lukason M，et al. Novel anti-VEGF chimeric molecules delivered by AAV vectors for inhibition of retinal neovascularization. Gene therapy，2009，16：10-16.

60. Lai，CM.，Shen WY，Brankov M，et al. Long-term evaluation of AAV-mediated sFlt-1 gene therapy for ocular neovascularization in mice and monkeys. Molecular therapy：the journal of the American Society of Gene Therapy，2005，12：659-668.

61. Lai，Y.K.，Shen WY，Brankov M，et al. Potential long-term inhibition of ocular neovascularisation by

recombinant adeno-associated virus-mediated secretion gene therapy. Gene therapy, 2002, 9: 804-813.

62. Lukason, M., DuFresne E, Rubin H, et al. Inhibition of choroidal neovascularization in a nonhuman primate model by intravitreal administration of an AAV2 vector expressing a novel anti-VEGF molecule. Molecular therapy: the journal of the American Society of Gene Therapy, 2011, 19: 260-265.

63. Maclachlan, TK., Lukason M, Collins M, et al. Preclinical safety evaluation of AAV2-sFLT01-a gene therapy for age-related macular degeneration. Molecular therapy: the journal of the American Society of Gene Therapy, 2011, 19: 326-334.

64. Lai, CM., Estcourt MJ, Himbeck RP, et al. Preclinical safety evaluation of subretinal AAV2.sFlt-1 in non-human primates. Gene therapy, 2012, 19: 999-1009.

65. Askou, AL., Pournaras JA, Pihlmann M, et al. Reduction of choroidal neovascularization in mice by adeno-associated virus-delivered anti-vascular endothelial growth factor short hairpin RNA. The journal of gene medicine, 2012, 14: 632-641.

66. Igarashi, T., Miyake N, Fujimoto C, et al. Adeno-associated virus type 8 vector-mediated expression of siRNA targeting vascular endothelial growth factor efficiently inhibits neovascularization in a murine choroidal neovascularization model. Molecular vision, 2014, 20: 488-496.

67. Dawson, DW., Volpert OV, Gillis P, et al. Pigment epithelium-derived factor: a potent inhibitor of angiogenesis. Science, 1999, 285: 245-248.

68. Cao, W., Tombran-Tink J, Elias R, et al. In vivo protection of photoreceptors from light damage by pigment epithelium-derived factor. Invest Ophthalmol Vis Sci, 2001, 42: 1646-1652.

69. Bilak, MM., Corse AM, Bilak SR, et al. Pigment epithelium-derived factor(PEDF)protects motor neurons from chronic glutamate-mediated neurodegeneration. Journal of neuropathology and experimental neurology, 1999, 58: 719-728.

70. Tombran-Tink, J., Shivaram, SM., Chader, GJ., Johnson, LV. & Bok, D. Expression, secretion, and age-related downregulation of pigment epithelium-derived factor, a serpin with neurotrophic activity. The Journal of neuroscience: the official journal of the Society for Neuroscience, 1995, 15: 4992-5003.

71. Holekamp, NM., Bouck, N. & Volpert, O. Pigment epithelium-derived factor is deficient in the vitreous of patients with choroidal neovascularization due to age-related macular degeneration. American journal of ophthalmology, 2002, 134: 220-227.

72. Stellmach, V., Crawford, SE., Zhou, W. & Bouck, N. Prevention of ischemia-induced retinopathy by the natural ocular antiangiogenic agent pigment epithelium-derived factor. Proceedings of the National Academy of Sciences of the United States of America, 2001, 98: 2593-2597.

73. Duh, EJ., Yang HS, Suzuma I, et al. Pigment epithelium-derived factor suppresses ischemia-induced retinal neovascularization and VEGF-induced migration and growth. Invest Ophthalmol Vis Sci, 2002, 43: 821-829.

74. Saishin, Y., Silva RL, Kachi S, et al. Periocular gene transfer of pigment epithelium-derived factor inhibits choroidal neovascularization in a human-sized eye. Human gene therapy, 2005, 16: 473-478.

75. Mori, K., Gehlbach P, Yamamoto S, et al. AAV-mediated gene transfer of pigment epithelium-derived factor inhibits choroidal neovascularization. Invest Ophthalmol Vis Sci, 2002, 43: 1994-2000.

76. Mori, K., Gehlbach P, Ando A, et al. Regression of ocular neovascularization in response to increased expression of pigment epithelium-derived factor. Invest Ophthalmol Vis Sci, 2002, 43: 2428-2434.

77. Auricchio, A., Behling KC, Maguire AM, et al. Inhibition of retinal neovascularization by intraocular viral-mediated delivery of anti-angiogenic agents. Molecular therapy: the journal of the American Society of Gene Therapy, 2002, 6: 490-494.

78. Allocca, M., Tessitore, A., Cotugno, G. & Auricchio, A. AAV-mediated gene transfer for retinal diseases. Expert opinion on biological therapy, 2006, 6: 1279-1294.

79. Yokoi, K., Zhang HS, Kachi S, et al. Gene transfer of an engineered zinc finger protein enhances the anti-angiogenic defense system. Molecular therapy: the journal of the American Society of Gene Therapy, 2007, 15: 1917-1923.

80. Campochiaro, PA., Nguyen QD, Shah SM, et al. Adenoviral vector-delivered pigment epithelium-derived factor for neovascular age-related macular degeneration: results of a phase I clinical trial. Human gene therapy, 2006, 17: 167-176.

81. Apte, RS., Barreiro, RA., Duh, E., Volpert, O. & Ferguson, T.A. Stimulation of neovascularization by the anti-angiogenic factor PEDF. Invest Ophthalmol Vis Sci, 2004, 45: 4491-4497.

82. Lai, CC., Wu WC, Chen SL, et al. Suppression of choroidal neovascularization by adeno-associated virus vector expressing angiostatin. Invest Ophthalmol Vis Sci, 2001, 42: 2401-2407.

83. Lai, CC., Wu WC, Chen SL, et al. Recombinant adeno-associated virus vector expressing angiostatin inhibits preretinal neovascularization in adult rats. Ophthalmic research, 2005, 37: 50-56.

84. Shyong, MP., Lee FL, Kuo PC, et al. Reduction of experimental diabetic vascular leakage by delivery of angiostatin with a recombinant adeno-associated virus vector. Molecular vision, 2007, 13: 133-141.

85. Campochiaro, PA. Molecular targets for retinal vascular diseases. Journal of cellular physiology, 2007, 210: 575-581.

86. Malik, JM., Shevtsova, Z., Bahr, M. & Kugler, S. Long-term in vivo inhibition of CNS neurodegeneration by Bcl-XL gene transfer. Molecular therapy: the journal of the American Society of Gene Therapy, 2005, 11: 373-381.

87. Wu, WC., Lai CC, Chen SL, et al. GDNF gene therapy attenuates retinal ischemic injuries in rats. Molecular vision, 2004, 10: 93-102.

88. Wu, WC., Lai CC, Chen SL, et al. Gene therapy for detached retina by adeno-associated virus vector expressing glial cell line-derived neurotrophic factor. Invest Ophthalmol Vis Sci, 2002, 43: 3480-3488.

89. Dalkara, D., Kolstad KD, Guerin KI, et al. AAV mediated GDNF secretion from retinal glia slows down retinal degeneration in a rat model of retinitis pigmentosa. Molecular therapy: the journal of the American Society of Gene Therapy, 2011, 19: 1602-1608.

90. Shyong, MP., Lee FL, Hen WH, et al. Viral delivery of heme oxygenase-1 attenuates photoreceptor apoptosis in an experimental model of retinal detachment. Vision research, 2008, 48: 2394-2402.

91. Leonard, KC., Petrin D, Coupland SG, et al. XIAP protection of photoreceptors in animal models of retinitis pigmentosa. PLoS One, 2007, 2: e314.

92. Ren, R., Li, Y., Liu, Z., Liu, K. & He, S. Long-term rescue of rat retinal ganglion cells and visual function by AAV-mediated BDNF expression after acute elevation of intraocular pressure. Invest Ophthalmol Vis Sci, 2012, 53: 1003-1011.

93. Leaver, S.G., Cui Q, Plant GW, et al. AAV-mediated expression of CNTF promotes long-term survival and regeneration of adult rat retinal ganglion cells. Gene therapy, 2006, 13: 1328-1341.

94. Gorbatyuk, MS., Knox T, LaVail MM, et al. Restoration of visual function in P23H rhodopsin transgenic

rats by gene delivery of BiP/Grp78. Proceedings of the National Academy of Sciences of the United States of America, 2010, 107: 5961-5966.

95. Ran, FA., Hsu PD, Wright J, et al. Genome engineering using the CRISPR-Cas9 system. Nature protocols, 2013, 8: 2281-2308.

96. Jinek, M., Chylinski K, Fonfara I, et al. A programmable dual-RNA-guided DNA endonuclease in adaptive bacterial immunity. Science, 2012, 337: 816-821.

97. Gasiunas, G., Barrangou, R., Horvath, P. & Siksnys, V. Cas9-crRNA ribonucleoprotein complex mediates specific DNA cleavage for adaptive immunity in bacteria. Proceedings of the National Academy of Sciences of the United States of America, 2012, 109: E2579-2586.

98. Wang, S., Sengel, C., Emerson, MM. & Cepko, CL. A gene regulatory network controls the binary fate decision of rod and bipolar cells in the vertebrate retina. Developmental cell, 2014, 30: 513-527.

99. Watanabe, D., Suzuma K, Matsui S, et al. Erythropoietin as a retinal angiogenic factor in proliferative diabetic retinopathy. N Engl J Med, 2005, 353: 782-792.

100. Zhu, B., Wang, W., Gu, Q. & Xu, X. Erythropoietin protects retinal neurons and glial cells in early-stage streptozotocin-induced diabetic rats. Exp Eye Res, 2008, 86: 375-382.

101. Zhang, J., Wu Y, Jin Y, et al. Intravitreal injection of erythropoietin protects both retinal vascular and neuronal cells in early diabetes. Invest Ophthalmol Vis Sci, 2008, 49: 732-742.

102. Wang, Q., Pfister F, Dorn-Beineke A, et al. Low-dose erythropoietin inhibits oxidative stress and early vascular changes in the experimental diabetic retina. Diabetologia, 2010, 53: 1227-1238.

103. Wang, Q., Gorbey S, Pfister F, et al. Long-term treatment with suberythropoietic Epo is vaso-and neuroprotective in experimental diabetic retinopathy. Cell Physiol Biochem, 2011, 27: 769-782.

104. Mitsuhashi, J., Morikawa S, Shimizu K, et al. Intravitreal injection of erythropoietin protects against retinal vascular regression at the early stage of diabetic retinopathy in streptozotocin-induced diabetic rats. Exp Eye Res, 2013, 106: 64-73.

105. Zhang, J., Hu LM, Xu G, et al. Anti-VEGF effects of intravitreal erythropoietin in early diabetic retinopathy. Front Biosci (Elite Ed), 2010, 2: 912-927.

106. Xu, G., Kang D, Zhang C, et al. Erythropoietin Protects Retinal Cells in Diabetic Rats Through Upregulating ZnT8 via Activating ERK Pathway and Inhibiting HIF-1alpha Expression. Invest Ophthalmol Vis Sci, 2015, 56: 8166-8178.

107. Shen, J., Wu Y, Xu JY, et al. ERK-and Akt-dependent neuroprotection by erythropoietin (EPO) against glyoxal-AGEs via modulation of Bcl-xL, Bax, and BAD. Invest Ophthalmol Vis Sci, 2010, 51: 35-46.

108. Lei, X., Zhang J, Shen J, et al. EPO attenuates inflammatory cytokines by Muller cells in diabetic retinopathy. Front Biosci (Elite Ed), 2011, 3: 201-211.

109. Hu, LM., Luo Y, Zhang J, et al. EPO reduces reactive gliosis and stimulates neurotrophin expression in Muller cells. Front Biosci (Elite Ed), 2011, 3: 1541-1555.

110. Gu, L., Xu H, Wang F, et al. Erythropoietin exerts a neuroprotective function against glutamate neurotoxicity in experimental diabetic retina. Invest Ophthalmol Vis Sci, 2014, 55: 8208-8222.

111. Chu, Q., Zhang J, Wu Y, et al. Differential gene expression pattern of diabetic rat retinas after intravitreal injection of erythropoietin. Clin Exp Ophthalmol, 2011, 39: 142-151.

112. Li, W., Sinclair, SH. & Xu, GT. Effects of intravitreal erythropoietin therapy for patients with chronic and progressive diabetic macular edema. Ophthalmic Surg Lasers Imaging, 2010, 41: 18-25.

113. Auricchio, A., Rivera VM, Clackson T, et al. Pharmacological regulation of protein expression from adeno-associated viral vectors in the eye. Molecular therapy: the journal of the American Society of Gene Therapy, 2002, 6: 238-242.

114. Stieger, K., Le Meur G, Lasne F, et al. Long-term doxycycline-regulated transgene expression in the retina of nonhuman primates following subretinal injection of recombinant AAV vectors. Molecular therapy: the journal of the American Society of Gene Therapy, 2006, 13: 967-975.

115. Rex, TS., Allocca M, Domenici L, et al. Systemic but not intraocular Epo gene transfer protects the retina from light-and genetic-induced degeneration. Molecular therapy: the journal of the American Society of Gene Therapy, 2004, 10: 855-861.

116. Hines-Beard, J., Desai S, Haag R, et al. Identification of a therapeutic dose of continuously delivered erythropoietin in the eye using an inducible promoter system. Current gene therapy, 2013, 13: 275-281.

117. Colella, P., Iodice C, Di Vicino U, et al. Non-erythropoietic erythropoietin derivatives protect from light-induced and genetic photoreceptor degeneration. Human molecular genetics, 2011, 20: 2251-2262.

118. Colella, P. & Auricchio, A. Photoreceptor degeneration in mice: adeno-associated viral vector-mediated delivery of erythropoietin. Methods in molecular biology, 2013, 982: 237-263.

119. Lebherz, C., Auricchio A, Maguire AM, et al. Long-term inducible gene expression in the eye via adeno-associated virus gene transfer in nonhuman primates. Human gene therapy, 2005, 16: 178-186.

120. Zhao, X., Liu, J. & Ahmad, I. Differentiation of embryonic stem cells into retinal neurons. Biochem Biophys Res Commun, 2002, 297: 177-184.

121. Sugie, Y., Yoshikawa M, Ouji Y, et al. Photoreceptor cells from mouse ES cells by co-culture with chick embryonic retina. Biochem Biophys Res Commun, 2005, 332: 241-247.

122. Tabata, Y., Ouchi Y, Kamiya H, et al. Specification of the retinal fate of mouse embryonic stem cells by ectopic expression of Rx/rax, a homeobox gene. Molecular and cellular biology, 2004, 24: 4513-4521.

123. Ikeda, H., Osakada F, Watanabe K, et al. Generation of Rx+/Pax6+ neural retinal precursors from embryonic stem cells. Proceedings of the National Academy of Sciences of the United States of America, 2005, 102: 11331-11336.

124. Bharti, K., Miller, SS. & Arnheiter, H. The new paradigm: retinal pigment epithelium cells generated from embryonic or induced pluripotent stem cells. Pigment cell & melanoma research, 2011, 24: 21-34.

125. Xu, HZ. & Le, YZ. Significance of outer blood-retina barrier breakdown in diabetes and ischemia. Invest Ophthalmol Vis Sci, 2011, 52: 2160-2164.

126. Park, TS., Zimmerlin, L. & Zambidis, ET. Efficient and simultaneous generation of hematopoietic and vascular progenitors from human induced pluripotent stem cells. Cytometry A, 2013, 83: 114-126.

127. Park, TS., Bhutto I, Zimmerlin L, et al. Vascular progenitors from cord blood-derived induced pluripotent stem cells possess augmented capacity for regenerating ischemic retinal vasculature. Circulation, 2014, 129: 359-372.

128. Hass, R., Kasper, C., Bohm, S. & Jacobs, R. Different populations and sources of human mesenchymal stem cells (MSC): A comparison of adult and neonatal tissue-derived MSC. Cell Commun Signal, 2011, 9: 12.

129. Caplan, A.I. Mesenchymal stem cells. J Orthop Res, 1991, 9: 641-650.

130. Pittenger, MF., Mackay AM, Beck SC, et al. Multilineage potential of adult human mesenchymal stem cells. Science, 1999, 284: 143-147.

131. Mitchell, KE., Weiss ML, Mitchell BM, et al. Matrix cells from Wharton's jelly form neurons and glia. Stem Cells, 2003, 21: 50-60.

132. Kicic, A., Shen WY, Wilson AS, et al. Differentiation of marrow stromal cells into photoreceptors in the rat eye. J Neurosci, 2003, 23: 7742-7749.

133. Chiou, SH., Kao CL, Peng CH, et al. A novel in vitro retinal differentiation model by co-culturing adult human bone marrow stem cells with retinal pigmented epithelium cells. Biochem Biophys Res Commun, 2005, 326: 578-585.

134. Duan, P., Xu, H., Zeng, Y., Wang, Y. & Yin, ZQ. Human bone marrow stromal cells can differentiate to a retinal pigment epithelial phenotype when co-cultured with pig retinal pigment epithelium using a transwell system. Cell Physiol Biochem, 2013, 31: 601-613.

135. Huang, C., Zhang J, Ao M, et al. Combination of retinal pigment epithelium cell-conditioned medium and photoreceptor outer segments stimulate mesenchymal stem cell differentiation toward a functional retinal pigment epithelium cell phenotype. J Cell Biochem, 2012, 113: 590-598.

136. Guan, Y., Cui L, Qu Z, et al. Subretinal transplantation of rat MSCs and erythropoietin gene modified rat MSCs for protecting and rescuing degenerative retina in rats. Curr Mol Med, 2013, 13: 1419-1431.

137. Gong, L., Wu, Q., Song, B., Lu, B. & Zhang, Y. Differentiation of rat mesenchymal stem cells transplanted into the subretinal space of sodium iodate-injected rats. Clin Exp Ophthalmol, 2008, 36: 666-671.

138. Tomita, M., Adachi Y, Yamada H, et al. Bone marrow-derived stem cells can differentiate into retinal cells in injured rat retina. Stem Cells, 2002, 20: 279-283.

139. Lu, B., Wang S, Girman S, et al. Human adult bone marrow-derived somatic cells rescue vision in a rodent model of retinal degeneration. Exp Eye Res, 2010, 91: 449-455.

140. Inoue, Y., Iriyama A, Ueno S, et al. Subretinal transplantation of bone marrow mesenchymal stem cells delays retinal degeneration in the RCS rat model of retinal degeneration. Exp Eye Res, 2007, 85: 234-241.

141. MacLaren, RE., Pearson RA, MacNeil A, et al. Retinal repair by transplantation of photoreceptor precursors. Nature, 2006, 444: 203-207.

142. Li, P., Tian H, Li Z, et al. Subpopulations of Bone Marrow Mesenchymal Stem Cells Exhibit Differential Effects in Delaying Retinal Degeneration. Curr Mol Med, 2016, 16: 567-581.

143. Fiorina, P., Jurewicz M, Augello A, et al. Immunomodulatory function of bone marrow-derived mesenchymal stem cells in experimental autoimmune type 1 diabetes. J Immunol, 2009, 183: 993-1004.

144. Kong, JH., Zheng D, Chen S, et al. A comparative study on the transplantation of different concentrations of human umbilical mesenchymal cells into diabetic rats. Int J Ophthalmol, 2015, 8: 257-262.

145. Jiang, S., Walker L, Afentoulis M, et al. Transplanted human bone marrow contributes to vascular endothelium. Proc Natl Acad Sci U S A, 2004, 101: 16891-16896.

146. Rehman, J., Li, J., Orschell, CM. & March, KL. Peripheral blood "endothelial progenitor cells" are derived from monocyte/macrophages and secrete angiogenic growth factors. Circulation, 2003, 107: 1164-1169.

147. Ingram, DA., Mead LE, Tanaka H, et al. Identification of a novel hierarchy of endothelial progenitor cells

using human peripheral and umbilical cord blood. Blood，2004，104：2752-2760.

148. Hill，JM.，Zalos G，Halcox JP，et al. Circulating endothelial progenitor cells，vascular function，and cardiovascular risk. N Engl J Med，2003，348：593-600.

149. Loomans，CJ.，de Koning EJ，Staal FJ，et al. Endothelial progenitor cell dysfunction：a novel concept in the pathogenesis of vascular complications of type 1 diabetes. Diabetes，2004，53：195-199.

150. Tepper，OM.，Galiano RD，Capla JM，et al. Human endothelial progenitor cells from type II diabetics exhibit impaired proliferation，adhesion，and incorporation into vascular structures. Circulation，2002，106：2781-2786.

151. Tan，K.，Lessieur E，Cutler A，et al. Impaired function of circulating CD34（+）CD45（-）cells in patients with proliferative diabetic retinopathy. Exp Eye Res，2010，91：229-237.

152. Siqueira，RC.，Messias，A.，Voltarelli，JC.，Scott，IU. & Jorge，R. Intravitreal injection of autologous bone marrow-derived mononuclear cells for hereditary retinal dystrophy：a phase I trial. Retina，2011，31：1207-1214.

153. Cho，HJ.，Kim HS，Lee MM，et al. Mobilized endothelial progenitor cells by granulocyte-macrophage colony-stimulating factor accelerate reendothelialization and reduce vascular inflammation after intravascular radiation. Circulation，2003，108：2918-2925.

154. Segal，MS.，Shah R，Afzal A，et al. Nitric oxide cytoskeletal-induced alterations reverse the endothelial progenitor cell migratory defect associated with diabetes. Diabetes，2006，55：102-109.

155. Bhatwadekar，AD.，Guerin EP，Jarajapu YP，et al. Transient inhibition of transforming growth factor-beta1 in human diabetic CD34$^+$ cells enhances vascular reparative functions. Diabetes，2010，59：2010-2019.

156. Zhang，W. & Yan，H. Simvastatin increases circulating endothelial progenitor cells and reduces the formation and progression of diabetic retinopathy in rats. Exp Eye Res，2012，105：1-8.

157. Tikhonenko，M.，Lydic TA，Opreanu M，et al. N-3 polyunsaturated Fatty acids prevent diabetic retinopathy by inhibition of retinal vascular damage and enhanced endothelial progenitor cell reparative function. PLoS One，2013，8：e55177.

158. Zuk，PA.，Zhu M，Mizuno H，et al. Multilineage cells from human adipose tissue：implications for cell-based therapies. Tissue engineering，2001，7：211-228.

159. Sakaguchi，Y.，Sekiya，I.，Yagishita，K. & Muneta，T. Comparison of human stem cells derived from various mesenchymal tissues：superiority of synovium as a cell source. Arthritis Rheum，2005，52：2521-2529.

160. Stocker，ME. & Snow，D. An epidural plasmocytoma as an unusual cause of a postoperative epidural mass. Anaesthesia，2001，56：1130.

161. Banas，A.，Teratani T，Yamamoto Y，et al. IFATS collection：in vivo therapeutic potential of human adipose tissue mesenchymal stem cells after transplantation into mice with liver injury. Stem Cells，2008，26：2705-2712.

162. Ikegame，Y.，Yamashita K，Hayashi S，et al. Comparison of mesenchymal stem cells from adipose tissue and bone marrow for ischemic stroke therapy. Cytotherapy，2011，13：675-685.

163. Arnhold，S.，Heiduschka P，Klein H，et al. Adenovirally transduced bone marrow stromal cells differentiate into pigment epithelial cells and induce rescue effects in RCS rats. Invest Ophthalmol Vis Sci，2006，47：4121-4129.

164. Vossmerbaeumer，U.，Ohnesorge S，Kuehl S，et al. Retinal pigment epithelial phenotype induced in human

adipose tissue-derived mesenchymal stromal cells. Cytotherapy，2009，11：177-188.

165. Rehman，J.，Traktuev D，Li J，et al. Secretion of angiogenic and antiapoptotic factors by human adipose stromal cells. Circulation，2004，109：1292-1298.

166. Rajashekhar，G.，Ramadan A，Abburi C，et al. Regenerative therapeutic potential of adipose stromal cells in early stage diabetic retinopathy. PLoS One，2014，9：e84671.

167. Barber，AJ.，Antonetti DA，Kern TS，et al. The Ins2Akita mouse as a model of early retinal complications in diabetes. Invest Ophthalmol Vis Sci，2005，46：2210-2218.

168. Lai，CM.，Dunlop SA，May LA，et al. Generation of transgenic mice with mild and severe retinal neovascularisation. Br J Ophthalmol，2005，89：911-916.

169. Mendel，TA.，Clabough EB，Kao DS，et al. Pericytes derived from adipose-derived stem cells protect against retinal vasculopathy. PLoS One，2013，8：e65691.

170. Li，Z.，Wang J，Gao F，et al. Human Adipose-Derived Stem Cells Delay Retinal Degeneration in Royal College of Surgeons Rats Through Anti-Apoptotic and VEGF-Mediated Neuroprotective Effects. Curr Mol Med，2016，16：553-566.

171. Battula，VL.，Treml S，Bareiss PM，et al. Isolation of functionally distinct mesenchymal stem cell subsets using antibodies against CD56，CD271，and mesenchymal stem cell antigen-1. Haematologica，2009，94：173-184.

172. Gronthos，S. & Zannettino，AC. A method to isolate and purify human bone marrow stromal stem cells. Methods Mol Biol，2008，449：45-57.

173. Xu，J.，Liao W，Gu D，et al. Neural ganglioside GD2 identifies a subpopulation of mesenchymal stem cells in umbilical cord. Cell Physiol Biochem，2009，23：415-424.

174. Satomura，K.，Krebsbach，P.，Bianco，P. & Gehron Robey，P. Osteogenic imprinting upstream of marrow stromal cell differentiation. J Cell Biochem，2000，78：391-403.

175. Colter，DC.，Sekiya，I. & Prockop，DJ. Identification of a subpopulation of rapidly self-renewing and multipotential adult stem cells in colonies of human marrow stromal cells. Proc Natl Acad Sci U S A，2001，98：7841-7845.

176. Cui，L.，Guan Y，Qu Z，et al. WNT signaling determines tumorigenicity and function of ESC-derived retinal progenitors. J Clin Invest，2013，123：1647-1661.

177. Zhang，JF.，Wu YL，Xu JY，et al. Pharmacokinetic and toxicity study of intravitreal erythropoietin in rabbits. Acta Pharmacol Sin，2008，29：1383-1390.

178. Zhang，Y. & Wang，W. Effects of bone marrow mesenchymal stem cell transplantation on light-damaged retina. Invest Ophthalmol Vis Sci，2010，51：3742-3748.

179. Hu，Y.，Tan HB，Wang XM，et al. Bone marrow mesenchymal stem cells protect against retinal ganglion cell loss in aged rats with glaucoma. Clin Interv Aging，2013，8：1467-1470.

180. Cerman，E.，Akkoc T，Eraslan M，et al. Retinal Electrophysiological Effects of Intravitreal Bone Marrow Derived Mesenchymal Stem Cells in Streptozotocin Induced Diabetic Rats. PLoS One，2016，11：e0156495.

本 书 名 词

眼科激光
　光热效应激光
　光电离效应激光
　光化学效应激光
　血红蛋白的光吸收
　叶黄素的光吸收
　激光波长
全视网膜光凝
　波长
　光斑
　黄斑区
　周边
　再激光
糖尿病黄斑水肿的激光治疗
　局部直接光凝
　局部格栅光凝
　光凝后脉络膜脱离
　光凝后脉络膜新生血管膜
　光凝后玻璃体积血
　光凝后视网膜裂孔
　光凝后虹膜烁伤
　光凝后牵拉性视网膜脱离
糖尿病视网膜病变
糖尿病全视网膜病变
神经 - 血管单元
血 - 视网膜屏障
　血 - 视网膜内屏障
　血 - 视网膜外屏障
糖尿病
　1 型糖尿病
　2 型糖尿病

成人潜伏型自身免疫糖尿病
胰岛素分泌不足
胰岛素抵抗
毛细血管周细胞
毛细血管内皮细胞
多元醇通路的激活
氨基己糖通路的激活
N- 乙酰氨基葡萄糖对蛋白的过度修饰
蛋白激酶 C 激活
晚期糖基化终产物的形成
糖尿病大血管并发症
　　冠状动脉疾病
　　周围血管疾病
　　脑血管疾病
糖尿病微血管并发症
　　糖尿病神经病变
　　糖尿病肾病
视网膜自主性血流调控
毛细血管管腔白细胞聚集和边流
低度炎性反应
周细胞凋亡
内皮细胞凋亡
凋亡前期
视网膜节细胞
视网膜无长突细胞
视网膜双极细胞
视网膜光感受器细胞
小胶质细胞
大胶质细胞
星形胶质细胞（astrocyte）
病理性新生血管形成

中英文名词对照索引

C

D

K

L

T

V

Y

Z